Ingeborg Stadelmann

Aromatherapie
von der Schwangerschaft
bis zur Stillzeit

*Dieses Buch möchte ich all
den Kindern widmen,
die das Erdenlicht erblicken –
in dem Wunsch, dass sie es lange
genießen können.*

Ingeborg Stadelmann

Aromatherapie
von der Schwangerschaft
bis zur Stillzeit

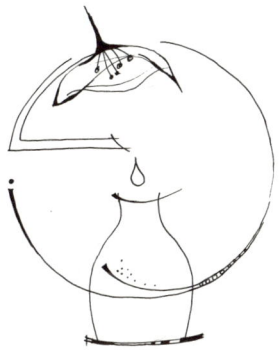

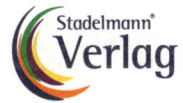

Wichtiger Hinweis

Dieses Handbuch dient der Aufklärung, Information und Selbsthilfe. Jede Leserin und jeder Leser ist aufgefordert, in eigener Verantwortung zu entscheiden, ob und inwieweit die *Original-Stadelmann®-Aromamischungen* und ätherische Öle eingesetzt werden können. Das Buch soll jedoch medizinischen Rat nicht ersetzen. Im Zweifelsfall oder bei bereits bestehender Erkrankung muss für eine korrekte Diagnose und entsprechende Behandlung stets eine Ärztin oder eine Hebamme zugezogen werden. Ätherische Öle sind hochwirksame Substanzen, die falsch eingesetzt oder zu hoch dosiert zu Nebenwirkungen führen können. Beachten Sie bitte unbedingt die Hinweise und lesen Sie das Buch aufmerksam.

4., überarbeitete und erweiterte Auflage 2017
ISBN 978-3-943793-37-6
© 2005, 2017 Stadelmann Verlag
Nesso 8, 87487 Wiggensbach
Fax: 08370–8896
www.stadelmann-verlag.de
E-Mail: bestellung@stadelmann-verlag.de

Gesamt-Illustration und Umschlag: Torill Glimsdal-Eberspacher, Betzigau
Umschlaggestaltung: Kösel Media GmbH, Krugzell
Lektorat: Marina Burwitz, München
Satz: Kösel Media GmbH, Krugzell
Druck und Bindearbeiten: Kösel, Krugzell

Inhaltsverzeichnis

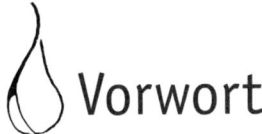 Vorwort

Dieses Handbuch erscheint nun in der 4. Auflage und ist Teil einer mehrbändigen Ratgeber-Reihe, mit der ich meine umfassenden Erfahrungen in der Aromatherapie weitergeben möchte. Dazu ermutigt, ja aufgefordert wurde ich von Hebammen-Kolleginnen, Apotheken und insbesondere von Ihnen, den unzähligen Anwenderinnen der *Original-Stadelmann®-Aromamischungen*, die sich ein handliches und praktisches Nachschlagewerk gewünscht haben.

Inhalt des Buches ist der vielseitige und vor allem korrekte Einsatz der Aromamischungen während der Schwangerschaft, Geburt und Stillzeit. Dieser Lebensabschnitt des Elternwerdens gab auch den Anstoß für die ersten Duftmischungen, die während meiner langjährigen Tätigkeit als Hebamme entstanden. Als Mutter dreier Kinder und Großmutter von sechs Enkelkindern war und ist es mir jedoch stets ein Bedürfnis, die Aromatherapie auch im Hausgebrauch einzusetzen. So werden etwa Erkältungskrankheiten in meiner Familie seit vielen Jahren schon nach ganzheitlichen Gesichtspunkten mit Kräutertees, Homöopathie und Aromawickeln erfolgreich begleitet. Da auch die von mir betreuten Frauen ihre banalen Erkrankungen selbst behandeln wollten, habe ich meine positiven Erfahrungen mit der Aromatherapie gerne weitergegeben und schließlich in diesen Ratgeber aufgenommen. In der sensiblen Lebensphase von der Schwangerschaft bis zur Stillzeit sollte es allerdings selbstverständlich sein, dass Sie die aromatherapeutischen Anwendungen mit Ihrer betreuenden Hebamme absprechen, wenn

Sie sie nicht ohnehin direkt von ihr empfohlen bekommen. Sie können sich aber mittlerweile auch in vielen Apotheken dazu beraten lassen.

Mit den Aromamischungen ist eine natürliche Hautpflege frei von Konservierungsmitteln und künstlichen Stabilisatoren möglich, die wesentlich zur Gesunderhaltung beitragen kann. Der Wohlgeruch von Pflanzenwirkstoffen, ob in der Duftlampe, im modernen Vernebler, als Raumspray oder bei der Körperpflege, ist in meinen Augen die beste präventive Maßnahme bei körperlichen wie seelischen Unregelmäßigkeiten. Dabei geht es bei der Anwendung der naturbelassenen Aromamischungen nicht darum, Krankheit zu verhindern oder zu unterdrücken. Nein, es geht darum, aus ganz banalen Beschwerden keine kritischen Krankheiten entstehen zu lassen und stattdessen das körpereigene Immunsystem so zu stärken, dass Sie bald wieder auf die Beine kommen. Gerne ermutige ich Frauen bei Beschwerden in der Zeit rund ums Mutterwerden zur Selbsthilfe und bestärke sie im achtsamen Umgang mit sich selbst. Dieses selbstbestimmte Handeln der werdenden Mutter kann prägend für das Kind und sein weiteres Leben sein, so wie auch die Geburt ein prägendes, aber ebenso leistbares Ereignis ist.

Bei den *Original-Stadelmann®-Aromamischungen* handelt es sich nicht um Arzneimittel im schulmedizinischen Sinn, sondern um Pflanzenwirkstoffe, wie sie traditionell von der erfahrenen Kräuterfrau angewendet werden und die Ihnen als sogenanntes Aromakosmetikprodukt zur Verfügung stehen. Das Wissen, das Ihnen dieses Handbuch darüber vermittelt, soll Sie auch dazu anregen, sich intensiver mit den ätherischen und fetten Pflanzenölen auseinanderzusetzen. Vor allem von den ätherischen Ölen ist in der Aromatherapie viel die Rede, sie entfalten bereits in geringen Mengen ihren Duft und ihre Wirkung. In einer Aromamischung reicht deshalb schon ein kleiner Anteil aus. Sollen ätherische Öle nicht nur über die Nase Gutes tun, sondern auch über die Haut, braucht es hochwertige Trägersubstanzen, die dann einen weitaus größeren Teil in den Mischungen ausmachen, seien es native Pflanzenöle oder entsprechende

Fette wie Wollfett oder Sheabutter, wie sie in den Cremes und Salben enthalten sind. Aus diesem Grund finden Sie in diesem Buch bei den Angaben zu den Inhaltsstoffen meiner Aromamischungen nicht nur kurze Informationen zu den jeweils enthaltenen ätherischen Einzelölen, sondern auch zu den wichtigen und prägenden Trägersubstanzen, und zwar in dieser Anordnung: Pflanzenöle, Fette und Butter, Hydrolate und zum Schluss die ätherischen Öle, jede Gruppe jeweils in alphabetischer Reihenfolge.

Mittlerweile beschäftigen sich auch die Pharmazie und die Medizin weltweit immer mehr mit der Erforschung der Pflanzenöle. Ein derzeit aktuelles Gebiet ist z. B. der Kampf gegen multiresistente Keime mit ätherischen Ölen. Interessierten stehen dazu in der Fachzeitschrift F·O·R·U·M zahlreiche Berichte aus der Wissenschaft, aber auch empirisches Erfahrungswissen zur Verfügung.

All das zeigt uns, dass der Erfolg der Aromatherapie nicht mehr aufzuhalten ist. Mit ihm ist aber auch der Markt ständig gewachsen, auf dem Öle sehr unterschiedlicher Qualität angeboten werden. Apotheker Dietmar Wolz von der Bahnhof-Apotheke Kempten und ich haben uns den zunehmenden Herausforderungen gestellt, um den hohen Ansprüchen an diese Naturprodukte gerecht zu werden. Eine bewusste Auswahl beim Einkauf der Rohstoffe und moderne Laboranalytik unterstützen unsere langjährig geschulten Nasen, um Ihnen gebrauchsfertige Mischungen mit genuinen ätherischen Ölen und Trägersubstanzen, alles möglichst aus kontrolliert biologischem Anbau, anbieten zu können. Bei hygienischem Umgang mit den Produkten und Beachtung der Haltbarkeit stehen Ihnen mit unseren Aromamischungen Öle von höchster Qualität zur Verfügung. Ohne die zahlreichen Rückmeldungen, die täglich bei mir eingehen, wären die Aromamischungen längst nicht so erfolgreich geworden. Sie hätten aber auch nicht diese Verbreitung gefunden, würden Apotheker Wolz und sein Team nicht mit ihrer kontinuierlichen, vorausschauenden und gewissenhaften Fachkompetenz meine Ansprüche und Wünsche umsetzen.

Das hauseigene Qualitätssiegel ʃ), d. i. ʃ = Stadelmann,) = Ingeborg, garantiert Ihnen, dass in einer Flasche auch wirklich »Stadelmann« drin ist. Den Schriftzug *Original* $\mathcal{D}^®$ *Aromamischungen* finden Sie ausschließlich auf den Aromaprodukten der Bahnhof-Apotheke Kempten, denn nur dort werden sie unter meiner Mitarbeit hergestellt. Erhältlich sind meine Mischungen aber nicht nur in der Bahnhof-Apotheke und zahlreichen anderen Apotheken in Deutschland, sondern auch in meinem Online-Shop für Naturtextilien, bei vielen Hebammen, in Geburtshäusern, Naturkostläden und im Versandhandel für Babybedarf. Weit darüber hinaus haben sie sich auch in Ländern wie Österreich, Schweiz, Frankreich, Ungarn und Tschechien verbreitet.

Ich wünsche allen Leserinnen und Lesern Genuss und Freude im Familienalltag mit den naturreinen Aromamischungen, denn unsere Sinne und die Haut haben es verdient, von Beginn an ohne Zusatzstoffe verwöhnt und gepflegt zu werden.

Ingeborg Stadelmann
Wiggensbach, November 2017

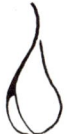 Wissenswertes zur Aromatherapie und Aromapflege

Die Aromatherapie konnte sich in den vergangenen Jahren immer mehr etablieren, davon zeugt unter anderem der große Erfolg der *Original-Stadelmann®-Aromamischungen.* Die duftenden Öle und Mischungen stärken nicht nur das Wohlbefinden und unterstützen damit den Organismus in seiner Selbstheilungskraft. Aufgrund der enormen Vielzahl an Wirkstoffen, die ätherische Öle enthalten, haben sie eine nachweisbare Wirkung, die es zu nutzen gilt.

Zur Anwendung kommt die Aromatherapie über die Duftlampe, Körper- oder Massageöle, Aromabäder sowie Wickel und Auflagen. Aber auch über Reflexzonen oder einfach als Duftparfüm können die Wirkstoffe von ätherischen Ölen aufgenommen werden. Wenn Sie Details über diesen faszinierenden Teilbereich der Naturheilkunde wissen wollen, insbesondere zu den einzelnen ätherischen Ölen, empfehle ich Ihnen mein Buch »Bewährte Aromamischungen. Mit ätherischen Ölen leben, gebären, sterben«.

Aus rechtlichen Gründen wird im professionellen Pflegebereich zwischen Aromatherapie und Aromapflege unterschieden. Da diese Zweiteilung in der Selbstpflege jedoch keine Rolle spielt und sich hier die Bezeichnung Aromatherapie für sämtliche Anwendungsformen und -möglichkeiten eingebürgert hat, wird auch im vorliegenden Buch der Einfachheit halber durchgängig das Wort Aromatherapie verwendet.

Was sind ätherische Öle?

Ätherische Öle sind die Duftstoffe einer Pflanze, die damit unter anderem Insekten zur Bestäubung anlockt oder Tiere davon abhält, sie zu fressen. Überdies können sich Pflanzen mit ihren Duftmolekülen vor extremer Hitze oder Kälte schützen. In einigen Fällen produzieren die Pflanzen sogar ätherische Öle mit antibiotischer Wirkung. Ebenso kommunizieren Pflanzen über ihre Duftstoffe miteinander. Ein und dieselbe Pflanze kann zu verschiedenen Tages- oder Jahreszeiten unterschiedlichste Duftstoffe produzieren und in unterschiedlicher Menge und Zusammensetzung in den verschiedenen Pflanzenteilen einlagern.

Gewinnungsverfahren

Es gibt mehrere Verfahren, den Pflanzen das ätherische Öl zu entziehen: Die am häufigsten angewendeten Methoden sind die Wasserdampfdestillation und die Kaltpressung von Fruchtschalen. Mit diesen Verfahren werden auch die ätherischen Öle für die *Original-Stadelmann®-Aromamischungen* gewonnen.

Die **Destillation** von Kräutern, Blüten, Gräsern, Wurzeln, Rinden und Hölzern mittels Wasserdampf ist nicht nur eine der ältesten, sondern zugleich eine sehr schonende und umweltgerechte Methode zur Gewinnung ätherischer Öle. Die Pflanzenteile werden in einem großen Behälter, dem Alambique, über oder in Wasser gegeben und erhitzt. Der aufsteigende Dampf löst die Duftmoleküle und transportiert sie über ein Rohrsystem in die sogenannte Florentinerflasche. Dort wird das Destillat, das nichts anderes ist als Kondensflüssigkeit, gesammelt, das ätherische Öl trennt sich nun vom Wasser. Meist ist das ätherische Öl leichter und schwimmt deshalb oben, manche Öle sind schwerer und setzen sich dann am Grund ab. Sie werden abgezogen und zurückbleibt das Pflanzenwasser, das Hydrolat.

Hydrolate finden zunehmend mehr Beachtung in der Aromatherapie. Sie enthalten wasserlösliche und sehr wenige wasserdampfflüchtige Bestandteile. Jedoch kann nicht jedes Hydrolat verwendet werden, zum einen, weil der Geruch oft gänzlich anders ist als der des ätherischen Öls, und zum anderen, weil es unbedingt keimfrei sein muss. Dies ist nur dort zu gewährleisten, wo für die Destillation sauberes Quellwasser zur Verfügung steht. Ist dies nicht der Fall, ist das Hydrolat von Anfang nicht einwandfrei. Auch bei der weiteren Verarbeitung muss auf peinlichste Sauberkeit geachtet werden, denn bereits die geringste Verunreinigung bei der Herstellung oder beim Abfüllen kann zur Verkeimung führen. Bei den *Stadelmann®Aromamischungen* wird der Herstellungsprozess deshalb sehr genau mit mikrobiologischen Untersuchungen überwacht und nur reinste Qualität unter sterilen Bedingungen verarbeitet. Hydrolate eignen sich nicht nur zur Feuchthaltung von gesunder Haut, sondern auch zur Pflege von Schleimhaut und kranker Haut.

Die **Kaltpressung** zählt zu den einfachen Gewinnungsverfahren. Dabei wird das ätherische Öl aus den Schalen von Zitrusfrüchten wie Zitrone, Orange, Bergamotte, Limette, Mandarine und Grapefruit gepresst. Bei dieser Methode ist es besonders wichtig, dass Früchte aus biologischem Anbau verwendet werden, um eine Belastung durch Spritz- oder Düngemittel auszuschließen. Im Gegensatz zur Wasserdampfdestillation können bei der Kaltpressung nämlich Schadstoffe mit ins Öl gelangen – ein Risiko, das bei den *Stadelmann®Aromamischungen* allerdings weitestgehend ausgeschlossen ist, da die Öle für die Duftmischungen ausschließlich aus kontrolliert biologischem Anbau stammen.

Wirkungsweise

Ätherische Öle bzw. Aromamischungen wirken über unser Riechsystem und werden über die Haut oder Nasenschleimhaut aufgenommen.

Es ist bekannt, dass der Riechsinn im Mutterleib als Erstes entwickelt ist und der Embryo bereits einige Wochen nach der Zeugung im Mutterleib Geruch wahrnehmen kann. Der Riechsinn ist nach der Geburt bis etwa zur zwölften Lebenswoche sehr ausgeprägt, lässt bis zum dritten Lebensjahr nach, wird wieder stark aufgebaut, erlebt ein Hoch bis Mitte Dreißig und verringert sich dann bis zu unserem Lebensende um etwa 30 %.

Unser **Riechsystem** ist fähig, ein Duftmolekül binnen hundertstel Sekunden zu identifizieren, noch ehe wir wahrnehmen, dass uns ein Duft umgibt. Die etwa 30 Millionen Riechsinneszellen, die beidseitig in die Riechschleimhaut in unserer Nase eingebettet sind, leiten die Geruchsinformation unmittelbar an das limbische System in unserem Gehirn weiter. Dort wird ein komplexer Reiz-Reaktions-Mechanismus ausgelöst, über den die ätherischen Öle unseren Körper beeinflussen, Wohlbefinden erzeugen und damit Heilungsprozesse unterstützen können. Ihr Geruch löst die Produktion neurochemischer Stoffe aus, die Einfluss nehmen auf unsere Hormonproduktion, unsere Stimmung und unsere Emotionen. Die Duftmoleküle werden innerhalb von Minuten ins Blut transportiert, verstoffwechselt und binnen einiger Stunden wieder ausgeschieden. Aus diesem Grund ist es so wichtig, in der Aromatherapie nur mit naturreinen Substanzen zu arbeiten.

Ob ätherische Öle nun über die Inhalation oder die **Haut** in den menschlichen Körper gelangen, der Mechanismus der Identifikation erfolgt immer über den Geruchssinn. Allerdings kommt bei aromatherapeutischen Anwendungen über die Haut die lokale Wirkung einzelner Inhaltsstoffe besser zum Tragen, die direkt in dem betroffenen Körperbereich z.B. die Durchblutung fördern, den Schmerz lindern, desinfizieren, wärmen, kühlen oder entspannen können. Ein weiterer, nicht zu vernachlässigender Faktor ist die menschliche Zuwendung durch die Berührung der Haut, ob es nun der Körper eines anderen lieben Menschen ist, den Sie pflegen, oder Ihr eigener. Jede Berührung der Haut aktiviert unser zentrales Nervensystem und veranlasst dieses, Hormone oder Botenstoffe freizusetzen.

Sollen ätherische Öle als Körper- oder Massageöl verwendet werden, ist die Beigabe von fetten Pflanzenölen erforderlich. Die fettlöslichen ätherischen Öle können in der Vermischung mit fetten Ölen von der Haut gut aufgenommen werden und in deren tiefere Schichten dringen. Dort gelangen sie, von feinsten Blutkapillaren aufgenommen, in das Stoffwechselsystem. Der hohe Gehalt fetter Pflanzenöle an ungesättigten Fettsäuren fördert zudem die Elastizität der Haut, die Zellregeneration sowie die Schutzfunktion. Fette Öle sind nicht nur Radikalfänger, sondern wirken auch ausgleichend auf den Fett-Feuchtigkeits-Mantel der Haut. Sie sind den Hautfetten sehr ähnlich, werden gut absorbiert und dringen schnell und tief in die Haut ein. Deshalb sind sie als Trägersubstanz für ätherische Öle bestens geeignet. (Zur Hautpflege mit fetten Pflanzenölen siehe auch S. 49–55).

Inhaltsstoffe

Bei ätherischen Ölen handelt es sich um Substanzen, deren Inhaltsstoffe je nach Anbauart und -gebiet klima-, ernte- und destillationsbedingten Schwankungen ausgesetzt sind. Sie sind Vielstoffgemische und selbst modernste Analyseverfahren reichen nicht aus, um sämtliche Inhaltsstoffe eines ätherischen Öls zu benennen. Des Weiteren kann die therapeutische Wirkung eines Öls nicht am Nachweis einiger weniger wichtiger Hauptinhaltsstoffe gemessen werden, wie dies meist in wissenschaftlichen Untersuchungen geschieht, sondern vielmehr muss das Gesamtspektrum und Zusammenspiel aller vorhandenen Wirksubstanzen berücksichtigt werden. Auch wenn eine biochemische Substanz nur in geringster Menge vorhanden ist, so ist sie dennoch ein Bestandteil der Pflanze und ihr synergistischer Effekt zusammen mit den anderen Hauptinhaltsstoffen ergibt erst die Ganzheit des Öls bzw. des Dufts. Entspricht ein Öl dieser unveränderten Reinheit, so bezeichnen wir es als genuin – im Gegensatz zu veränderten Ölen, denen Komponenten entzogen werden, um eine Standardisierung zu erreichen, oder gar künstlichen Ölen, die nie alle Inhaltsstoffe enthalten können.

Das Wirkungsspektrum der einzelnen Inhaltsstoffe von ätheri-

schen Ölen kann sehr unterschiedlich sein und reicht von antiseptisch, nervenberuhigend, antiviral, blutdrucksenkend, belebend,
stimmungshebend, pilztötend, krampflösend, schleimlösend, entzündungshemmend, antidepressiv, immunstabilisierend, harntreibend, schmerzstillend, hormonregulierend bis zu stark hautreizend,
abortiv und neurotoxisch.

Qualität

Bei allen Rezepturen der *Original-Stadelmann®-Aromamischungen*
werden ätherische und fette Pflanzenöle sowie Pflanzenfette höchster Reinheit verarbeitet. Da die fetten Pflanzenöle – gerne auch als
Basisöl bezeichnet – den Hauptanteil bei allen Körperpflegeölen
darstellen, ist es hier genauso wichtig, beste naturreine, d.h. von
Rückständen unbelastete Öle zu verwenden. Es werden, soweit es
der Rohstoffmarkt zulässt, möglichst fette Öle aus nativer Kaltpressung verarbeitet, also nicht raffinierte Öle, sondern nur gefilter-
te und gereinigte Öle direkt nach der ersten Pressung (lesen Sie
mehr zur Qualität von fetten Pflanzenölen im »Ölbuch« von Sabine
Pohl). Nur so bleiben die für unsere Haut und unser Immunsystem
so wichtigen ungesättigten Fettsäuren und Fettbegleitstoffe im Öl.

Diese Inhaltsstoffe sind auch der Grund für die kurze Haltbarkeit
der Aromamischungen (und Letztere wiederum ein Zeichen von
reinster naturbelassener Qualität). Dasselbe gilt für die Butter und
Fette in den Salben und Cremes der Aromamischungen: Auch diese
sind weitestgehend unbehandelt und naturbelassen.

Es gehört zum Selbstverständnis der *Stadelmann®-Aroma-
mischungen*, dass sämtliche Rohstoffe möglichst aus zertifizierter
Wildsammlung oder aus kontrolliert biologischem Anbau stammen
und die Grundlagen für Duschgels und Shampoos zudem biologisch abbaubar sind. Trotzdem werden Sie keine »Bio«-Auszeich-
nung auf den Etiketten der Mischungen finden. Das hat einen einfachen Grund: Die Standards, die der Gesetzgeber für »Bio« festgelegt
hat, genügen unseren Ansprüchen nicht. Zudem ist es bislang nicht

möglich, alle Ausgangssubstanzen auf dem Rohstoffmarkt aus zertifiziertem kontrolliert biologischem Anbau oder aus zertifizierter Wildsammlung zu beziehen. Die *Original-Stadelmann®-Aromamischungen* verzichten deshalb auf die gängigen Bio-Labels und bürgen stattdessen mit dem eigenen Label $\mathcal{D}$® für höchste naturreine Premium-Qualität.

Von Anbeginn, also seit 1988, war es Apotheker Dietmar Wolz und mir ein großes Bedürfnis, Pflanzenöle zur Verfügung zu stellen, die auch den Anforderungen sensibler Lebensphasen gerecht werden, wie Schwangerschaft, Still- und Säuglingszeit es sind. Denn Pflanzen enthalten neben hervorragenden Wirkstoffen auch kritische Substanzen. Diese gilt es zu kennen und mittels moderner Analytik zu prüfen, sodass beim Einkauf die entsprechende Wahl getroffen werden kann.

So wird zum Beispiel für das beliebte Rosenöl in Mischungen für schwangere Frauen und Säuglinge das Öl der *Rosa gallica* oder, wenn lieferbar, das der Damaszenerrose aus Iran oder Afghanistan verwendet. Für das Lavendelöl in den Aromamischungen wird ausschließlich hochwertiger Berglavendel (*Lavandula angustifolia*) aus Wildsammlung oder Lavendel aus kontrolliert biologischem Anbau in höheren Berglagen verarbeitet, es wird auf keinen Fall das billige und campherhaltige Lavandinöl (*Lavandula hybrida*) eingesetzt. Das Fenchelöl stammt stets vom besser verträglichen süßen Fenchel, bei Rosmarin wird der ketonarme Chemotyp Cineol oder Verbenon eingemischt. Beim Thymianöl, das in Kindermischungen Verwendung findet, handelt es sich um das besonders hautverträgliche, sanftere Thymianöl vom Chemotyp Geraniol und Linalool. In Aromamischungen, die Salbeiöl enthalten, findet sich nur ein äußerst niederer Thujongehalt, und bei Ysop wird nur das unkritische Öl von *Ysop decumbens* eingekauft.

Aber auch andere Rohstoffe, wie z.B. Wollwachs, werden vor der Verarbeitung im Labor der Bahnhof-Apotheke getestet (mehr zur Qualitätsprüfung siehe unten). So können Sie sich darauf verlassen, dass in allen Salben oder Balsamen der *Stadelmann®-Aroma-*

mischungen, die Wollwachs *(Adeps lanane)* enthalten, selbstverständlich nur pestizidfreie Ware verarbeitet wird, und der verwendete Beinwell frei ist von kritischen Pyrrolizidinalkaloiden.

Zu Ihrer Sicherheit werden die gesetzlichen Vorgaben zum Verbraucherschutz nicht nur durch regelmäßige Kontrollen überwacht, sondern die hauseigenen Qualitätsstandards der Bahnhof-Apotheke reichen weit über das Maß dieser Vorgaben hinaus, sie werden strikt eingehalten und dokumentiert (siehe unten, »Qualitätsprüfung«).

Dass die *Stadelmann®-Aromamischungen* sämtlichen gesetzlichen Qualitätsvorgaben entsprechen, erkennen Sie an den Etiketten: Alle ätherischen Öle und Ölmischungen sind nach den gesetzlich vorgeschriebenen Deklarationsanforderungen vollständig deklariert, d.h., Sie finden auf dem Etikett alle erforderlichen Informationen wie Inhaltsstoffe, natürlich enthaltene Einzelwirkstoffe, Verbraucher- und Anwendungshinweise sowie die Chargenbezeichnung, anhand derer der gesamte Herstellungsprozess zurückverfolgt werden kann.

Die für Kosmetika zugelassenen Rohstoffe unterliegen europaweit einheitlichen Bezeichnungen (INCI, International Nomenclature of Cosmetic Ingredients) und sind auf Englisch bzw. gemäß den botanischen Bezeichnungen aufgeführt.

Qualitätsprüfung

Bei den *Original-Stadelmann®-Aromamischungen* handelt es sich um einwandfreie, naturbelassene Produkte, die möglichst aus kontrolliert biologischem Anbau stammen und frei von jeglichen Konservierungsmitteln sind.

Um eine gleichbleibend hochwertige Qualität dieser Duftmischungen zu garantieren, werden regelmäßig chemische Qualitätsanalysen durchgeführt, die gewährleisten, dass es sich um einwandfreie Ware handelt. Dazu gehört die mehrmalige gewissenhafte Prüfung aller Einzelsubstanzen bei der Auswahl, bei der Anlieferung und während der Lagerung. Diese Kontrolle erfolgt in den hauseigenen Laboratorien der Bahnhof-Apotheke Kempten, unter anderem durch die sogenannte Headspace-Kapillar-Gaschromatografie (einschließlich Massenspektrometer) und mikrobiologische Untersuchungen. Mittels der Gaschromatografie kann jeder einzelne Inhaltsstoff nachgewiesen werden, und sei er auch nur in geringsten Anteilen vorhanden.

Aufbewahrung und Haltbarkeit

Die *Original-Stadelmann®-Aromamischungen* werden frisch hergestellt und von Hand abgefüllt. Entsprechend dem Etikettenaufdruck sind sie ein bis zwei Jahre haltbar. Die wasserfreien Salben halten zwei bis drei Jahre. Im Grunde sind die Duftmischungen wie Lebensmittel aus dem Naturkostladen zu betrachten. Deshalb ist es wichtig, dass Sie sich an den angegebenen Haltbarkeitsdaten orientieren und sorgsam mit den Ölen umgehen. Nach Anbruch einer Flasche ist die Aromamischung alsbald aufzubrauchen, denn sobald der Sauerstoffanteil in der Flasche größer wird, kann es zu Veränderungen der Ölqualität kommen. Eine volle, unbenutzte Flasche kann auch noch kurze Zeit nach dem Ablaufdatum verwendet werden, der Inhalt muss dann jedoch umso rascher verbraucht werden. Sollte ein Körper- oder Massageöl auf der Haut ranzig riechen, dürfen Sie es nicht mehr verwenden! Riecht dagegen ein Öl, das bereits wiederholt geöffnet wurde, nur beim Schnuppern an der Flasche ranzig, genügt es, den Tropfeinsatz und den Flaschenhals mit Alkohol zu reinigen, da der Inhalt noch einwandfrei ist (was sich durch einen Riechtest mit einem Tropfen auf der Haut sicher bestätigt).

Bei Körper- und Massageölen ist die Verwendung eines Fettölsprühaufsatzes empfehlenswert. Dieser erleichtert die Handhabung und verringert die Gefahr der Verkeimung.

Auch durch Licht entstehen in den Ölen chemische Prozesse, die zu Qualitäts- und Wirkungsveränderungen führen können. Deshalb werden die Aromamischungen in dunklen Flaschen abgefüllt. Alle

Produkte sollten außerdem bei Zimmertemperatur und lichtge-schützt aufbewahrt werden, also nicht im Kühlschrank oder im feuchtwarmen Bad. Die ätherischen Ölflaschen müssen nach jedem Gebrauch unbedingt sofort wieder verschlossen werden, damit ein Verdunsten des Öls vermieden wird.

Bedenken Sie auch, dass ätherische Öle nicht in Kinderhände ge-hören und außerhalb deren Reichweite aufbewahrt werden müssen!

Dosierung

Die Beschreibungen der Duftanwendungen in diesem Buch enthal-ten konkrete Angaben zur jeweiligen Dosierung, die auf jahrelanger Erfahrung beruhen. Selbstverständlich können und müssen diese manchmal individuell angepasst werden. Dabei helfen Ihnen meine nachfolgenden neun goldenen Grundregeln, vor allem, wenn Sie wissen möchten, ob Sie eher mehr oder weniger Öl nehmen oder eine Anwendung eher seltener oder öfter durchführen sollten.

Diese Grundregeln unterstützen Sie dabei, die Aromatherapie im ganzheitlichen Sinn anwenden zu können und das richtige Verhält-nis zum ausgewählten Öl zu finden, egal, auf welche Weise dieses Öl nun eingesetzt wird.

Für die zu behandelnde Person gilt:

je jünger – desto sparsamer
je leichter – desto weniger
je sensibler – desto geringer
je älter – desto individueller

Für die Befindlichkeit gilt:

je größer die Schmerzen – desto mehr Öl
je chronischer die Beschwerden – desto länger die Behandlung

Für die Menge eines ätherischen Öls gilt:

je frischer die Note – desto mehr
je schwerer das Öl – desto weniger
je großflächiger die Anwendung – desto sparsamer

Bitte bedenken Sie bei jeder Anwendung: Weniger ist mehr!

Behandelt wird, solange und sooft ein Duft der Nase gefällt und der Körper einverstanden ist. Bei Nichtgefallen oder wenn der Körper nicht mehr danach verlangt, wird die Therapie abgesetzt – unsere Intuition sagt uns genau, ob eine Aromabehandlung häufiger oder seltener durchgeführt werden sollte.

Anwendungshinweise

Sie finden bei jeder Indikation in diesem Handbuch Empfehlungen zu *Original-Stadelmann®-Aromamischungen* und wie Sie diese am besten anwenden.

Die erstgenannte Aromamischung gilt als erste Wahl, sie wurde für das angegebene Beschwerdebild entwickelt und hat sich als Optimum bewährt. Damit Sie diese Aromamischung sofort erkennen, wurde sie farbig unterlegt.

Die danach folgenden Mischungen sind ebenfalls für die beschriebenen Beschwerden geeignet. Sie dienen als Alternative, falls Ihre Hebamme oder Apotheke nur eine eingeschränkte Auswahl vorrätig hat. Möglicherweise enthält die erstgenannte Aromamischung aber auch ein ätherisches Öl, dass Sie im wahrsten Sinn des Wortes nicht riechen können. Dann greifen Sie ebenfalls zu einem Alternativvorschlag. Letzterer bietet bei einer länger andauernden Anwendung zudem eine willkommene Abwechslung.

Die genauen Anwendungshinweise werden im Folgenden noch näher erläutert. Darüber hinausgehende Informationen zu den verschiedenen Anwendungsmöglichkeiten und vor allem zu den einzelnen ätherischen und fetten Ölen finden Sie in meinem Buch »Bewährte Aromamischungen«.

Sagt Ihnen der Duft einer Aromamischung tatsächlich nicht zu, obwohl sie als aromatherapeutische Maßnahme angezeigt ist, dann versuchen Sie es kurze Zeit später noch einmal. Lehnt Ihre Nase den Duft dann immer noch ab, sollten Sie sich ganz auf das Urteil Ihres Geruchssinns verlassen und die Aromamischung auch nicht anwenden.

Falls Sie eine empfindliche Haut haben, sollten Sie vor der Anwendung auf der Haut zuerst einen Test machen, indem Sie die Ölmischung in der Armbeuge auftragen und etwa zehn Minuten oder länger einwirken lassen. Reine ätherische Ölmischungen müssen dabei mit wenig fettem Öl vermischt werden. Wenn es zu Hautreaktionen kommt, müssen Sie auf dieses Öl verzichten.

Es hat sich im Übrigen bewährt, hilfreiche Maßnahmen wie z. B. Aromabäder, Einreibungen oder Wickel frühzeitig zu beginnen und lieber mehrmals zu wiederholen.

Wie Sie die empfohlenen Aromamischungen anwenden können, erkennen Sie auf den ersten Blick anhand der folgenden **Symbole:**

 Raumbeduftung mit Duftlampe/Vernebler

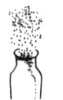 Riechfläschchen

 Raumspray/Hautspray

 Einreibung/Massage mit Körper- und Massageölen

 Einreibung mit Salben und Balsamen

 Voll- oder Teilbad

 Waschung

Kompressen/Auflagen/Wickel

 Fußanwendung

 Punktuelle Anwendung mit Naturparfüms

 Besonderer Tipp

 Wichtiger Hinweis

 Querverweis

Raumbeduftung mit Duftlampe/Vernebler

Die Wirkung eines ätherischen Öls über die Duftlampe hängt von mehreren Faktoren ab: zum einen von der Qualität der Lampe, zum anderen von der Raumgröße und der Anzahl der darin anwesenden Personen. Wird die Lampe zu therapeutischen Zwecken verwendet, sollte bedacht werden, dass das ätherische Öl auf alle anwesenden Personen einwirkt. Es genügt, die Duftlampe etwa eine Stunde brennen zu lassen, die Duftmoleküle können sich in dieser Zeit ausreichend verflüchtigen und den Raum füllen. Das Nachfüllen der Lampe mit ätherischen Ölen sollte in den darauf folgenden ca. acht Stunden besser vermieden werden.

Eine beliebte Alternative sind elektrische Vernebler, da von diesen keine Brandgefahr ausgeht. Moderne Geräte schalten sich automatisch ab, sobald der Wasserbehälter leer ist, oder sie verfügen sogar über Intervallschaltungen. Eine ganze Reihe von Modellen dient gleichzeitig als farbige Lichtquelle, die den Duft sehr gut ergänzt und zudem einen schönen Blickfang bietet. Achten Sie bei der Anschaffung eines Verneblers auf qualitativ hochwertige Geräte, die eine sichere Duftanwendung ermöglichen.

Ist es nicht möglich, einen Vernebler oder eine Duftlampe aufzustellen, dann können Raumdüfte auch im praktischen Pumpzerstäuber zur Anwendung kommen. Das ist insbesondere dann ideal, wenn eine rasche Vitalisierung oder Reinigung der Raumluft notwendig ist (siehe S. 31 und Spray-Symbol bei den Anwendungen).

Vor jeder Raumbeduftung muss der betroffene Raum gelüftet werden.

Alle Raumbeduftungsgeräte müssen regelmäßig mit einem Duftlampenreiniger oder mit 30 %igem Alkohol gereinigt werden.

Wegen des meist höheren Alkoholgehalts dürfen Raumduftsprays nicht auf die Haut aufgesprüht werden.

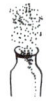

Riechfläschchen

Bei manchen Indikationen reicht es schon, wiederholt an einem Fläschchen mit einem ätherischen Öl bzw. einer Duftmischung zu riechen. Dies ist insbesondere auf Reisen und im Berufsalltag praktisch. Hierbei handelt es sich um anregende, leicht flüchtige ätherische Öle. Sie können auch 1–2 Tropfen des Öls auf ein Taschentuch geben und wiederholt daran riechen.

Raumspray/Hautspray

Einige Aromamischungen stehen Ihnen auch in einer Sprühflasche zur Verfügung. Ein solches Spray ist praktisch für unterwegs und benötigt im Gegensatz zu einer Duftlampe oder einem Vernebler weder Kerze noch Strom. Bei Raumsprays kann der Alkoholgehalt bis zu 30 % betragen, deshalb sind sie nicht für die Haut geeignet. Die Aromamischung kann einfach in den Raum gesprüht werden oder aber auf ein Papiertuch, das dann im Kinderbett oder Auto befestigt wird. Es kann auch am Arbeitsplatz aufgehängt oder einfach als Riechtüchlein in die Brusttasche gesteckt werden. Das Papiertüchlein wird bei jeder Anwendung erneuert.

Um als Hautspray verwendet werden zu können, enthalten die Sprühmischungen einen geringeren Alkoholgehalt von maximal 12 %. Sprays ohne Alkohol können zur feuchten Behandlung einer Wunde sowie des Windel- oder Intimbereichs direkt aufgesprüht werden. Dasselbe gilt auch für alle Hydrolate.

Einreibung/Massage mit Körper- und Massageölen

Bei den Körper- und Massageölen der *Original-Stadelmann®-Aromamischungen* sind die ätherischen Öle immer in ein oder mehrere fette Pflanzenöle eingemischt, damit sie überhaupt durch die Haut wirken können (siehe dazu auch S. 20 und 49). Je höher der Anteil ungesättigter Fettsäuren in diesem Trägeröl und je wärmer die Haut, desto schneller verläuft der Aufnahmeprozess. Das ätherische Öl wirkt meist innerhalb weniger Minuten, spätestens jedoch nach zwanzig Minuten, im Organismus. Es kann davon ausgegangen werden, dass ätherische Öle samt ihrem fetten Trägeröl vollständig von der Haut aufgenommen und innerhalb weniger Stunden gänzlich verstoffwechselt werden.

Wählen Sie bei allen Hautölen die Ölmenge so, dass sie gänzlich in die Haut einziehen kann. Idealerweise wird das Öl auf die feuchte Haut aufgetragen. Alle Körper- und Massageöle können auch zur Unterstützung einer Reflexzonentherapie verwendet werden.

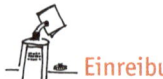 ## Einreibung mit Salben und Balsamen

Ätherische Salbenmischungen sollten immer dünn und sparsam aufgetragen werden. Auch hier tragen die ausgewählten naturbelassenen Grundsubstanzen dazu bei, dass die ätherischen Öle gänzlich durch die Hautschranke dringen können. Salben haben den Vorteil, dass das ätherische Öl seine volle Wirkungskraft am Einsatzort entfalten kann, da das Eindringen in die Tiefe langsamer geschieht und somit auch nachhaltiger wirkt. Die Naturbelassenheit der Salben ist z.B. daran erkennbar, dass die darin enthaltene Sheabutter bei Temperaturschwankungen zu Agglomeratbildungen neigt. Diese kleinen Körnchen lösen sich jedoch auf der körperwarmen Haut sofort wieder auf.

Die Haltbarkeit der Salben ist sehr gut, da sie wasserfrei sind und weder Luft noch Licht in die Tuben dringen können. Manche Körperöle lassen sich auch gut mit einer Salbe vermischen. Falls es angegeben ist, können Salben und Balsame zur Unterstützung einer Reflexzonentherapie verwendet werden.

 ## Voll-/Teilbad

Eine sehr wohltuende und auch wirkungsvolle aromatherapeutische Anwendung ist das Baden mit ätherischen Ölen. Der Vorteil dabei ist, dass die gesamte Hautoberfläche die Wirkung der ätherischen Öle aufnehmen kann. Allerdings dürfen ätherische Öle niemals pur ins Badewasser gegeben werden, sondern müssen mit einem geeigneten Emulgator vermischt werden, wie z.B. Honig, Sahne, Neutralseife, Molke oder Totes-Meer-Salz. Bei den einzelnen Anwendungen in diesem Buch finden Sie entsprechende Hinweise.

Viele der Aromabademischungen enthalten Totes-Meer-Salz als Emulgator. Achten Sie bitte bei diesen Salzbädern darauf, sich nach einem Bad gründlich abzuduschen, da auf der Haut zurückbleibende Salzkristalle sonst einen Juckreiz auslösen können. Die Ölbäder wiederum enthalten Sesamöl, eingemischt in eine neutrale, biologisch abbaubare Seifengrundlage, und bieten bereits im Wasser eine ölige Hautpflege.

Waschung

Eine Waschung mit ätherischen Ölen kann zum einen zur Immunstärkung nach den Kneippschen Regeln angewendet werden und zum anderen bei (kranken) Menschen, die das Bett nicht oder nur kurz verlassen dürfen. Es wird ein milder Reiz auf die Haut ausgeübt, der das Immunsystem stärkt, die Herz-Kreislauf-Funktionen anregt und das vegetative Nervensystem harmonisiert. So können Kreislaufschwäche, Abgeschlagenheit und Müdigkeit oder Einschlafprobleme behandelt werden. Außerdem werden mit der Waschung ausgeschwitzte Giftstoffe entfernt. Nicht zu unterschätzen ist auch hier die Zuwendung und Aufmerksamkeit, die Sie einem Kranken damit schenken.

Ätherische Öle sowie die Körper- und Massageöle der *Original-Stadelmann®-Aromamischungen* müssen mit einem Emulgator vermengt werden, ehe sie ins Waschwasser gegeben werden. Am schnellsten lösen die Öle sich auf, wenn sie vorher mit Seife vermischt werden. Eine Ausnahme bilden hier Lavendel-, Rosmarin- und Pfefferminzöl, denn von diesen wird oft nur ein Tropfen benötigt, der sich unproblematisch mit dem Wasser vermischt.

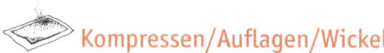 Kompressen/Auflagen/Wickel

Eine sehr hilfreiche und heilsame Anwendung sind Kompressen, Auflagen und Wickel. Auch sie stärken das Abwehrsystem, unterstützen die Herz-Kreislauf-Funktion und regen den Entgiftungsmechanismus an. Ihre Wirkung lässt sich durch die Zugabe von ätherischen Ölen noch verstärken. Durch die Wickelschichten kann das ätherische Öl nicht so leicht nach außen abdunsten und wirkt nachhaltig und lange über die Haut ein. Reine ätherische Öle müssen auch hier immer mit einem Emulgator vermischt werden. Welcher am besten geeignet ist, wird bei den Anwendungen in diesem Buch explizit genannt.

Ob kalter oder warmer Wickel, ist ebenfalls immer angegeben. Feuchtwarme Wickel wirken weitaus intensiver als warme trockene Auflagen, sie müssen möglichst schnell aufgelegt werden, dürfen aber auf keinen Fall zu heiß, jedoch auch nicht zu kühl sein. Wickel mit Zusätzen aus der Küche sollten mindestens raumtemperiert oder besser körperwarm angelegt werden. Der Erfolg hängt auch von den Materialien ab. Zu empfehlen sind Leinen, Bouretteseide oder naturbelassene Baumwolle.

Sehr praktisch sind die fertigen Wickel-Sets von Wickel & Co®, die ebenfalls über die Bahnhof-Apotheke oder Ihre Apotheke am Wohnort erhältlich sind. Aus diesem Sortiment besonders empfehlenswert sind die *Woll-fühl®-Wickel* aus reiner Schafschurwolle mit Klettverschlüssen, die einfach, schnell und passgenau angelegt werden können. Im Bauch- und Rückenbereich reicht oft auch ein einfacher, gestrickter Hüftwärmer aus reiner Wolle, den Sie beispielsweise über den Naturtextilienversand Stadelmann Natur beziehen können (siehe Bezugsquellen, S. 288). Ob ein Wickel wiederholt angelegt werden muss, wird zum einen von der Krankheitssituation, zum anderen von der behandelten Person selbst bestimmt, die meist spürt, was ihr gut tut. Zur korrekten Ausführung von Wickeln und Auflagen lesen Sie Ursula Uhlemayrs Buch »Wickel & Co.® – Bärenstarke Hausmittel für Kinder«.

Fußanwendung

Ein Fußbad mit ätherischen Ölen entspannt nicht nur und fördert die Durchblutung, es ist außerdem eine besonders schnell umsetzbare und wohltuende Anwendungsmöglichkeit. Sie benötigen dafür eine große Schüssel oder einen entsprechenden Eimer und sollten darauf achten, dass das Wasser mindestens über die Knöchel reicht, besser bis ca. zehn Zentimeter unterhalb des Knies. Allerdings dürfen ätherische Öle auch bei einem Fußbad nicht pur ins Wasser gegeben werden, sondern müssen mit einem geeigneten Emulgator vermischt werden, wie z.B. Honig, Sahne, Neutralseife, Molke oder Totes-Meer-Salz. Bei den einzelnen Beschwerdebildern finden Sie entsprechende Hinweise und häufig finden Sie auch entsprechende fertige Produkte, die die Anwendung schnell und unkompliziert machen.

Sie können Ihr Wohlempfinden noch steigern, indem Sie sich im Anschluss an das Bad mit einer professionellen Fußreflexzonenmassage oder einer liebevollen intuitiven Fußmassage verwöhnen lassen.

Punktuelle Anwendung mit Naturparfüms

Naturparfüms eignen sich bestens zur Aromatherapie, vor allem bei Behandlungen, die häufiger am Tag angewendet werden sollen, wie z.B. bei psychischen Problemen. Sie sind frei von Konservierungsmitteln, können vollständig verstoffwechselt werden und sind individuell einsetzbar. Von diesen hoch konzentrierten Aromamischungen wird immer nur ein Tropfen hinter dem Ohr, in der Brustfalte, im Pulsbereich am Handgelenk, in der Armbeuge oder in der Kniekehle aufgetragen. Auch hier finden Sie bei den nachfolgenden Anwendungen entsprechende Hinweise.

Gegenanzeigen und Wechselwirkungen

In den Einführungen zu den einzelnen Kapiteln sind die Wechselwirkungen und Gegenanzeigen verschiedener ätherischer Öle ausführlich genannt. Diese können von Lebensphase zu Lebensphase unterschiedlich sein.

Ein Ausrufezeichen bei den einzelnen Ölmischungen weist Sie u.a. darauf hin, auf welche Wechselwirkungen Sie besonders achten müssen.

Die wichtigste Kontraindikation zur Benutzung eines ätherischen Öls bzw. einer Aromamischung ist immer die ablehnende Haltung der eigenen Nase. Auch wenn sonst nichts gegen die Nutzung eines Öls spricht, aber Ihre Nase das Öl als unangenehm empfindet, sollten Sie es sicherheitshalber nicht anwenden.

Vermeiden Sie außerdem, zu viele *Stadelmann®-Aromamischungen* gleichzeitig zu verwenden, um Ihre Nase und Ihren Körper nicht zu überfordern. Eindeutig zu viel des Guten ist es z.B., wenn Sie Ihre Haut mit einem Körperöl wie dem *Körperöl trockene Haut* pflegen, außerdem noch das *Toko-Öl* auftragen, Ihre Beine mit dem *Lavendel-Zypressen-Öl* einreiben, den *Hamamelis-Myrten-Balsam* zur Analpflege nehmen und überdies am Rücken noch das *Kreuzbein-Massageöl* einreiben.

Hier können Sie auf das *Körperöl trockene Haut* verzichten und benutzen stattdessen das *Toko-Öl* auch zur Körperpflege. Für die Venenstauungen genügt entweder das *Lavendel-Zypressen-Öl* oder der *Hamamelis-Myrten-Balsam*. Ob Sie das *Kreuzbein-Massageöl* wirklich benötigen, sollten Sie ebenfalls prüfen. Möglicherweise genügen die Inhaltsstoffe des *Toko-Öls,* um eine Entspannung zu erreichen. Es hat sich gezeigt, dass es sinnvoll ist, nicht mehr als drei Aromamischungen zur gleichen Zeit anzuwenden.

Ungeeignete Öle beim Sonnenbad und bei Allergien

Bei der Verwendung eines Körperöls, das Zitrusöle, Eisenkraut, Melisse, Angelikawurzel oder Schafgarbe enthält, ist es besser, sich in den vier Stunden nach der Einreibung nicht der Sonne auszusetzen, da diese Öle die Lichtempfindlichkeit der Haut erhöhen und es zu sogenannten Lichtflecken bzw. Pigmentstörungen kommen kann.

Diese photosensibilisierenden Öle können auch bei Allergikern zu Hautreizungen führen. Da die Aromamischungen jedoch alle ein Sicherheitszertifikat aufweisen bzw. dermatologisch getestet wurden, sind diese Hinweise reine Vorsichtsnahmen, denn es gibt immer individuelle, nicht vorhersehbare Reaktionen. Wenn Sie zu den hautempfindliche Menschen zählen, können Sie vor der ersten Anwendung einen Hauttest machen, indem Sie das ätherische Öl oder die Aromamischung mit wenig fettem Öl vermischt in der Ellbeuge auftragen und etwa zehn Minuten oder länger einwirken lassen. Sollten Juckreiz oder Bläschenbildung eintreten, so müssen Sie auf dieses Öl verzichten.

Ungeeignete Öle für Epileptiker und Asthmatiker

Menschen mit chronischen Krankheiten sollten bei allen Substanzen vorsichtig sein. Gerade für sie ist es unerlässlich, zuerst an einer ätherischen Ölflasche zu riechen. Epileptiker und Asthmatiker sollten dabei unbedingt darauf achten, die Flasche erst recht mit gebührendem Nasenabstand zu prüfen.

Hautreaktionen bei ätherischen Ölmischungen

Sollten trotz aller Vorsichtsmaßnahmen Hautreaktionen auftreten, so muss die Anwendung sofort abgebrochen werden. Gegenmaßnahme ist dann, sich kräftig mit Seife zu waschen. Sollte das Öl bereits länger angewendet worden sein, ist es insbesondere bei verlangsamtem Stoffwechsel hilfreich, abführende Maßnahmen zu ergreifen.

Ätherische Öle in den Augen

Sollte ein ätherisches Öl in die Augen geraten sein, so muss das Auge sofort mit reichlich körperwarmem Wasser intensiv gespült werden. Anschließend sollte unbedingt eine Ärztin aufgesucht werden.

Homöopathie und Aromatherapie

Das ätherische Öl des Camphers sollte nicht in unmittelbarer Kombination mit einem homöopathischen Arzneimittel eingesetzt werden. Gleiches gilt für sämtliche campherartigen ätherischen Öle wie z. B. Pfefferminze und Lavandin. Oftmals wird auch von Eukalyptus abgeraten, obwohl dieser überwiegend das Monoterpenoxid 1,8 cineol und keinen Campher enthält. Von diesen Ausnahmen abgesehen, lassen sich beide Heilmethoden gut miteinander ergänzen. Mehr dazu lesen Sie in meinem Büchlein »Homöopathische Haus- und Reiseapotheke« sowie in den Ausgaben Nr. 42 und 44 der Fachzeitschrift F·O·R·U·M.

Das kleine ABC der Pflanzenöle und Hydrolate

Ätherische Öle von Alant bis Zypresse

Die in diesem Buch empfohlenen Aromamischungen enthalten eine Vielzahl ätherischer Öle, die im Folgenden mit den botanischen Bezeichnungen der Herkunftspflanzen, einer Duftbeschreibung und den in der Literatur beschriebenen Wirkungen ihrer Inhaltsstoffe vorgestellt werden.

Die Duftbeschreibungen können nur eine allgemeine Orientierung geben, zum einen, weil Duft immer individuell erlebt wird, zum anderen, weil ätherische Öle Vielstoffgemische sind – so enthält die

Rose beispielsweise mehr als 500 verschiedene Inhaltsstoffe –, die unsere Nase gar nicht differenziert erfassen kann. Letztendlich reicht auch unser Wortschatz nicht wirklich aus, um einen Duft präzise in Worte zu fassen.

Bei den Wirkungsbeschreibungen wiederum verhält es sich genau andersherum: Hier existieren nur Grundlagenforschungen zu einzelnen Inhaltsstoffen des jeweiligen ätherischen Öls. Zu den tagtäglich gemachten Erfahrungen in der Aromatherapie und -pflege gibt es allerdings immer mehr klinische Beobachtungsstudien, die eine sicht- und spürbare Veränderung durch den Einsatz von ätherischen Ölen und Aromamischungen belegen – wenn auch nicht für den Bereich der Schwangerschaft, weil sich Studien hier aus ethischen Gründen verbieten. Die Befindensbesserung findet auf gleich mehreren Wirkungsebenen statt: Über die Geruchswahrnehmung wird das zentrale Nervensystem und somit die Selbstregulation des Organismus angeregt, durch Berührungen z.B. bei Aromamassagen oder Einreibungen wird dieser positive Einfluss auf das zentrale Nervensystem noch verstärkt, und die hervorragenden Pflegeeigenschaften der fetten Pflanzenöle (siehe S. 49–55) tun ein Übriges für eine erfolgreiche Anwendung.

Alant duftend (*Inula graveolens*)
- frisch, herb-würzig, süßlich
- schleimlösend

Angelika (*Angelica archangelica*)
- kräftig, aromatisch
- immunstimulierend, entschlackend, abschwellende Wirkung auf Nasenschleimhäute, psychisch anregend

Anis (*Pimpinella anisum*)
- süßlich-würzig
- milch- und verdauungsfördend, beruhigend, entkrampfend, galleanregend, hormonell wirksam

Benzoe Siam (Harz) (*Styrax tonkinensis*)
- weich-samtig, balsamisch, vanilleähnlich
- beruhigend, entzündungshemmend, zellerneuernd, schleimlösend, bei Blasenbeschwerden

Bergamotte (*Citrus aurantium ssp. bergamia* [= *C. bergamia*])
- frisch-herb
- stimmungsaufhellend, antidepressiv, entkrampfend, hypophysenwirksam

Berglavendel (*Lavandula angustifolia*)
- krautig, klar
- klärend, beruhigend, schmerzlindernd

Cajeput (*Melaleuca cajuputi* [= *M. leucadendra* var. *Cajuputi*])
- mild-aromatisch, krautig, eukalyptusartig
- antibakteriell, antiviral, antimykotisch, krampflösend, durchblutungsfördernd, belebend, nervenstärkend, lindert Muskelschmerzen

Cistrose (*Cistus ladanifer*)
- warm-würzig, leicht lederartig
- antibakteriell, antiviral, blutstillend, gewebestraffend und -regenerierend

Citronella (*Cymbopogon nardus* [Typ Ceylon/Sri Lanka]; *Cymbopogon winterianus* [Typ Java])
- zitronig, frisch
- entzündungshemmend, krampflösend, anregend

Eichenmoos (Extrakt) (*Evernia prunastri*)
- waldig, erdig, moosartig
- ausgleichend, entspannend

Eisenkraut (*Aloysia citriodora* [= *Lippia citriodora* = *Aloysia triphylla*])
- zitronenartig, fein-krautig
- beruhigend, schmerzstillend, konzentrationsfördernd, ZNS-stimulierend, blutdrucksenkend

Engelwurz siehe Angelika

Eukalyptus globulus (*Eucalyptus globulus*)
- intensiv, leicht stechend
- schleimlösend, antibakteriell, antiviral

Fenchel süß (*Foeniculum vulgare* ssp. *vulgare* var. *dulce*)
- süß, warm
- blähungswidrig, krampflösend, östrogenähnlich, nieren-anregend

Grapefruit (*Citrus × paradisi*)
- fruchtig, leicht herb
- erfrischend, erheiternd, belebend

Immortelle (*Helichrysum italicum*)
- süß-herb, leicht holzig
- adstringierend, antirheumatisch, antiallergisch, wundheilend, zellerneuernd

Ingwer (*Zingiber officinale*)
- scharf, feurig
- blähungswidrig, verdauungsfördernd, schmerzstillend, prosta-glandinwirksam, erwärmend

Iris (*Iris germanica* [auch: *I. pallida*, *I. florentina*])
- fein-blumig, elegant-pudrig
- psychisch stärkend, schutzgebend, hautpflegend

Jasmin (*Jasminum grandiflorum*)

- blumig-schwer, süß
- entspannend, schmerzstillend

Kamille deutsch (= Kamille blau) (*Matricaria recutita* [= *M. chamomilla* = *Chamomilla recutita*])

- herb, krautig, warm
- wundheilend, entzündungshemmend, fiebersenkend

Kamille römisch (*Chamaemelum nobile* ([= *Anthemis nobilis*])

- süßlich, fruchtig, warm
- entspannend, beruhigend, schmerzstillend

Karottensamen (*Daucus carota*)

- erdig, fruchtig, wurzelig
- krampflösend, blutbildend, leber- und galleanregend, bei Ödemen

Koriander (*Coriandrum sativum*)

- warm, kräftig-aromatisch
- magenberuhigend, verdauungsfördernd, entblähend

Kreuzkümmel (*Cuminum cyminum*)

- leicht süß, würzig
- verdauungsfördernd, entblähend, schmerzstillend, entkrampfend

Latschenkiefer (*Pinus mugo* [= *P. pumilio*])

- waldig, frisch holzig
- schleimlösend, atmungsvertiefend, entzündungshemmend

Lavendel siehe Berglavendel

Lavendelsalbei (*Salvia lavandulifolia*)
- krautig, frisch, campherartig
- antibakteriell, entspannend, tonisierend

Lemongras ost-indisch (*Cymbopogon flexuosus*)
- frisch, süßlich, zitrusartig
- beruhigend, konzentrationsfördernd, gefäßerweiternd

Limette (*Citrus × aurantiifolia*)
- frisch, leicht süßlich-exotisch
- aufheiternd, konzentrationsfördernd, appetitanregend, fördert die Nierentätigkeit

Linaloe (Frucht) (*Bursera delpechiana* [= *Bursera penicillata*])
- warm, fein, leicht rosig-blumig
- ausgleichend, entspannend

Linaloe (Holz) (*Bursera delpechiana* [= *Bursera penicillata*])
- warm, fein, leicht rosig-blumig bis zart holzig
- ausgleichend, entspannend

Litsea (*Litsea cubeba*)
- frisch, fruchtig, zitronenähnlich
- bei Nervosität und Unruhe, beruhigend, konzentrationsfördernd, antidepressiv

Majoran (*Origanum majorana*)
- warm, krautig-würzig
- entspannend, krampflösend, anaphrodisisch, antibakteriell

Mandarine (*Citrus reticulata*)
- süß, spritzig, fruchtig
- aufmunternd, entspannend

Manuka (*Leptospermum scoparium*)
- warm, krautig, holzig, streng
- antibakteriell, antimykotisch, antihistaminisch, schleimlösend, schmerzstillend

Melisse (*Melissa officinalis*)
- zitronenartig, frisch, krautig
- antiviral, entzündungshemmend, beruhigend, ausgleichend, krampflösend, fiebersenkend

Muskatellersalbei (*Salvia sclarea*)
- warm, krautig, süß, streng
- euphorisierend, entspannend, östrogenartig, hypophysenwirksam, blutdrucksenkend, entzündungshemmend

Myrte (*Myrtus communis*)
- frisch, klar, krautig
- adstringierend, entstauend, hautpflegend, hautstraffend, leberanregend, schleimlösend, krampflösend bei Reizhusten

Nanaminze (*Mentha viridis* var. *nanah*)
- weich, voll, sanft-süß
- erfrischend, kühlend, adstringierend

Narde (*Nardostachys jatamansi*)
- warm, erdig
- stark beruhigend, entspannend, beruhigt das Atemzentrum, hormonell stimulierend

Nelke (*Syzygium aromaticum* [= *Eugenia caryophyllata*])
- kräftig, warm, würzig-scharf
- erwärmend, antibakteriell, antiviral, anregend, nervenstärkend, schmerzstillend, durchblutungsfördernd, stimulierend

Neroli (*Citrus aurantium* ssp. *Aurantium*)
- intensiv, zart blumig, süßlich
- beruhigend, antidepressiv, ausgleichend, bei Angstzuständen, stimmungsaufhellend

Niaouli (*Melaleuca viridiflora*)
- frisch-krautig, sanft
- antibakteriell, schleimlösend, auswurffördernd

Orange (*Citrus sinensis*)
- frisch, rund, weich
- erheiternd, leicht entspannend

Palmarosa (*Cymbopogon martinii*)
- blumig, leicht grasig
- antibakteriell, antimykotisch, antiviral, lymphentstauend, immunstärkend

Pfefferminze (*Mentha × piperita*)
- frisch, leicht scharf
- erfrischend, belebend, kreislaufanregend, kühlend, schmerzlindernd, fiebersenkend, gefäßverengend

Ravintsara (*Cinnamomum camphora* Ct. Cineol)
- frisch, scharf
- antiviral, antibakteriell, antimykotisch, schleimlösend, stärkend

Rose damaszener (*Rosa damascena*)
- blumig-weich, intensiv
- antibakteriell, antiviral, antimykotisch, entkrampfend, schmerzlindernd, harmonisierend, hormonell ausgleichend, entzündungshemmend, wundheilend, schmerzlindernd, zellerneuernd

Rosengeranie (*Pelargonium graveolens*)
- rosig, zart blumig, krautig
- harmonisierend, ausgleichend, stärkend, adstringierend, antibakteriell, antimykotisch, wundheilend

Rosenholz (*Aniba rosaeodora* var. *amazonica* [= *A. parviflora*])
- warm, fein, leicht rosig-blumig bis zart holzig
- ausgleichend, entspannend

Rosmarin (*Rosmarinus officinalis*)
- krautig, feurig
- stärkend, konzentrationsfördernd, durchblutungsfördernd, krampflösend, entgiftend, bei Leber-, Gallen-, Nierenschwäche, leicht blutdrucksteigernd

Salbei (*Salvia officinalis*)
- würzig-krautig
- antibakteriell, antiviral, antimykotisch, schleimlösend, adstringierend, klärend, konzentrationsfördernd

Sandelholz (*Santalum album*)
- weich, balsamisch-warm, holzig
- harmonisierend, beruhigend, antidepressiv, entzündungshemmend, entstauend, hautpflegend

Schafgarbe (*Achillea millefolium*)
- krautig, warm, leicht süßlich, erdig
- entzündungshemmend, zellerneuernd, wundheilend, schmerzstillend, psychisch stärkend und anregend, leber- und galleanregend

Teebaum (*Melaleuca alternifolia*)

- scharf, leicht stechend, campherähnlich
- antibakteriell, antiviral, antimykotisch, entzündungshemmend, immunstimulierend, vitalisierend, wundheilungsfördernd

Thymian (*Thymus vulgaris*)

- krautig bis würzig-warm
- antiviral, antibakteriell, schmerzstillend, nervenstärkend, immunstimulierend

Tonka (*Dipteryx odorata*)

- balsamisch, süß, warm
- entspannend, beruhigend, erwärmend

Vanille (Extrakt) (*Vanilla planifolia*)

- balsamisch, lieblich, weich
- entspannend, beruhigend

Vetiver (*Vetiveria zizanioides*)

- erdig, moosig, süßlich-balsamisch
- beruhigend, stimmungsaufhellend, durchblutungsfördernd, parasympatikoton, endokrin

Wacholder (*Juniperus communis*)

- holzig, krautig, fruchtig
- adstringierend, entkrampfend, harntreibend, bei Leberschwäche, blähungswidrig

Weihrauch indisch (Harz) (*Boswellia serrata*)

- weich, harzig, süß
- angstlösend, entspannend, beruhigend, entzündungshemmend, blutdrucksenkend

Weißtanne (*Abies alba*)
- weich, waldig-würzig
- antiseptisch, schleimlösend, durchblutungsfördernd, erwärmend

Ylang-Ylang (*Cananga odorata – forma genuina*)
- süß, schwer
- beruhigend, entspannend, blutdrucksenkend, ausgleichend, senkt die Atemfrequenz, hypophysenwirksam, schmerzstillend

Ysop decumbens (*Hyssopus officinalis* var. *decumbens*)
- würzig, leicht süßlich, kräftig
- schleimlösend, entzündungshemmend, antiviral, kreislaufanregend, konzentrationsfördernd

Zeder (*Cedrus atlantica*)
- warm, holzig, süßlich
- beruhigend, kräftigend, angstlösend, antiseptisch, entzündungshemmend, lymphflussanregend

Zimtrinde (*Cinnamomum zeylanicum* [= *C. verum*])
- warm, würzig, süß
- erwärmend, durchblutungsfördernd, schmerzlindernd, leicht gerinnungshemmend

Zirbelkiefer (*Pinus cembra*)
- rein, frisch, holzig
- antibakteriell, schleimlösend, durchblutungsfördernd, schmerzlindernd

Zitrone (*Citrus × limon*)
- spritzig, frisch

- erfrischend, belebend, konzentrationsfördernd, antibakteriell, antiviral

Zypresse (*Cupressus sempervirens*)
- herb, harzig, holzig, klar
- venenstärkend, adstringierend, blutstillend, entstauend, bindegewebsstärkend, beruhigend, konzentrationsfördernd, kräftigend, lymphanregend

Hautpflege mit fetten Pflanzenölen

Damit ätherische Öle von der Haut vollständig aufgenommen werden und auf diesem Weg wirken können, werden sie für Körper- oder Massageöle in native fette Pflanzenöle eingemischt. Letztere fungieren quasi als Träger für die ätherischen Öle, denn im Gegensatz zu Mineralölprodukten, die an der Oberfläche bleiben, werden fette Pflanzenöle von der Haut absorbiert und zeichnen sich durch ihre Tiefenwirkung aus.

Fette Pflanzenöle aus nativer Kaltpressung können selbstverständlich auch ohne den Zusatz von ätherischen Ölen zur Hautpflege benutzt werden. Einige dieser Öle entfalten allerdings einen unangenehmen Geruch auf der Haut, wie z.B. Rapsöl, andere wiederum riechen und schmecken so gut auf der Haut, dass ihr Duft gar appetitsteigernd wirken kann, wie z.B. Haselnussöl. Manche Öle dagegen sind schlichtweg zu teuer, um sie als alltägliches Körperpflegeöl zu benutzen, wie z.B. Nachtkerzen-, Granatapfelsamen- oder Calophyllum-inophyllum-Öl. Letzteres wird auch als Tamanuöl bezeichnet, konnte sich aber im Handel und in der Aromaszene unter diesem Namen nicht durchsetzen. Ähnlich verhält es sich mit Wildrosenöl, das eigentlich ein Hagebuttenkernöl ist, jedoch unter seinem botanisch korrekten Namen keine Liebhaber fand, und deshalb als Wildrosenöl firmiert. Sein Gehalt an ungesättigten Fettsäuren macht es besonders wertvoll.

Das Wirkungsspektrum fetter Pflanzenöle ist abhängig vom Fettmuster und den Fettbegleitstoffen der einzelnen Öle und Fette. Allen gemeinsam ist, dass sie ausgleichend auf den Feuchtigkeitsmantel der Haut wirken und den Hautfetten sehr ähnlich sind. Fette Pflanzenöle sind besonders reich an einfach und mehrfach ungesättigten Fettsäuren, wirken sehr hautpflegend und auch regenerierend.

Viele Funktionen der ungesättigten Fettsäuren sowie die Fettbegleitstoffe sind noch unerforscht, bekannt ist jedoch, dass sie für unser Immunsystem lebensnotwendig sind und die Fähigkeit besitzen, Körperzellen vor schädigenden Substanzen wie den Freien Radikalen zu schützen. Der Körper kann insbesondere mehrfach ungesättigte Fettsäuren nicht selbst herstellen, deshalb ist es unerlässlich, diese Fette von außen zuzuführen, weshalb sie auch als essenziell, also lebensnotwendig bezeichnet werden

Um die Vielfalt der Wirkeigenschaften der einzelnen fetten Pflanzenöle zu nutzen, können die Öle und Fette auch miteinander gemischt werden.

 Wenn Sie ein fettes Pflanzenöl auf feuchte Haut auftragen, kann sich das Öl mit den natürlichen Hautemulgatoren verbinden und besser einziehen. So wird der natürliche Feuchtigkeitsmantel der Haut zusätzlich unterstützt.

 Zu beachten ist, dass es bei einer Umstellung von konventionellen Pflegeprodukten auf Mineralölbasis (Paraffine oder Vaseline) zu fetten Pflanzenölen bis zu vier Wochen dauern kann, bis die Haut den »Entzugsprozess« überwunden hat. Durch die vermehrte Zellaktivität schuppt sich die Haut in dieser Zeit verstärkt. Wenn sie sich von diesem »Fellwechsel« erholt hat, wird sie widerstandsfähiger und geschmeidiger.

Eines haben fast alle nativen Pflanzenöle gemein: Sie sind nur kurz haltbar – auch bei sachgemäßer Lagerung. Die Haltbarkeit der verschiedenen kaltgepressten Öle ist ohne den Zusatz von ätherischen Ölen sehr unterschiedlich und wird klassifiziert in:

sehr gut haltbar > 1 Jahr
gut haltbar – bis zu 1 Jahr
mäßig haltbar – bis 6 Monate
gering haltbar – bis zu 3 Monate

Dies ist mit ein Grund, zu Hause wie in der professionellen Pflege fertige Aromamischungen zu verwenden, denn durch den Zusatz von ätherischen Ölen werden diese haltbarer und in der Mehrzahl als nasenfreundlicher empfunden. Das Mischen von verschiedenen Pflanzenölen ermöglicht, Duft, Preis und Haltbarkeit unter einen Hut zu bekommen, ohne auf die guten Wirkeigenschaften verzichten zu müssen.

Im Folgenden sind die in der Aromatherapie und -pflege am häufigsten verwendeten Pflanzenöle und ihre wichtigsten hautpflegenden Eigenschaften aufgeführt. Wenn Sie mehr über fette Pflanzenöle wissen möchten, empfehle ich Ihnen »Das Ölbuch« von Sabine Pohl und »Pflanzenöle« von Ruth von Braunschweig.

Aprikosenkernöl

Ein gut haltbares Öl mit mildem, leicht marzipanartigem Geruch, dem Mandelöl ähnlich. Ideal als Massageöl, schützt und pflegt irritierte, schuppige und rissige Haut. Geeignet als Basispflege der empfindlichen und reifen Haut.

Baobaböl

Ein sehr gut haltbares Öl aus der Savanne Afrikas. Es wird aus den Samen des wild wachsenden Baobabbaums – bei uns auch als Affenbrotbaum bekannt – gewonnen und ergibt ein wunderbares, schnell einziehendes Massageöl, das in der traditionellen afrikanischen Heilkunde als fiebersenkend und entzündungshemmend gilt. Baobaböl eignet sich für trockene, kranke und rissige Haut sowie zur Haarpflege.

Calophyllum-inophyllum-Öl

Ein sehr gut haltbares Öl mit intensivem, würzigem, kräuterartigem Geruch. Es zählt zu den klassischen Pflegeölen. Eine Anwendung in geringen Mengen hat sich bewährt bei entzündlichen Hauterkrankungen, Hautverletzungen, schlecht heilenden Wunden, zur Schmerzlinderung bei Ischias und rheumatischen Beschwerden.

Granatapfelsamenöl

Ein nur gering haltbares Öl mit süßlichem Geruch. Das Öl ist einzigartig reich an Punicinsäure, einer hoch ungesättigten Omega-5-Fettsäure, und wie das Nachtkerzenöl (siehe S. 54) hilfreich bei vielen Hautproblemen. Granatapfelsamenöl fördert die Neubildung von Zellen und regeneriert das Gewebe, enthält Phytoöstrogene und wirkt pflegend bei trockenem Intimbereich. Es zählt zu den teuersten fetten Pflanzenölen.

  Granatapfelsamenöl zählt zu den wenigen Ölen, die im Kühlschrank aufbewahrt werden können. Dadurch verlängert sich seine Haltbarkeit.

Haselnussöl

Ein mäßig haltbares Öl mit angenehm mild-nussigem Geruch. Ideal als Massageöl, da es nur langsam einzieht. Als Basisöl bei der Pflege von trockener, spröder und reifer Haut schützt und pflegt es angenehm.

  Die häufig gehörte Warnung, dass Nuss-Allergiker auf Haselnussöl verzichten sollen, gilt nur für die innere Einnahme und trifft bei der äußeren Anwendung nicht zu.

Jojobawachs

Eigentlich zählt dieses Öl, das in fester Form ein Wachs ist, korrekterweise nicht zu den Pflanzenölen, sondern zu den Wachsen. In der

Hautpflege aber ist es ein fester Bestandteil. Das flüssige Wachs ist etwa drei Jahre haltbar. Sein Geruch ist fast neutral bis zart nussig. Das pflanzliche Wachs stabilisiert und reguliert den Feuchtigkeitsmantel der Haut und stärkt das Bindegewebe. Es dringt leicht in die Haut ein und schützt sie. Jojobawachs ist ein ideales Basisöl für Naturparfüms.

Es darf nur äußerlich angewendet werden, da Wachse nicht verstoffwechselt werden können.

Macadamianussöl

Ein gut haltbares Öl mit mildem Nussaroma. Es eignet sich hervorragend als Massageöl, da es nur langsam einzieht, besonders hautpflegend und gut verträglich ist. Es hat sich bewährt bei der Pflege von trockener, spröder und reifer Haut, wirkt regulierend bei Verhornungsprozessen, schützt und pflegt angenehm. Es ist auch gut geeignet als Haarkur bei sprödem Haar und Haarspliss.

Mandelöl

Ein gut haltbares Öl mit mildem nussigen Mandelgeruch. Es zählt zu den beliebtesten Massageölen, dringt gut ein und durchfettet die Haut. Durch seine reizlindernde und pflegende Eigenschaft ist es gut verträglich und findet bei der Pflege von trockener, spröder und reifer Haut Verwendung, es schützt und pflegt. Leider wird wirklich gutes, naturreines Mandelöl immer mehr zur Rarität, da die Nachfrage weitaus größer ist als das Angebot.

Die häufig gehörte Warnung, dass Nuss-Allergiker auch auf Mandelöl verzichten sollen, gilt nur für die innere Einnahme und trifft bei der äußeren Anwendung nicht zu.

Nachtkerzenöl

Ein nur gering haltbares Öl mit intensiv nussigem Geruch. Da es reich an Gamma-Linolensäure ist, kann es bestens innerlich angewendet werden, um das Immunsystem zu stärken und das Hormonsystem zu regulieren. Reizempfindliche Haut findet mit Nachtkerzenöl Linderung, zudem zieht es sehr rasch ein, hat entzündungshemmende Eigenschaften und ist bewährt bei Neurodermitis und Ekzemneigung.

 Nachtkerzenöl zählt zu den wenigen Ölen, die im Kühlschrank aufbewahrt werden können. Dadurch verlängert sich seine Haltbarkeit.

Olivenöl

Ein altbewährtes, gut haltbares Öl mit intensivem fruchtig-olivigen Geruch. Ideal als Massageöl, da es nur langsam einzieht. Wirkt erwärmend, ist sehr hautpflegend und regenerierend. Für die Pflege von trockener, schlecht durchbluteter, spröder, rissiger und schuppender Haut ist Olivenöl sehr gut geeignet, ebenso zur Reinigung der Haut und zum Entfernen von Krusten und Borken.

Sanddornfruchtfleischöl

Ein mäßig haltbares Öl mit saurem, fruchtigem Geruch und intensiv oranger Farbe. Es hat sich bestens bewährt zur Behandlung von strahlengeschädigter Haut, bei Verbrennungen und bei schlecht heilenden Wunden zur Zellregeneration. Es stärkt die Abwehr- und Schutzmechanismen der Haut.

 Sanddornöl färbt sehr stark, deshalb äußerst sparsam anwenden.

Sesamöl

Ein gut haltbares Öl mit dezent nussigem Geruch. Es eignet sich bestens zur Basishautpflege und Massage, unterstützt die Entgiftungsprozesse der Haut und wirkt leicht erwärmend. Sesamöl wird von vielen hochgeschätzt und ist das wichtigste Öl in der ayurvedischen Heilkunde. Dort wird es für Massagen, Güsse und Ölziehkuren eingesetzt.

Sonnenblumenöl

Ein gut haltbares Öl mit angenehm mildem Geruch, das rasch in die Haut einzieht. Das Öl baut den Barriereschutz der Haut auf, ist regenerierend und geeignet bei trockener, aber auch fetter und entzündeter Haut sowie hilfreich bei Neurodermitis. Sonnenblumenöl ist Bestandteil in vielen Naturkosmetikprodukten.

Walnussöl

Ein mäßig haltbares Öl mit intensivem, etwas bitterem nussigen Geruch. Es fördert die Regeneration der Haut, verbessert den Zellstoffwechsel und hat pilzhemmende Eigenschaften. Sein Einsatzgebiet ist auch die reife und irritierte Haut.

Weizenkeimöl

Ein mäßig haltbares Öl mit kräftigem Getreide-Geruch. Es zieht sehr rasch ein und beugt vorzeitigen Alterungsprozessen der Haut vor, hilft das Bindegewebe zu stärken, zu festigen und sorgt dennoch für eine gesunde Elastizität der Haut. Aufgrund seiner Fähigkeit, den Zellerneuerungsprozess zu beschleunigen, ist das Weizenkeimöl ein hervorragendes Öl zur Unterstützung von Heilvorgängen.

Wildrosenöl

Ein mäßig haltbares Öl mit herbem Geruch, das aus der Pressung von Hagebuttenkernen gewonnen wird. Das Öl ist hervorragend zellstoffwechselaktiv und zieht rasch in die Haut ein. Es weist entzündungshemmende, wundheilende und hautregenerierende Eigenschaften auf und ist bewährt bei reifer Haut, bei Narben sowie Ekzemen und irritierter Haut, zudem reguliert es den Verhornungsprozess.

Mazerate

Mazerate sind Pflanzenöl-Zubereitungen. Dabei werden Heilpflanzen für einige Wochen in einem fetten Öl eingelegt, sodass ihre fettlöslichen Wirkstoffe in das Öl übergehen.

Aloe-Vera in Rapsöl

Ein gut haltbares, beinahe geruchloses Öl, das sich zur Hautpflege und Massage eignet. Es wirkt kühlend, beruhigend, glättend und feuchtigkeitsspendend.

Johanniskraut in Olivenöl

Ein gut haltbares Öl mit kräftig-würzigem Geruch. Es wird eingesetzt zur Wundheilung und zur Pflege bei gereizter und geröteter Haut. Es fördert die Durchblutung, wirkt erwärmend und schmerzlindernd. Bewährt bei Ischialgien, Nervenentzündungen und rheumatischen Beschwerden.

Ringelblumen in Mandelöl oder in Olivenöl

Ein gut haltbares Öl mit krautig-würzigem Geruch bei Mazeration in Olivenöl. Mazerate in Mandelöl haben einen angenehmeren, milderen Geruch und eigenen sich besonders für die Babypflege. Ringelblumenöl hilft bei geröteter, entzündeter Haut und schlecht heilenden Wunden.

Hydrolate

Hydrolate sind Pflanzenwässer, die als »Nebenprodukt« bei der Destillation von ätherischen Ölen entstehen und frei von jeglichen Zusätzen sind. Manche Pflanzen, wie die Rosenblüten der *Rosa alba,* werden eigens nur zur Gewinnung des Rosenhydrolats destilliert, während viele andere Hydrolate gar nicht verwendet werden können, trotz der enormen Mengen, die anfallen, da sie verunreinigt sind (zur Herstellung siehe S. 14 f.).

Hydrolate enthalten sanfte Wirkstoffe, die gut hautverträglich sind, einen entzündungshemmenden Effekt besitzen sowie meist als adstringierend und angenehm kühlend auf der Haut empfunden werden. Sie sind alkoholfrei und durch ihren fast neutralen pH-Wert (4,0–5,5) gut geeignet zur Anwendung im Schleimhautbereich sowie zur Augen- und Wundpflege. Für die Babypflege eignet sich in den ersten Wochen vor allem *Rosenhydrolat,* da sein pH-Wert in der Regel um 5,2 liegt und somit dem der Babyhaut gleicht. Babys werden mit einem alkalischen Wert von ca. 6,5 geboren, im Laufe der ersten Wochen sinkt dieser auf einen Wert von 5,5.

Die Pflanzenwässer stellen demnach eine hervorragende Ergänzung zu den Aromamischungen dar und tragen mit dazu bei, dass der Feuchtigkeitsmantel der Haut stabil bleibt, was zu einer gesunden, elastischen und weichen Haut führt.

Allerdings sind Hydrolate empfindlich und müssen sorgsam behandelt werden, sie sollten innerhalb von sechs Monaten nach Anbruch verbraucht werden. Sie können als Haut-, Wund- oder Intimspray sowie zur Befeuchtung von Wundauflagen und Schleimhäuten angewendet werden.

Immortellenhydrolat (pH: 3,5–4,0)

Ein herb-krautig duftendes Pflanzenwasser. Unterstützend bei Prellungen, Hämatomen und Zerrungen. Zur Wundpflege geeignet. Regenerierend bei entzündeter und geschädigter Haut.

Lavendelhydrolat (pH: 4,0)

Ein zart krautig duftendes Pflanzenwasser, bei dem die meisten Menschen jedoch den typischen Lavendelgeruch vermissen. Es kann prinzipiell dann eingesetzt werden, wenn auch Lavendel als ätherisches Öl verwendet werden würde. *Lavendelhydrolat* ist gut geeignet zur Wundpflege und -reinigung, zur Intimpflege sowie zur Hautbefeuchtung bei Verbrennungen.

Melissenhydrolat (pH: 4,0–4,5)

Ein krautig-grasig duftendes Pflanzenwasser, das gereizte, empfindliche und entzündete Haut beruhigt. Es empfiehlt sich bei Juckreiz und Herpesinfektionen.

Myrtenhydrolat (pH: 4,0–4,5)

Ein klärend-frisch duftendes Pflanzenwasser, welches das Gewebe belebt und strafft sowie einen adstringierenden Effekt hat. *Myrtenhydrolat* ist in Kombination mit *Lavendel-Zypressen-Öl* ideal zur Venenpflege und hat sich als Gesichtswasser bei erweiterten Poren und Äderchen sowie bei überreizten Augen bewährt.

Nerolihydrolat (pH: 4,0–4,5)

Ein blumig, meist frisch duftendes Pflanzenwasser, das sich gut zur Hautpflege eignet, insbesondere bei fettiger sowie empfindlicher Haut und wenn der Duft anderer Hydrolat nicht zusagt. Bei Babys in den ersten Wochen noch nicht anwenden.

Pfefferminzhydrolat (pH: 5,0–5,5)

Ein krautig-frisch duftendes Pflanzenwasser, das kühlend und erfrischend wirkt. Empfehlenswert ist es bei gestauten Venen und Krampfadern, bei Übelkeit und Brechreiz, an heißen Sommertagen zur Erfrischung und Konzentrationsförderung. Gerne wird es zur Mundpflege bei entzündeter, schmerzhafter Mundschleimhaut verwendet.

Rosenhydrolat (pH: 4,5–5,5)

Ein blumig-weich duftendes Pflanzenwasser. Es eignet sich für jede Art der Hautpflege, ob als Gesichts- oder Intimwasser, zur Beruhigung von gereizter oder entzündeter Haut und Schleimhaut von Frauen und Babys, ob zur Pflege der Brustwarzen, bei Sonnenbrand oder zum Reinigen des Nabels oder von Wunden. Zur Linderung von gereizten Augen und Bindehautentzündungen wird einfach ein

Wattepad mit *Rosenhydrolat* besprüht und auf die geschlossenen Augenlider gelegt.

Rosmarinhydrolat (pH: 4,0–5,0)

Ein krautig duftendes Pflanzenwasser. Seine anregende Wirkung ist gut bei Morgenübelkeit und Kreislaufschwäche. Auch als Erfrischungsspray an heißen Sommertagen wird es als angenehm und anregend empfunden. Wird es zur Kopfhautmassage eingesetzt, stärkt es das Haar und wirkt einer Schuppenbildung entgegen. Zudem bindet es unangenehmen Fußschweiß.

Salbeihydrolat (pH: 3,9–4)

Der krautig-frische und typische Salbeiduft prägt das Pflanzenwasser. Wie alle Hydrolate ist es zart kühlend und hautpflegend, der Feuchtigkeitsmantel der Haut wird aufgefüllt. Es unterstützt zudem die Schweißreduktion bei starker Schweißneigung. In der Stillzeit kühlt es die spannenden Brüste bei zu reichlicher Muttermilch oder Neigung zu Milchstau. Empfindliche oder gar zu Wundsein neigende Brustwarzen werden nach dem Stillen mit dem Hydrolat gepflegt.

Teebaumhydrolat (pH: 4,5–5,0)

Ein erdig-krautig duftendes Pflanzenwasser. Es ist als Gesichtswasser bewährt bei fetter und unreiner Haut, zur Hautpflege bei entzündeter Haut und zur Pflege bei Problemhaut und Schleimhautreizungen, z.B. im Windelbereich oder zur Intimpflege.

Weihrauchhydrolat (pH: 3,9–4)

Ein überraschend frisch duftendes Wasser mit einem krautig-herben Nachgeruch. Es eignet sich bei antibakteriellen und pilzhemmenden Maßnahmen, aber auch zur Intimpflege sowie bei juckender Haut.

(Alle pH-Wert-Angaben: Labor der Bahnhof-Apotheke 2014. Hydrolate unterliegen natürlichen Schwankungen, so auch der ph-Wert.)

Creme- und Salbengrundlagen

Ätherische Öle können auch in Salben und Cremes eingearbeitet werden. Dazu werden Salbengrundlagen benötigt, die lipophil, also fettlöslich sind. Um die Naturreinheit zu gewährleisten, werden für die Cremes, Salben und Balsame der *Stadelmann®-Aromamischungen* nur natürliche Grundlagen wie etwa Bienenwachs, Sheabutter und Wollwachs gewählt. Diese werden mit fetten Pflanzenölen weich gerührt, bei den wasserhaltigen Salben werden ausschließlich Hydrolate hinzugefügt.

Für die Fachfrauen der Galenik, die die *Stadelmann®-Aromamischungen* herstellen, bedeutet dies jeden Tag aufs Neue Fingerspitzengefühl bei der Temperaturwahl, um die Bestandteile sorgsam auf dem optimalen Schmelzpunkt so lange zu rühren, bis die Salben und Cremes eine angenehme und krümelfreie Konsistenz erhalten. Da keinerlei Emulgatoren verwendet werden, ist dies eine kontinuierliche Herausforderung, insbesondere bei wechselnden Außentemperaturen, die das Rohmaterial ebenfalls beeinflussen.

Da den Cremes und Salben weder Konsistenzbildner noch Konservierungsmittel beigefügt werden, liegt die Haltbarkeit zwischen einem und zwei Jahren.

Bienenwachs

Das Bienenwachs, mit dem die Honigbienen ihre Waben bauen, ist ein bewährter natürlicher Grundstoff zur Salben- und Kosmetikherstellung. Produziert bzw. ausgeschieden wird es von Wachsdrüsen an der Körperunterseite der Arbeitsbienen. Die durch Ausschleudern entleerten und zunächst mit kaltem Wasser gereinigten Waben werden anschließend in heißem Wasser geschmolzen und von festen Bestandteilen und Verunreinigungen gesäubert. Das so gewonnene, fein nach Honig duftende Wachs wird in Pastillenform gegossen. Seine typisch honiggelbbraune Farbe verleiht dann auch den Cremes und Salben eine entsprechend gelbliche Färbung.

Bienenwachs gibt Salben, Cremes und Balsamen eine angenehme

halbfeste Konsistenz. Auf der Haut erzeugt es eine leicht kühlende Wirkung, da es Wasser verdunsten lässt. Seine gute Hautverträglichkeit und die Fähigkeit, ätherische Öle zu binden, machen es zu einem wertvollen Emulgator und einer Grundsubstanz in der Herstellung von Aromamischungen.

Kakaobutter

Der Kakaobaum mit seiner Frucht hat seinen Ursprung in den Tropen Zentralamerikas und wurde dort schon vor vielen Jahrhunderten kultiviert, später auch in asiatischen Ländern. Die Kakaobutter wird aus den Kernen der Kakaofrucht wie auch aus der Fruchtmasse gewonnen. Sie ist blassgelb, riecht schwach angenehm kakaoartig und ist gut zwei Jahre haltbar. In der Aromatherapie wird sie in Apotheken zur Herstellung von »Bio-Zäpfchen« (Suppositorien) und »Bio-Vaginalovula« verwendet. Wird für Zubereitungen jedoch Wasser benötigt, kann sie schlecht verarbeitet werden, weil sie kaum Flüssigkeiten aufnimmt. Deshalb kommt Kakaobutter in Naturkosmetikprodukten so gut wie nicht vor. Dabei ist sie grundsätzlich gut hautverträglich und eignet sich bestens für die Altershaut, allerdings bleibt immer ein Fettglanz zurück.

Sheabutter

Die afrikanische Sheabutter wird auch Karitébutter genannt und stammt aus Zentralafrika. Sie weist eine feste, butterartige Konsistenz auf und ist in zwei Varianten im Handel erhältlich: zum einen die geruchsintensive, hellgelbe Bio-Rohbutter, zum anderen die gereinigte, weiße, fast geruchsneutrale Sheabutter. Die Butter wird aus dem Fruchtfleisch der Nüsse des Sheabutterbaums hergestellt. Sie weist eine gute feuchtigkeitsbindende Eigenschaft auf, bietet einen angenehmen Hautschutz und pflegt die Haut. Sie enthält reichlich Fettbegleitstoffe, Vitamin E sowie Provitamin A und Allantoin. Ihre feste Konsistenz wird mit fetten Ölen weichgeschmolzen und ergibt einen hervorragenden Pflegebalsam. Sheabutter hat in den letzten drei Jahrzehnten einen festen Platz in der Naturkosmetik eingenommen. Durch ihre gute Haltbarkeit und Verträglichkeit hat sie sich bestens in der Hautpflege bewährt.

Wollwachs

Wollwachs zählt zu den natürlichen Grundlagen von Salben. Die ungereinigte Vorstufe des Wollwachses wird aus Schafvliesen gewonnen und dann durch mehrere aufwendige Reinigungsverfahren zu »Adeps Lanae SP« verfeinert. Als Salbengrundlage entspricht es den höchsten Ansprüchen, da Wollwachs sowohl auf Reinheit geprüft als auch frei von Rückständen und Pestiziden ist. Die im Wollwachs vorhandenen Wollwachsalkohole verleihen ihm eine gute Emulgatoreigenschaft und tragen dazu bei, dass es reichlich Wasser speichern kann. Zudem ist es bestens geeignet, zusammen mit fetten und ätherischen Ölen verarbeitet zu werden. Um eine wirklich gute, wasserfreie, geschmeidige Salbe herzustellen, die frei von Konservierungsmitteln und Paraffinölen ist, wird das Wollwachs für die *Stadelmann®-Aromamischungen* je nach Rezeptur mit Hydrolaten, Jojobawachs oder anderen fetten Pflanzenölen zu einer geschmeidigen Konsistenz verarbeitet. Deshalb sind die Salben, Balsame und Cremes sehr gut verträglich und ziehen schnell in die Haut ein.

Wichtig zu wissen ist, dass **Lanolin** zwar ebenfalls aus der Grundsubstanz Wollwachs besteht, aber oft mit billigen Paraffinölen verflüssigt wird. Wollwachs ist gut wasseraufnahmefähig und durch den Zusatz von Paraffin kann eine sehr lange haltbare Salbe hergestellt werden. Lanolin enthält meist 15 % dickflüssiges Paraffin und 20 % Wasser. Trotz dieser Tatsachen wird es mit der Bezeichnung »Naturprodukt« beworben. Auch die europäische Kosmetikverordnung hält den Verbraucher im Unklaren, da sie nur die lateinische Bezeichnung Lanolin vorgibt, unabhängig davon, ob mit Pflanzenölen oder mit Paraffin gearbeitet wird.

Bäder auf der Basis von Totes-Meer-Salz (TMS)

Das Salz aus dem Toten Meer ist eine der wichtigsten Grundsubstanzen in der Aromatherapie. Ätherische Öle lassen sich hervorragend in Salz einarbeiten, sie haften gut an den Kristallen und ihre Duftnote entfaltet sich beim Auflösen des Salzes in Wasser. Salz aus dem Toten Meer zeichnet sich durch seinen hohen Gehalt an wertvollen Mineralien und Spurenelementen aus und ist gleichzeitig arm an Kochsalz (Natriumchlorid). Neben seiner sehr guten Eignung für Teil- und Vollbäder eignet es sich auch als Trägersubstanz für Spülungen, feuchte Wickel, Waschungen und Gurgellösungen. Ebenso ist das Salz in manchen Aromasalben eingearbeitet, allerdings zu einem sehr geringen Anteil.

Eingesetzt wird das TMS hauptsächlich bei Hauterkrankungen wie Neurodermitis und Schuppenflechte. Aber auch bei rheumatischen Erkrankungen und Entspannungsbädern ist es äußerst hilfreich. Es dient nicht nur als Emulgator mit Entspannungsfaktor, sondern ist hervorragend geeignet für Schmerzpatienten. Im Salzwasser wird so mancher Schmerz erträglich und lassen sich kranke und schmerzende Gelenke und Körperteile viel besser bewegen. Die tragende Eigenschaft des Salzes gibt Sicherheit und ermöglicht eine optimale Entspannung, sie gibt den Patienten Halt und fördert die Kreislaufstabilität. Nicht zu unterschätzen ist die Erleichterung für die Pflege, da das Personal die doch oft schweren Menschen im Wasser besser bewegen kann. Zu beachten ist allerdings, dass nach einem Therapiebad in TMS ein Abduschen notwendig ist, da auf der Haut zurückbleibende Salzkristalle ansonsten einen Juckreiz auslösen können. Der Zusatz von Jojobawachs in den Salzbädern der Aromamischungen unterstützt die hautpflegenden Eigenschaften zusätzlich.

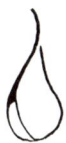

Schwangerschaft

Eine Schwangerschaft ist ein schöner und prägender Abschnitt im Leben einer Frau und immer wieder ein einzigartiges Erlebnis.

In jeder Schwangerschaft können unterschiedliche Beschwerden auftreten, von denen die wenigsten krankhaft sind, sondern ein Hinweis an die werdende Mutter, sich an die sich verändernde Lebenssituation anzupassen. Das eine oder andere Ziehen in der Leiste oder im Kreuzbeinbereich oder die Einschlafprobleme müssen wohl sein, um sich immer wieder ins Bewusstsein zu rufen: Wenn dieses Kind geboren ist, wird mein Alltag ein anderer werden. Damit wir von den Veränderungen nicht überrascht werden, gibt uns die Natur viele Wochen Zeit, um uns daran zu gewöhnen.

Früher galt übrigens das erhöhte Geruchsempfinden einer Frau als das erste sichere Anzeichen für eine Schwangerschaft. Heute unterstützt uns diese Sensibilität der Nase dabei, mit dem gezielten Einsatz aromatherapeutischer Öle das Wohlbefinden während der gesamten Schwangerschaft zu steigern. Die Pflanzenwelt reguliert mit ihren Duftstoffen auf sanfte Art und Weise unseren Hormonhaushalt und hilft so, normale Beschwerden entspannt anzunehmen und sie nicht zu pathologischen Problemen werden zu lassen.

Original-Stadelmann®-Aromamischungen und ätherische Einzelöle für die Schwangerschaft

Erfreulicherweise ist der Geruchssinn einer Frau während der Zeit der Schwangerschaft sehr ausgeprägt. In der aromatherapeutischen Praxis hat sich gezeigt, dass Schwangere deshalb eine geringere Konzentration an ätherischen Ölen benötigen. Bei den Dosierungen zu meinen nachfolgenden Behandlungstipps ist dies bereits entsprechend berücksichtigt worden (mehr über die Dosierung von ätherischen Ölen lesen Sie auf S. 22 f.).

Sollte Ihnen Ihre Nase signalisieren, dass sie einen Duft nicht mag, dann riechen Sie nach ein paar Minuten ein zweites Mal daran. Wenn der Duft bei Ihnen dann noch immer auf Ablehnung stößt, so wenden Sie ihn nicht an. Ihre Nase weiß schon, was Ihnen gut tut.

Und bitte beachten Sie unbedingt, dass Sie sich bei krankhaften Zuständen als werdende Mutter mit Ihrer Hebamme oder Ärztin beraten sollten.

Gegenanzeigen und Wechselwirkungen

Campher-, Eukalyptus- und Pfefferminzöle dürfen von einer Schwangeren wegen der möglichen Auslösung von vorzeitigen Wehen nicht verwendet werden. Insbesondere sind folgende ätherische Öle für eine schwangere Frau als Einzelöl oder für die Selbstmedikation ungeeignet: Basilikum, Eisenkraut, Ingwer, Kardamom, Nelke, Oreganum, Thuja und Zimt – sie wirken ebenfalls wehenstimulierend. Die blutdrucksteigernden Öle Lavandin, Rosmarin Ct. Borneon, Ysop officinalis und Thymian Ct. Thymol sollten Sie nur in Absprache mit einer aromaerfahrenen Hebamme oder Ärztin anwenden. Bei zu niederem Blutdruck verzichten Sie besser auf Lavendel, Majoran, Muskatellersalbei, Narde und Ylang-Ylang. Die Angaben zur Blutdruckbeeinflussung gelten selbstverständlich auch außerhalb einer Schwangerschaft.

In meinen *Aromamischungen* ist die Wirkung dieser Öle allerdings weniger problematisch, da sie dort zum einen nur in geringen Anteilen enthalten sind und zum anderen schon beim Einkauf der Öle darauf geachtet wird, dass sie einen möglichst niedrigen Gehalt an problematischen Inhaltsstoffen, wie z.B. Monoterpenketone, enthalten (siehe S. 18). Lesen Sie mehr dazu in meinem Buch »Bewährte Aromamischungen«.

Angst

Ängste sind in der Schwangerschaft ganz normal: Angst ums Kind, Angst vor der Geburt, Angst vor dem Muttersein. Diese Ängste hat es immer schon gegeben, trotzdem belasten und beunruhigen sie – mal mehr, mal weniger. Bei Mehrgebärenden werden diese Ängste oft von traumatischen Erstgeburten ausgelöst sowie der Sorge, den wachsenden Aufgaben als Mutter nicht gerecht zu werden.

Sollte es Ihnen wie so vielen Frauen schwer fallen, dieses Thema offen anzusprechen, so vertrauen Sie sich dennoch Ihrer Hebamme an: Sie kennt die Ängste der Frauen und nimmt sich Zeit für ein Gespräch, sie wird Ihnen Mut machen und Ihre Zuversicht stärken. Viele der Fragen und Probleme, die Sie möglicherweise bedrücken, werden auch in meinem Buch »Die Hebammen-Sprechstunde« beantwortet.

Verwöhnen Sie sich in dieser aufregenden Zeit mit dem kostbarsten Öl der Aromatherapie, der Rose. Sie vermittelt Schutz und Stabilität. Deshalb steht das *Rosen-Körperöl* hier an erster Stelle meiner Duftempfehlungen.

Zur Gewinnung von einem Kilogramm Rosenöl werden drei bis vier Tonnen Blüten benötigt, die frühmorgens nach Sonnenaufgang geerntet werden müssen, bevor sich ihr ätherisches Öl in der Wärme der Sonne verflüchtigt. Trotz des intensiven Dufts der Rose entströmt dem *Rosen-Körperöl* ein eher zarter Rosenölgeruch, denn Rose muss behutsam dosiert werden, ganz abgesehen davon, dass ein hoher Gehalt an Rosenöl das Körperöl sehr teuer machen würde. Ein weiterer Grund sind das hochwertige kaltgepresste **Granatapfel**samen- und Wildrosenöl, die ebenfalls im *Rosen-Körperöl* enthalten sind. Deren intensiver Eigengeruch »schluckt« im wahrsten Sinn des Wortes den Duft der ätherischen Öle. Naturbelassene Qualität hat eben auch ihre Tücken.

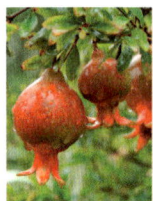

Rosen-Körperöl

Granatapfelsamen-, Sesam-, Wildrosenöl; Jojobawachs; Rose, Rosengeranie

Der unverwechselbare Duft des echten Rosenöls wirkt sinnlich-ausgleichend und hormonell unterstützend. Er hüllt Sie schützend ein und stabilisiert Ihre Psyche.

Morgens und abends zur Teil- oder Ganzkörperpflege anwenden. Die Haut vorher mit *Rosenhydrolat* befeuchten oder Hydrolat und Öl vor dem Auftragen in einem Massageölschälchen oder direkt in der Flasche vermischen (im Verhältnis von ca. ⅓ Hydrolat zu ca. ⅔ Ölmischung).

Wenn Sie den Rosenduft verstärken möchten, können Sie pro Anwendung 3–5 Tr. eines 1 %igen Rosenöls hinzufügen. Sie haben die Wahl zwischen Rose bulgarisch und afghanisch.

Familienbad

Kamille römisch, Tonkabohne, Vanille (Badesalz: Jojobawachs; Totes-Meer-Salz. Dusch & Ölbad: neutrale Grundlage; Sesamöl)

Ob als Ölbad oder Badesalz, diese wohlriechende Mischung ist Balsam für die Seele, sie entspannt, beruhigt und pflegt die Haut.

2–3 EL für ein einhüllendes Entspannungsbad. Beim Salzbad anschließend gründlich abduschen.

Geborgenheit

Benzoe Siam, Iris, Jasmin, Lemongras, Melisse, Orange, Vanille
(Naturparfüm in Jojobawachs)

Der blumige, samtig-einhüllende Duft wirkt beruhigend, ausgleichend und stärkend.

 5–10 Tr. in der Duftlampe oder im Vernebler.

 Für ein Aromabad am Abend 7–10 Tr. in 1 EL Honig vermischen und ins Badewasser geben.

 Als Naturparfüm: 1–2 Tr. mehrmals täglich nach Bedarf auf die Schläfe, hinters Ohr, den Nacken, in der Herzgegend, der Kniekehle oder auf den Pulsbereich am Handgelenk auftragen.

Sprachlos

Jojobawachs; Iris, Melisse, Rose

Die wertvollen Öle vereinen sich zu einem einhüllenden, schützenden und beruhigenden Duft.

 Als Zusatz in ein Massageöl: 30 Tr. in 50 ml fettes Öl auf Pflanzenölbasis geben, z.B. in das *Schwangerschaftsstreifenöl* oder *Körperöl entspannend*.

 Als Naturparfüm mehrmals täglich pur auftragen (siehe *Geborgenheit*).

 Für ein ausgleichendes und schutzgebendes Aromabad am Abend 10–15 Tr. in 1 EL Honig vermischen und ins Badewasser geben.

 Je nach Raumgröße 3–10 Tr. in der Duftlampe oder im Vernebler.

Neroli 10 % in Jojobawachs

Jojobawachs; Neroli

Das ätherische Öl der Orangenblüten wirkt beruhigend und ausgleichend. Sein frischer Duft erinnert an Kölnisch Wasser.

 Ideal als Naturparfüm: Mehrmals täglich pur auftragen (siehe *Geborgenheit*).

 Für ein Aromabad 15–20 Tr. in 2 EL Honig oder Sahne vermischen und ins Badewasser geben.

 In der Duftlampe oder im Vernebler: 7–10 Tr. je nach Raumgröße.

Appetitlosigkeit

Morgendliche Übelkeit und Erbrechen sind meist die ersten Anzeichen einer Schwangerschaft. Hinzu kommen nicht selten recht ungewöhnliche Essgelüste wie etwa nach Schokoladeneis und Essiggurken. Allerdings kann es auch passieren, dass Sie gar keinen Appetit haben. Doch machen Sie sich keine Sorgen. Auch wenn Sie in der Frühschwangerschaft öfters erbrechen müssen und an Appetitlosigkeit leiden, vielleicht sogar noch Gewicht verlieren: Ihr Kind wird trotzdem nicht verhungern. Es nimmt sich, was es braucht. Und spätestens ab der 12. Schwangerschaftswoche verschwinden diese Beschwerden ohnehin in den meisten Fällen.

Viele schwangere Frauen haben mir in den vergangenen Jahren bestätigt, dass **Rosmarin** ihr Duft der ersten Wahl ist, um den mangelnden Appetit (und den Kreislauf) anzukurbeln. Rosmarin zählt in der Küche zu den wichtigsten Gewürzpflanzen und findet in der Phytotherapie schon lange als »Aromatikum« vor allem bei Kreislaufbeschwerden in Kombination mit Magenproblemen Anwendung. In der Aromatherapie muss darauf geachtet werden, den richtigen Chemotyp zu nutzen. Bei den Aromamischungen in diesem Buch können Sie darauf vertrauen, dass wir beim Einkauf des Rosmarinöls eine optimal verträgliche Qualität wählen (siehe S. 23). Den typischen, krautigen Duft werden Sie auch beim Hydrolat wahrnehmen, obwohl es nur noch Spuren des ätherischen Öls enthält, sodass Sie sich bei der Anwendung sicher fühlen können. Denken Sie jedoch daran, Rosmarinöl oder -hydrolat nicht am Abend zu verwenden, denn es macht nicht nur hungrig, sondern hält auch wach. Wenn Sie Informationen zu gesunder Ernährung für Schwangere suchen, empfehle ich Ihnen das Buch »Ernährung in Schwangerschaft und Stillzeit« von Natalie Stadelmann.

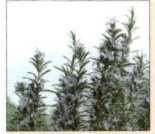

Rosmarinhydrolat

Der krautige und erfrischende Duft von *Rosmarinhydrolat* hat eine wunderbar belebende Wirkung. Er regt den Appetit an und steigert die Kreislauffunktion.

Morgens die Haut von Armen und Beinen körperaufwärts, also zum Herzen hin, mit dem Hydrolat einreiben. Oder eine Handvoll Hydrolat in die Kniekehlen, Ellbeugen und den Nacken geben. Ideal ist, die Behandlung tagsüber vor den Mahlzeiten zu wiederholen.

Bei Bluthochdruck und Epilepsie nur in Absprache verwenden.

Rosmarin

Das krautig duftende Öl wirkt kräftigend, stärkend und appetitanregend. Achten Sie beim Kauf des Einzelöls darauf, dass es sich dabei um den sanften, campherarmen französischen Verbenon-Typ oder marokkanischen Rosmarin vom Typ Cineol handelt. Befolgen Sie bei reinen ätherischen Ölen außerdem die angegebenen Dosierungsmengen!

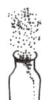 In der Riechflasche: Morgens und tagsüber wiederholt am Rosmarinöl riechen.

 Morgens und mittags 1 Tr. Rosmarinöl mit einer Handvoll Wasser in die Kniekehlen, Ellbeugen und den Nacken einreiben.

 Bei Bluthochdruck und Epilepsie nur in Absprache verwenden.

Kräuterkorb

Pfefferminze, Rosmarin, Salbei (Hautspray: Pfefferminz-, Rosenhydrolat; Ethanol. Naturparfüm in Jojobawachs)

Der minzige Duft erfrischt, aktiviert und belebt auch noch die letzten müden Geister.

 In der Riechflasche: Morgens und tagsüber wiederholt an der ätherischen Ölmischung riechen.

 Als Naturparfüm: 1–2 Tr. mehrmals täglich nach Bedarf auf die Schläfe, hinters Ohr, den Nacken, in der Herzgegend, der Kniekehle oder auf den Pulsbereich am Handgelenk auftragen.

 Als Körperspray auf Kniekehlen und Ellbeugen auftragen. Vor allem an heißen Tagen empfehlenswert.

 Bei Bluthochdruck und Epilepsie nur in Absprache verwenden.

 Während einer homöopathischen Behandlung nur in Absprache verwenden.

Bauchnabelempfindlichkeit

Diese unangenehmen Beschwerden sind meist mit einer hohen Sensibilität verbunden. Der hervorstehende Bauchnabel ist Ihrer Nase plötzlich voraus und berührt bislang entfernt stehende Möbel, er »begrüßt« bei einer Umarmung als erster und reibt zudem an Ihrer Kleidung. Diese ungewohnte Körperwahrnehmung verstärkt außerdem die ohnehin schon vorhandenen Wachstums- bzw. Dehnungserscheinungen.

Bei starken Schmerzen kann auch ein Nabelbruch vorliegen, das müssen Sie mit Ihrer Ärztin abklären. In den allermeisten Fällen ist dabei aber keine besondere Behandlung oder gar Operation erforderlich.

Wenn Sie einen empfindlichen Bauchnabel haben, rate ich Ihnen zu einer Massage mit dem *Massageöl entspannend.* Der intensive blumig-süßliche, fast anstrengende Blütenduft von Kamille römisch, Orangenblüten (Neroli) und Fenchel mischt sich mit der Frische der **Linaloefrucht,** den Hölzern von Rosen- und Linaloeholz sowie der fruchtigen Mandarine. Der klare Lavendel hat die Aufgabe, all diese Zutaten zu einer Duftharmonie zusammenzubringen. Das Öl des mexikanischen Linaloebaums wird übrigens nur aus dem Abfall des Tropenholzes destilliert. Für die Aromatherapie muss kein einziger der Bäume extra geschlagen werden, sondern die Ölgewinnung stellt eine zusätzliche Möglichkeit der Verarbeitung und Vermarktung von Holzabfällen dar.

Viele der ätherischen Öle, die im *Massageöl entspannend* enthalten sind, weisen einen hohen Estergehalt auf. Dieser chemische Bestandteil sorgt dafür, dass die hautpflegende Mischung den hochsensiblen Nabelbereich beruhigt und entspannt. Sollten Sie andere Düfte bevorzugen, können Sie auf eine der im Weiteren genannten Aromamischungen zurückgreifen.

Schwangerschaft

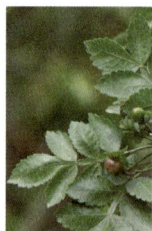

Massageöl entspannend

Aprikosenkern-, Mandel-, Sonnenblumenöl; Fenchel, Ho-Holz, Kamille römisch, Lavendel, **Linaloefrucht**, Mandarine, Neroli

Würziger Kräuterduft vereint sich mit einer lavendeligen Fruchtnote für eine wohltuende und schmerzlindernde Massage in Wachstumsphasen.

 Bei Bedarf immer wieder in und um den Bauchnabel herum einmassieren, wie immer am Bauch am besten im Uhrzeigersinn.

 Ebenfalls hilfreich ist eine feuchte Kompresse: Dazu 1–2 Tr. auf eine mit etwa 35°C warmem Wasser befeuchtete Kompresse oder ein Stofftaschentuch aufträufeln und auf den Nabel auflegen. Die Häufigkeit der Anwendung richtet sich nach Ihrem Bedarf.

 Nicht bei intensiver Sonneneinstrahlung anwenden, da die Mischung Zitrusöl enthält.

Dammmassageöl

Johanniskraut in Oliven-, Nachtkerzen-, Weizenkeimöl; Muskatellersalbei, Rose

Das zart blumig duftende Massageöl fördert die Dehnungsfähigkeit der Haut und ist bei allen Problemen geeignet, die durch Dehnungsbeschwerden entstehen.

 Während der Hauptwachstumsphase ca. 3 Mal täglich einige Tropfen des Öls in und um den Bauchnabel herum einmassieren, wie immer am Bauch am besten im Uhrzeigersinn.

 Während der Mittagspause und abends auf dem Sofa ist auch eine Ölkompresse wohltuend (siehe *Massageöl entspannend*).

Entspannungsbad

Kamille römisch, Lavendel, Mandarine, Rosengeranie, Sandelholz, Zeder (Badesalz: Jojobawachs; Totes-Meer-Salz. Dusch & Ölbad: neutrale Grundlage; Sesamöl)

Die beruhigende, krautig-blumig riechende Bademischung entspannt, gibt Halt, Zuversicht und pflegt die Haut.

 Abends oder auch tagsüber mit 2–3 EL ein Vollbad nehmen. Beim Salzbad anschließend gründlich abduschen.

 Für einen feuchtwarmen Aromawickel bei Bedarf ½ TL der Salzmischung in 1 Tasse mit heißem Wasser auflösen. Das Wickeltuch in die Aroma-Wasser-Mischung eintauchen, anschließend gut auswringen. Auf den Bauch legen, darüber kommt eventuell Heilwolle und dann ein vorgewärmtes Handtuch, das rund um den Bauch reicht. Oder einen *Woll-fühl®-Wickel* oder einen Wollhüftwärmer anlegen. Den Wickel so lange einwirken lassen, wie er gut tut.

Rosengeranie-Lavendel-Massageöl

Ringelblumen in Mandel-, Sesam-, Walnussöl; Jojobawachs; Lavendel, Rose, Rosengeranie, Weihrauch

Beruhigende und äußerst entspannende Mischung.

 Bei heftigen Beschwerden mehrmals täglich in und um den Bauchnabel herum einmassieren, wie immer am Bauch am besten im Uhrzeigersinn.

 Ebenfalls hilfreich ist eine feuchte Kompresse (siehe *Massageöl entspannend*).

 Nicht bei niederem Blutdruck anwenden.

Schwangerschaft

Kamille römisch 10 % in Jojobawachs

Jojobawachs; Kamille römisch

Das süßlich-fruchtig duftende Öl hat eine entspannende, beruhigende und schmerzstillende Wirkung.

 Bei Bedarf mehrmals täglich 1 Tr. auf den Nabel auftragen.

 Ebenfalls hilfreich ist eine feuchte Kompresse (siehe *Massageöl entspannend*).

Lavendel 10 % in Jojobawachs

Jojobawachs; Lavendel

Der Lavendel wirkt hier vor allem schmerzlindernd und beruhigend.

 Bei Bedarf mehrmals täglich 1 Tr. auf den Nabel auftragen.

 Ebenfalls hilfreich ist eine feuchte Kompresse (siehe *Massageöl entspannend*). Sie können die Kompresse stündlich auflegen, wenn Ihnen danach ist. Das kann zwar eine einschläfernde Wirkung haben, aber dann ist auch der Schmerz weg.

Blähungen

Durch die schnell wachsende Gebärmutter wird der gesamte Darm verdrängt und die hormonelle Situation verursacht zudem eine Darmträgheit. Wenn Sie bereits vor der Schwangerschaft prämenstruell unter Blähungen gelitten haben, werden Sie in der Frühschwangerschaft vermutlich ebenfalls damit konfrontiert werden.

Achten Sie während der ganzen Schwangerschaft auf ausreichende Bewegung, genügende Flüssigkeitszufuhr außerhalb der Mahlzeiten und eine regelmäßige Bauchmassage. Diese Maßnahmen reichen oft schon aus. Meiden Sie außerdem blähungsfördernde Nahrungsmittel wie Hülsenfrüchte, bestimmte Kohlsorten, Zwiebeln, frisches Hefegebäck und Kuhmilch. Allerdings lassen sich keine pauschalen Verbotsregeln aufstellen – am besten, Sie beobachten selbst, auf welche Nahrungsmittel Sie reagieren. Besonders empfehlenswert ist es, häufiger kleine Mahlzeiten einzunehmen und vor dem Essen den berühmten »Topfgucker-Speichelfluss« anzuregen, also den Geruch der Speisen auf dem Teller so richtig in die Nase strömen zu lassen. Auf diese Weise werden die Verdauungsenzyme aktiviert. Nehmen Sie sich zum Essen ausreichend Zeit und kauen Sie gründlich.

Zur aromatherapeutischen Behandlung Ihrer Blähungsbeschwerden empfehle ich Ihnen das *Fenchel-Kümmel-Öl für Kinder.* Hier finden sich neben den bekannten blähungswidrigen Gewürzölen wie Anis, Fenchel und Kreuzkümmel das etwas unbekanntere **Korianderöl,** das je nach Marktangebot aus Frankreich oder Russland stammt. Dieses warm-würzige, intensiv duftende Öl passt hervorragend zu den anderen Ölen. Als Einzelöl würden Sie sicher keine Freude an seinem Duft finden, den manche schlichtweg als »schweißelig« bezeichnen. In der Mischung werden die intensiven Düfte der Gewürzöle dagegen vom Nussgeruch des Macadamiaöls in Schach gehalten. Trotzdem empfehle ich für die sensible Zeit der Schwangerschaft ganz bewusst das niedrig dosierte Kinderöl.

Wenn Sie jedoch zusätzlich unter Stress leiden, vielleicht dieser gar Ursache Ihrer Beschwerden ist, hat sich das *Kamille-Fenchel-Öl* bewährt.

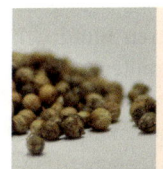

Fenchel-Kümmel-Öl für Kinder

Mandel-, Nachtkerzenöl; Anis, Fenchel, **Koriander,** Kreuzkümmel

Die Würze von Anis, Fenchel, Kümmel und Koriander regt die Verdauungsenzyme an.

Schwangerschaft

Morgens und abends mit dem Öl eine sanfte Bauchmassage im Uhrzeigersinn (!) durchführen.

 Bei akuten Beschwerden einen feuchtwarmen Bauchwickel anfertigen: Die Aromamischung zunächst auf dem Bauch einmassieren und dann einen Wickel auflegen. Dazu ein Leinentuch in heißes Wasser eintauchen, anschließend gut auswringen. Auf den Bauch legen, darüber kommt eventuell Heilwolle. Das Ganze mit einem vorgewärmten Handtuch abdecken oder Sie legen einen *Woll-fühl®-Bauchwickel* an und lassen ihn so lange einwirken, wie es gut tut.

Kamille-Fenchel-Öl

Mandel-, Sesam-, Sonnenblumenöl; Jojobawachs; Bergamotte, Fenchel, Ho-Holz, Kamille römisch, Linaloe

Krautig-süße Duftmischung für eine entspannende, entkrampfende, beruhigende Massage an gestressten Tagen oder wenn der Bauch drückt.

 Anwendungen siehe *Fenchel-Kümmel-Öl für Kinder*.

 Nicht bei intensiver Sonneneinstrahlung anwenden, da die Mischung Zitrusöl enthält.

Blutdruck, hoher

Zunächst ist es wichtig, dass Sie im Hinblick auf Ihren Blutdruck Ihren individuellen Ausgangswert kennen. Deshalb sollten Sie sich auch außerhalb einer Schwangerschaft ab und zu mal den Blutdruck messen lassen (diesen Service bieten z. B. auch Apotheken an). Sehr viele Frauen sind nämlich beunruhigt über ihren angeblich zu hohen Wert; dabei war ihr Blutdruck schon immer so und sie haben sich dabei trotzdem gesund gefühlt. Nur wenn der individuelle Wert deutlich steigt, kann tatsächlich von einer Hypertonie gesprochen werden.

Bei vielen schwangeren Frauen entsteht der hohe Blutdruck durch äußere Lebensumstände. Suchen Sie das Gespräch mit Ihrer Hebamme. Sie kann mit Ihnen den Ursachen eines solchen Stresshochdrucks auf den Grund gehen und Sie entsprechend beraten.

Bei einer Hypertonie in Zusammenhang mit Ödemen oder einem Eiweißnachweis im Urin muss immer eine Gestose in Betracht gezogen werden. Ihre Hebamme wird dies erkennen und Sie deshalb zur genaueren Diagnose und zur weiteren Behandlung an eine Ärztin verweisen.

Bei Bluthochdruck rate ich zu *Gelassenheit.* In dieser Aromamischung lässt sich der dominante, betörende, schwere Duft von Ylang-Ylang nicht verleugnen, obwohl die fruchtige Frische von Litsea und Zitrone dieser süßen Schwere mit der Unterstützung von Vetivergras entgegenwirkt. Der so einzigartige **Ylang-Ylang**-Blütenduft stammt meist aus Madagaskar, von dem immerblühenden Baum gleichen Namens mit seinen zitronengelben Blüten. Diese werden in den frühen Morgenstunden geerntet und sofort zur Destille gebracht. Die Wirkung des Öls wird meist im Zusammenhang mit Aphrodisiaka genannt, wobei seine entspannende und blutdrucksenkende Wirkung viel wichtiger ist. Das Öl hat die Fähigkeit, eine große Gelassenheit zu bewirken, vor allem in Verbindung mit dem herben Duft von Muskatellersalbei. Nun wissen Sie auch, woher der Name für diese Ölmischung stammt.

Aber auch die anderen genannten Aromamischungen tun erfahrungsgemäß gute Dienste. Die 10%igen Mischungen mit Jojobawachs können Sie im Wechsel oder je nach Duftvorlieben verwenden.

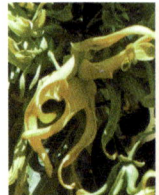

Gelassenheit

Mandel-, Sesamöl; Jojobawachs; Litsea, Muskatellersalbei, Vetiver, Ylang-Ylang, Zitrone

Wirkt bei ständiger Anspannung erdend und ausgleichend. Das intensiv blumige und leicht krautige Duftbouquet entfaltet sich auf jeder Haut ganz individuell.

 Optimal geeignet als Naturparfüm: Anfangs ca. alle 2–3
Stunden täglich 3–4 Tr. auf den Pulsbereich am Handgelenk,
im Nacken oder in der Kniekehle auftragen. Später genügt
eine Anwendung 3 Mal täglich. Wenn sich die Blutdrucksitua-
tion stabilisiert hat, wird die Therapie beendet.

 Als Körperöl für die morgendliche oder abendliche Hautpflege. Die Haut zuvor idealerweise mit einem Hydrolat an-
feuchten oder Hydrolat und Öl vor dem Auftragen in einem
Massageölschälchen vermischen oder gebrauchsfertig in einer Sprühflasche herstellen lassen (im Verhältnis von ca. ⅓
Hydrolat zu ca. ⅔ Ölmischung). Sie unterstützen die Wirkung
des Öls, indem Sie es vom Herz weg körperabwärts auch auf
Armen und Beinen einstreichen.

 Nicht bei intensiver Sonneneinstrahlung anwenden, da die
Mischung Zitrusöl enthält.

Fußbad ausgleichend

Angelikawurzel, Benzoe Siam, Lavendel, Manuka, Melisse, Neroli, Thymian
(Badesalz: Totes-Meer-Salz; Jojobawachs. Ölbad: neutrale Grundlage;
Sesamöl)

Duftet zart krautig und wirkt angenehm balsamisch. Die beruhigende und
entspannende Mischung unterstützt nicht nur die Senkung des Blutdrucks,
sondern ist ideal zur abendlichen Fußpflege. Sie dient zudem als vorbeugende Maßnahme gegen Venenleiden.

 2 TL für ein Fußbad. Die Füße anschließend gründlich abduschen.

Fußcreme ausgleichend

Aloe-Vera in Rapsöl; Bienen-, Wollwachs; Sheabutter; Melissen-, Rosen-hydrolat; Melisse, Neroli, Thymian, Zitrone

Die zart krautig duftende Creme ist schon am Morgen hilfreich, um den Tag gelassen zu beginnen. Tagsüber im Berufsalltag können Sie z.B. während der Mittagspause mit einer liebevollen Fußbehandlung Ihren Füßen und Ihrem Blutdruck Ruhe vermitteln und abends damit den Tag ausklingen lassen.

 Die Füße mit der Fußcreme einmassieren, optimalerweise nach dem Fußbad (siehe S. 76).

Toko-Öl

Mandel-, Nachtkerzen-, Weizenkeimöl; Ho-Holz, Lavendel, Linaloe, Majoran

Das Körperöl mit seinem leicht frischen, krautigen Charakter wirkt bei Hypertonie beruhigend und entspannend.

 Als Naturparfüm (siehe *Gelassenheit*).

 2 Mal täglich ein Vollbad nehmen. Dazu 1 EL mit Honig oder Sahne vermischen und ins Badewasser geben.

 Wenden Sie das Öl bitte nur in Absprache mit Ihrer Hebamme an.

Melisse 10 % in Jojobawachs

Jojobawachs; Melisse

Der zitronenartige, frische und doch krautige Duft bringt innere Beruhigung und Entspannung.

Als Naturparfüm (siehe *Gelassenheit*). Anfangs häufig bzw. stündlich auftragen.

 Für ein abendliches Aromabad 20–30 Tr. in 2 EL Honig oder Sahne vermischen und ins Badewasser geben. Das entspannt den ganzen Körper, lässt besser schlafen und schafft schöne Träume.

 In der Duftlampe oder im Vernebler: 7–10 Tr. verleihen dem Raum einen zarten Melissenduft, ob am Arbeitsplatz, zu Hause oder in der Klinik. Die Tropfenzahl kann hier nach Belieben erhöht werden und lässt sich wunderbar mit Lavendel oder Sandelholz kombinieren.

Sandelholz 10 % in Jojobawachs

Jojobawachs; Sandelholz

Wirkt balsamisch, entspannend, erdend, beruhigend und meditativ – der ideale Duft für hypertone Frauen.

 Als Naturparfüm (siehe *Gelassenheit*). Anfangs häufig bzw. stündlich auftragen.

 Für ein abendliches Aromabad 20–30 Tr. in 2 EL Honig oder Sahne vermischen und ins Badewasser geben.

 In der Duftlampe oder im Vernebler (siehe *Melisse 10 % in Jojobawachs*). Der Duft lässt sich wunderbar mit Lavendel oder Melisse kombinieren.

Blutdruck, niedriger

Selbst wenn Sie sich außerhalb der Schwangerschaft mit Ihrem niedrigen Blutdruck wohl gefühlt haben, so muss eine Hypotonie in der Schwangerschaft immer ernst genommen werden, da es zu einem Durchblutungsmangel der Uterusmuskulatur kommen kann, was wiederum zu einer kindlichen Unterversorgung führen kann. Aber da Sie ja regelmäßig die Vorsorgeuntersuchungen wahrnehmen, wird Ihre Hebamme oder Ärztin dies sicher rechtzeitig erkennen. Unentdeckt bleibt eine Hypotonie sicher nicht, da ohnehin viele schwangere Frauen unter ihrem zu niederen Blutdruck leiden. Sie sind ständig müde, haben bei langem Stehen Schwindelgefühle und müssen sich dann schnell hinsetzen, um nicht umzufallen.

Wenn es Ihnen genauso geht, dann können Sie sich schon damit helfen, indem Sie regelmäßig gymnastische Übungen machen oder zum Schwimmen gehen, um den Kreislauf auf Trab zu bringen. Vielleicht ist in Ihrer Nähe auch eine Hebamme, die Wassergeburtsvorbereitung anbietet. Apropos Wasser: Hilfreich sind auch kühle Wassergüsse nach dem morgendlichen Duschen, bei denen Sie den Wasserstrahl von unten nach oben zum Herz hin führen. Wichtig ist ebenso, dass Sie reichlich Flüssigkeit zu sich nehmen und Ihren Salzverbrauch nicht einschränken, sondern normal beibehalten.

Um den Kreislauf anzukurbeln, ist **Rosmarin** aromatherapeutisch mein Duft der ersten Wahl. Wenn Sie auf den entsprechenden Chemotyp achten (siehe »Appetitlosigkeit«, S. 66), ist das Öl nach meinen Erfahrungen auch in der Selbstbehandlung einsetzbar. Eine der einfachsten und schnellsten aromatherapeutischen Anwendungen sind Hydrolate. Diese »Nebenprodukte« der Destillation (siehe S. 14 f.) werden immer beliebter, denn sie hinterlassen keine Fettölflecken, weder auf der Kleidung noch in der Handtasche, und sie sind preiswert. Vor allem im Sommer werden sie geschätzt, denn das Wasser auf der Haut sorgt für eine angenehmen Erfrischung. Zudem enthält *Rosmarinhydrolat* noch den typischen Rosmarinduft, weil Rosmarinöl einen relativ hohen hydrophilen, also »wasserliebenden« Anteil aufweist, der bei der Destillation zum Teil ins Hydrolat übergeht (bei den meisten anderen Hydrolaten weicht die Duftnote dagegen von der des Öls mehr oder weniger stark ab.) Für Frauen unterwegs ist das *Rosmarinhydrolat* also ein sehr guter Tipp.

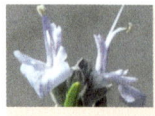

Rosmarinhydrolat

Der krautige und erfrischende Duft von **Rosmarin-hydrolat** belebt und steigert die Kreislauffunktion.

Morgens Arme und Beine körperaufwärts, also zum Herz hin, mit dem Hydrolat einreiben. Oder eine Handvoll Hydrolat in die Kniekehlen, Ellbeugen und den Nacken geben. Ideal ist, die Behandlung tagsüber vor den Mahlzeiten zu wiederholen oder die Haut damit zu befeuchten, bevor Sie ein Körperöl anwenden.

Rosmarin

Das krautig duftende Öl wirkt kräftigend und stärkend. Achten Sie beim Kauf des Einzelöls darauf, dass es sich dabei um den sanften, campherarmen französischen Verbenon-Typ oder marokkanischen Rosmarin vom Typ Cineol handelt!

In der Riechflasche: Morgens und tagsüber wiederholt am Rosmarinöl riechen.

Morgens und mittags 1 Tr. Rosmarinöl mit einer Handvoll Wasser in die Ellbeugen, Kniekehlen, den Nacken und/oder auf die Fußsohlen einreiben.

Für die morgendliche Dusche dem Duschgel 1–2 Tr. Rosmarinöl hinzufügen oder 30 Tr. in 100 ml neutrales Duschgel einmischen.

Hallo-Wach-Bad

Totes-Meer-Salz; Jojobawachs; Angelikawurzel, Limette, Rosmarin, Wacholderbeere

Die intensiv krautig riechende Mischung hilft, die Durchblutung zu fördern und den Blutdruck zu steigern. Sie unterstützt die Nierenausscheidung und ist wohltuend bei dicken Füßen. Achten Sie auf eine ausreichende Flüssigkeitszufuhr!

Morgens ein Fußbad (2 TL). Die Füße zum Schluss klar abspülen.

 Morgens ein Vollbad (2–3 EL). Anschließend gründlich abduschen.

 Bei Bluthochdruck und Epilepsie nur unter Rücksprache anwenden.

Karotten-Limetten-Öl

Jojobawachs; Alant, Angelikawurzel, Karottensamen, Limette, Litsea, Rosmarin, Wacholderbeere

Die intensiv krautig und erdig duftende Aromamischung regt Kreislauf und Stoffwechsel an.

 Als Naturparfüm 3 Mal täglich anwenden und auf die Schläfe, hinterm Ohr, den Nacken, in der Herzgegend, der Kniekehle oder auf den Pulsbereich am Handgelenk auftragen.

 8–9 Tr. zum täglichen Körperöl auf Pflanzenölbasis geben oder 30 Tr. in 50 ml Körperöl einmischen. Um eine blutdrucksteigernde Wirkung zu erreichen, sollte das Körperöl entlang der Arme und Beine von unten nach oben in Herzrichtung einmassiert werden.

 Bei Bluthochdruck und Epilepsie nur unter Rücksprache anwenden.

Konzentrationsöl frisch

Ho-Holz, Linalool, Myrte, Nanaminze, Pfefferminze (Hautspray: Pfefferminz-, Rosenhydrolat; Ethanol)

Der frische, minzige Geruch macht garantiert alle müden Geister wach und eignet sich besonders am Morgen.

5–7 Tr. in der Duftlampe oder im Vernebler.

2–3 Tr. zum täglichen Körperöl auf Pflanzenölbasis geben oder 10 Tr. in 50 ml Körperöl einmischen. Zum weiteren Vorgehen siehe *Karotten-Limetten-Öl*.

Morgens je ein Sprühstoß des Hautsprays in die Kniekehlen oder in die Ellbeugen und den Nacken vertreibt die müden Geister.

Während einer homöopathischen Behandlung nur in Absprache verwenden.

Die reine ätherische Ölmischung nicht unverdünnt auf die Haut auftragen.

Blutungen

Eine Blutung muss immer medizinisch abgeklärt werden. Suchen Sie bei aktiver, hellroter Blutung unverzüglich eine Klinik auf!

Bei unauffälligem medizinischen Befund, d.h., wenn Ihre Vitalfunktionen und die Ihres ungeborenen Kindes nicht gestört sind und es sich um eine tröpfelnde, passive und dunkle Blutung handelt, kann eine konservative, häusliche Behandlung durch die Hebamme einsetzen.

In der Frühschwangerschaft handelt es sich meist um harmlose Blutungen, da sich durch das enorme Wachstum der Gebärmuttermuskulatur kleine Schleimhautteilchen von der Innenwand ablösen. Auch nach dem Geschlechtsverkehr kann es in seltenen Fällen zu Kontaktblutungen am Muttermund kommen, die harmlos sind.

Zur Unterstützung blutstillender Maßnahmen empfiehlt sich das *Konzentrationsöl frisch*. Sein minziger Geruch ist für jede Nase wahrnehmbar, egal ob Spray oder ätherische Ölmischung. Die Pfefferminze ist es auch, die eine Verengung der Gefäße bewirkt und so eine Blutung stillt, denn das darin enthaltene Menthol aktiviert die Kälterezeptoren im Körper, wodurch wiederum die Blutgefäße veranlasst werden, sich zum Schutz vor der vermeintlichen Kälte zusammenzuziehen.

Für aromatherapeutische Anwendungen ist es wichtig zu wissen, dass das **Pfefferminz**öl von der richtigen Stammpflanze, der *Mentha × piperita,* stammen muss, und dass dieses auch spasmolytische, also muskelentspannende Eigenschaften hat. So kann es nicht zu der von Unerfahrenen immer wieder befürchteten Kontraktionsbereitschaft der Gebärmutter kommen. Das Wirkungsspektrum von ätherischen Ölen ist nicht immer leicht zu verstehen, da es sich hier um Vielstoffgemische mit synergistischen Effekten handelt, d.h. die Wirkung der einzelnen Inhaltsstoffe verändert bzw. verstärkt sich im gemeinsamen Zusammenspiel. Weitgehend unbekannt ist außerdem, dass die weniger scharf, sondern eher sanft süßlich riechende Nanaminze (*Mentha viridis* var. *nanah*) – auch Marokko-Minze oder Krauseminze genannt – keine kritischen Inhaltsstoffe enthält.

Auch für diese Aromamischung werden also bewusst ätherische Öle gemischt, die zum Einsatzbereich passen. Sie dürfen dennoch nur kurzfristig und sparsam als Erste-Hilfe-Maßnahme unter fachlicher Aufsicht angewendet werden.

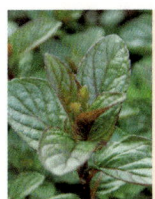

Konzentrationsöl frisch

Ho-Holz, Linaloe, Myrte, Nanaminze, **Pfefferminze** (Hautspray: Pfefferminz-, Rosenhydrolat; Ethanol)
Die Frische der Minze in dieser Mischung wirkt gefäßverengend und deshalb blutstillend.

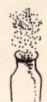

Als Riechfläschchen: bei aktiver, hellroter Blutung als Erste-Hilfe-Maßnahme auf dem Weg zur Klinik. Das Riechfläschchen muss von der Schwangeren in diesem Fall über einen kurzen Zeitraum hinweg häufig eingesetzt werden.

Sehr hilfreich ist das Aufträufeln von 1 Tr. Öl in stündlichem Abstand auf eine Monatsbinde.

 3 Tr. vermischt mit 10 Tr. Jojobawachs in kurzen Zeitabständen (evtl. alle 30 Minuten) auf die Oberschenkelinnenseite auftragen, so lange, bis die Blutung gestillt ist.

 Je einen Sprühstoß des Hautsprays in die Kniekehlen oder in die Ellbeugen, auf den Bauch und in den Nacken und/oder auf eine Monatsbinde geben. Die Frische des Sprays hilft, dass die Gefäße sich verengen und die Blutung gestillt wird. Die Anwendung ca. stündlich wiedeholen, bis die Blutung sich normalisiert.

 Während einer homöopathischen Behandlung nur in Absprache verwenden.

 Die reine ätherische Ölmischung nicht unverdünnt auf die Haut auftragen.

Ysop-Immortellen-Öl

Calophyllum inophyllum, Sesamöl; Jojobawachs; Immortelle, Lavendel, Palmarosa, Rosmarin, Ysop

Die zart krautig duftende Aromamischung wirkt nach meinen Erfahrungen entzündungshemmend und blutstillend. Das enthaltene *Ysop-decumbens-Öl* weist einen äußerst geringen Anteil an Ketonen auf oder ist gänzlich frei davon und somit auch für Schwangere geeignet.

 Als Naturparfüm: Über einen kurzen Zeitraum hinweg häufig auf die Schläfe, hinters Ohr, den Nacken, in der Herzgegend, der Kniekehle oder auf den Pulsbereich am Handgelenk auftragen.

 Als Hautpflegeöl idealerweise stündlich auf die Innenseite der Oberschenkel oder auf den Unterbauch auftragen.

Brustpflege

Ihre Brüste erfahren während der Schwangerschaft große Veränderungen. Bei den meisten Frauen ist eine enorme Gewichtszunahme festzustellen, deshalb sollten Sie insbesondere Ihre BH-Gewohnheiten überprüfen und vielleicht doch eine passende BH-Form wählen sowie auf Naturmaterialen wie Baumwolle oder Seide achten.

Noch wichtiger ist eine regelmäßige Massage Ihrer wachsenden Brüste (siehe nächste Seite). Zum einen, um das Bindegewebe zu stärken und Schwangerschaftsstreifen vorzubeugen, zum anderen, um die Brust auf die Stillzeit vorzubereiten.

Am besten geeignet zur Pflege Ihrer Brust ist das *Schwangerschaftsstreifenöl*. Dabei entwickelt sich eine für manche Nasen gewöhnungbedürftige Duftnote auf der Haut. Diese entsteht durch die Verbindung von süßlich-blumigem Neroliöl mit Weizenkeimöl. Auch die Duftnoten der anderen ätherischen Öle in der Mischung werden durch das Weizenkeimöl gedämpft, dieses hat aber die wichtige Aufgabe, mit seinem hohen Vitamin-E-Gehalt die Elasizät des Gewebes zu fördern.

Neroliöl, das aus den Blüten des Bitterorangenbaums gewonnen wird, zählt zu den kostbaren ätherischen Ölen und wird vor allem dann eingesetzt, wenn Angst und Panik aufkommen. In der Duftkombination mit Lavendel und den anderen Ölen im *Schwangerschaftsstreifenöl* möchte ich Ihnen damit vor allem Zuversicht schenken. Denn sie ist die wichtigste Voraussetzung für eine erfolgreiche Stillzeit.

Wenn Sie sich jedoch mit dem Duft nicht anfreunden können oder während der Schwangerschaft einfach mal eine Abwechslung möchten, dann greifen Sie zum *Körperöl entspannend*.

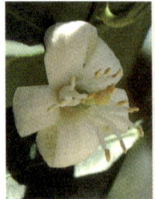

Schwangerschaftsstreifenöl

Mandel-, Nachtkerzen-, Sonnenblumen-, Weizenkeimöl; Ho-Holz, Lavendel, Linaloe, **Neroli**, Rose

Das frische, krautige, leicht blumig duftende Massageöl entspannt, klärt und fördert die Elastizität der Haut.

 Die Brüste 2 Mal täglich mit dem Öl zunächst großflächig kreisförmig und dann mit zwei Fingern in spiralförmiger Bewegung zur Brustwarze hin einmassieren, idealerweise auf die nasse oder mit *Rosenhydrolat* befeuchtete Haut. Sie können Hydrolat und Öl auch vor dem Auftragen in einem Massageölschälchen vermischen oder gebrauchsfertig in einer Sprühflasche herstellen lassen (im Verhältnis von ca. ⅓ Hydrolat zu ca. ⅔ Ölmischung).

Körperöl entspannend

Mandel-, Sesam-, Weizenkeimöl; Jojobawachs; Kamille römisch, Neroli, Rose, Zeder

Schwangere nehmen dieses blumig-weiche Öl gerne als Schwangerschaftsstreifenöl, insbesondere dann, wenn Anspannung und Gereiztheit ihren Alltag bestimmen oder wenn ihnen der Duft des *Schwangerschaftsstreifenöls* nicht zusagt. Die Öle von Neroli, Rose und Kamille römisch in dieser Mischung entfalten eine beruhigende und schützende Wirkung.

 Die Brüste mit dem Öl einmassieren (siehe *Schwangerschaftsstreifenöl*).

Brustspannen

Wenn Ihre Brüste spannen, so ist das auf deren hormonell bedingtes starkes Wachstum zurückzuführen und eigentlich ein völlig normales Erscheinungsbild. Sie sollten in diesem Fall Ihre BH-Gewohnheiten überprüfen und vielleicht doch eine in Größe und Sitz passende BH-Form wählen.

Wohltuend sind regelmäßige Brustmassagen mit pflegenden Ölen, die Ihre Brüste zudem auf die Stillzeit vorbereiten. Lesen Sie auf Seite 86 unter »Schwangerschaftsstreifenöl«, wie Sie die Massagen durchführen und welche Ölmischungen dafür geeignet sind.

Brustwarzen, empfindliche

Schon am Anfang einer Schwangerschaft kann die stärkere Hormonproduktion zu einer Berührungsempfindlichkeit der Brustwarzen führen, die im späteren Verlauf der Schwangerschaft eventuell wieder etwas nachlässt.

Das Mittel der ersten Wahl bei empfindlichen Brustwarzen ist *Lavendel 10 % in Jojobawachs.* **Lavendel**öl ist eines der wichtigsten Öle nicht nur in der Aromatherapie allgemein, sondern auch in der Geburtshilfe, eigentlich könnte es als Allroundöl bei beinahe allen Indikationen eingesetzt werden. Seine schmerzstillende, beruhigende und desinfizierende Wirkung wurde mehrfach wissenschaftlich bestätigt. Allerdings wurden die wissenschaftlichen Untersuchungen *in vitro,* also im Reagenzglas durchgeführt, oder nur die Einzelwirkstoffe des Lavendels analysiert. Zwar liegen für die innere Einnahme als pflanzliches Arzneimittel in Kapselform klinische Studien vor, allerdings aus naheliegenden Gründen nicht zur Schwangerschaft und Stillzeit. Die Wirkeigenschaften der ätherischen Vielstoffgemische in Verdünnungen (wie etwa fetten Pflanzenölen) lassen sich bei äußeren Anwendungen am Menschen (noch) nicht zuverlässig prüfen. Aus Sicht der Forschung gibt es also in der Aromatherapie noch viel Unbekanntes. Aber wir als Verbraucher können unsere Erfahrungen sammeln und diese weitergeben. Gerne trage ich dazu bei, die vielen guten Möglichkeiten naturheilkundlicher Hilfe bekannter zu machen.

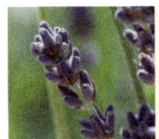

Lavendel 10 % in Jojobawachs

Jojobawachs; Lavendel

Der sogenannte **Heil- oder Berglavendel** beruhigt und entspannt die gereizten Warzen.

 2–3 Mal täglich bzw. bei Bedarf 1 Tr. direkt auf die Brustwarzen träufeln.

 Brustbad: 1 TL Totes-Meer-Salz mit 2–3 Tr. *Lavendel 10 % in Jojobawachs* vermischen und das Ganze in einer Müslischüssel mit lauwarmem Wasser (37–39°C) auflösen. Die Brüste jeweils 3–5 Minuten darin baden. (Sie können natürlich auch gleich zwei Schüsseln vorbereiten und die Brüste so gleichzeitig baden.) Zum Schluss mit klarem Wasser abspülen.

 Brustwarzenbad: Vermischen Sie in einem Schnapsglas eine Prise Totes-Meer-Salz mit 2–3 Tr. *Lavendel 10 % in Jojobawachs* und lösen das Ganze mit lauwarmem Wasser (37–39°C) auf. Baden Sie anschließend Ihre Brustwarzen jeweils 3–5 Minuten in dem Schnapsglas. Zum Schluss mit klarem Wasser abspülen.

 Warmer Umschlag: Dazu eine Mullkompresse oder ein Stofftaschentuch mit warmem Wasser tränken, gut auswringen, 2–3 Tr. *Lavendel 10 % in Jojobawachs* darauf geben und auf die Brustwarzen auflegen. Bei Bedarf morgens und abends während des Zähneputzens anwenden.

Rosenbalsam

Aloe-Vera in Raps-, Sesamöl; Bienen-, Jojobawachs, Sheabutter; Rosenhydrolat; Propolistinktur; Rose

Gibt zarten Schutz für empfindliche und gereizte Haut.

 Die empfindlichen Warzen täglich 1–2 Mal sanft einmassieren. Bei extremer Empfindlichkeit kann 1 Tr. *Neroli 10 % in Jojobawachs* oder 1 Tr. Lavendel mit dem *Rosenbalsam* vermischt werden.

Neroli 10 % in Jojobawachs

Jojobawachs; Neroli

Das ätherische Öl der Orangenblüten wirkt beruhigend, ausgleichend und schmerzstillend.

 2–3 Mal täglich bzw. bei Bedarf die Warzen mit 1 Tr. einölen.

Nerolihydrolat

Der frische Duft wird gerne als Alternative zum *Rosenhydrolat* verwendet. Zusätzlich können die Warzen mit *Rosenbalsam* gepflegt werden, um die Geschmeidigkeit der Haut zu erhalten (siehe *Rosenbalsam*).

 Zwei- bis mehrmals täglich auf die empfindlichen Brustwarzen sprühen bzw. auftragen.

 Auch zur Befeuchtung der gesamten Brusthaut bzw. der Brustwarzen, bevor ein Öl oder der *Rosenbalsam* aufgetragen wird.

Rosenhydrolat

Das zart duftende *Rosenhydrolat* eignet sich für jede Art der Hautpflege.

 Anwendungen siehe *Nerolihydrolat*.

Brustwarzenpflege (Flach-, Hohl- und Schlupfwarzen)

Um Ihre Brustwarzen auf die Stillzeit vorzubereiten, ist meine Empfehlung nach wie vor, diese abzuhärten. Aber bitte nicht im Hauruck-Verfahren, sondern langsam Schritt für Schritt, so wie Sie es gut ertragen können. Mit diesen Abhärtungsmaßnahmen werden häufig auch sogenannte Flach- oder sogar Schlupfwarzen anfangen, sich aufzurichten.

Bearbeiten Sie dazu die Brustwarzen regelmäßig, aber sanft mit kaltem Wasser und einem rauen Waschlappen. Trocknen Sie die Brüste nach dem Waschen mit einem ebenso rauen Frottee-Handtuch ab und rubbeln Sie mit dem flachen Handteller die Brustwarzen. Führen Sie anschließend eine Brustmassage durch (siehe »Brustpflege«, S. 85).

Das Aufrichten der Brustwarzen üben Sie, indem Sie die Brustwarzen zwischen Daumen und Zeigefinger drehen. Um den Kieferdruck des Kindes nachzuahmen, fassen Sie die Brustwarzen am Warzenhofrand, drücken sie zusammen und üben leichten Zug aus (fassen – saugen – schlucken). Zum Schluss können Sie mehrere Minuten lang jeweils eine Zitronenscheibe auf die Warzen legen, das macht die Haut derb und widerstandsfähiger. Der Verzicht auf das Tragen eines Büstenhalters mehrere Stunden am Tag unterstützt eine natürliche Abhärtung ebenso wie Ihre Brüste immer wieder Luft, Licht und Sonne auszusetzen.

Bei Schlupf- und vor allem bei echten Hohlwarzen müssen Sie in den letzten Wochen der Schwangerschaft unbedingt Brustschilder oder Nipletten (beides in der Apotheke erhältlich) tragen, um die Brustwarzen entsprechend in Form zu bringen.

Zur Pflege der Brustwarzen empfehle ich gerne den *Rosenbalsam*. Das kostbare Öl der Rose, das aus den Blüten der Damaszenerrose oder der **Rosa gallica** destilliert wird, passt einfach wunderbar zur Pflege der empfindlichen Weiblichkeit, ist doch das zu erwartende Kind das Ergebnis einer Liebe und die Rose ein Liebessymbol. Für den *Rosenbalsam* werden beide Rosensorten verwendet. Die fetten Öle im Balsam erhalten durch die eingearbeitete Sheabutter, die aus den afrikanischen Sheanüssen gewonnen wird, eine hervorragende pflegende Konsistenz. Wie im Abschnitt zur Qualität beschrieben (siehe S. 18 ff.), werden auch den Salben und Balsamen der Aromamischungen keinerlei chemische Konsistenzbildner zugefügt. Aus diesem Grund kann es bei der Sheabutter immer wieder einmal zur Bildung klitzekleiner Krümel kommen, die sich aber auf der warmen Körperhaut sofort auflösen. Es besteht also kein Anlass zur Sorge, vielmehr sind die Sheakrümel ein Beweis, dass keinerlei Zusätze aus der Chemieküche hinzugefügt werden.

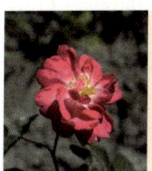

Rosenbalsam

Aloe-Vera in Raps-, Sesamöl; Bienen-, Jojobawachs, Sheabutter; Rosenhydrolat; Propolistinktur; **Rose**

Zarter Rosenduft schützt die empfindliche und oftmals leicht gereizte Haut der Brustwarzen.

 Täglich 1–2 Mal die Brustwarzen damit pflegen und dabei versuchen, sie aufzurichten.

Melissenbalsam

Aloe-Vera in Raps-, Sesamöl; Bienen-, Jojobawachs, Sheabutter; Melissen-, Rosenhydrolat; Melisse

Der angenehm krautig duftende Balsam pflegt und stärkt trockene und empfindliche Haut.

Anwendung siehe *Rosenbalsam*.

Sandelholz 10 % in Jojobawachs

Jojobawachs; Sandelholz

Das angenehm weich und warm riechende Holzöl wirkt ausgesprochen hautpflegend und ist insbesondere bei zu Trockenheit neigender Haut ideal.

 Anwendung siehe *Rosenbalsam*.

Schwangerschaft

Dammvorbereitung

Ihr Körper beginnt mit Senkwehen, sich auf die Geburtsarbeit einzustellen. Spätestens dann sollten Sie dies ebenfalls tun und neben der allgemeinen Geburtsvorbereitung auch insbesondere Ihren Damm, also das Gewebe zwischen der hinteren Scheidenwand und dem After, mit einer regelmäßigen Massage auf die Dehnung bei der Geburt vorbereiten. Insbesondere vorausgegangene Narben müssen geschmeidig gemacht werden. Doch abgesehen davon lohnt es sich immer, den Damm für die Geburt weich und dehnfähig zu machen, damit das kindliche Köpfchen durchgleiten kann, ohne dass Sie durch einen Dammschnitt verletzt werden müssen. Sie sollten sich bewusst sein, dass Sie für Ihren Körper letztendlich selbst verantwortlich sind und es nicht anderen Menschen überlassen dürfen, ob Sie unverletzt aus der Geburt kommen.

Ihre Hebamme zeigt Ihnen in der Sprechstunde oder im Geburtsvorbereitungskurs, wie Sie die Dammmassage richtig ausführen.

Um den Damm optimal auf die Geburt vorzubereiten, gibt es für mich nur eine Wahl: das seit vielen Jahren tausendfach bewährte *Dammmassageöl*. Es enthält ein ätherisches Öl, dessen Duft und Wirkung mich von Anfang an gefesselt haben und mich auch heute noch immer staunen lassen: **Muskatellersalbei.** Die Beschreibung seines Geruchs reicht von herrlich, süß, streng krautig bis widerlich-animalisch. Aber eines ist allen Nasen gleich: Sie müssen immer wieder aufs Neue daran riechen, egal ob sie der Duft anzieht oder abstößt. Schade nur, dass der Muskatellersalbei aufgrund seines gewöhnungsbedürftigen Geruchs in nur wenigen Gärten anzutreffen ist. Vielleicht auch, weil die zweijährige Pflanze lieber selbst bestimmt, wo sie wachsen möchte. Die enorm entspannende Eigenschaft ihres ätherischen Öls tut im *Dammmassageöl* in Kombination mit Rose und ausgewählten fetten Ölen auf alle Fälle ihre Wirkung. Die Dammschnittrate ist seit Ende der 1980er Jahre, den ersten Einsatzjahren des Öls, von fast 90 % auf durchschnittlich 30 % und vielerorts weit darunter gesunken, und in Studien ist der Einfluss der Dammmassage auf die Schnittrate wissenschaftlich bestätigt worden.

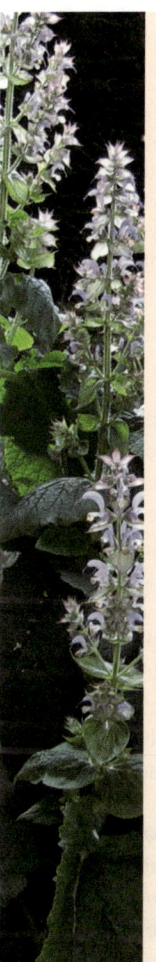

Dammmassageöl

Johanniskraut in Oliven-, Nachtkerzen-, Weizen-keimöl; Muskatellersalbei, Rose

Das zart blumig duftende Massageöl fördert die Dehnungsfähigkeit des Damms. Das Gewebe wird warm und elastisch. Sie werden es wie eine leichte Anästhesierung empfinden. Die regelmäßige Anwendung dieser Aromamischung in den letzten Wochen der Schwangerschaft hat schon unzähligen Frauen einen Dammschnitt erspart.

Beginnen Sie etwa 6 Wochen vor dem zu erwartenden Geburtstermin damit, Ihren Damm täglich 2–5 Minuten kräftig zu massieren und zu dehnen, damit er weich, geschmeidig und dehnfähig wird. Sie können es selbstverständlich auch schon früher probieren, insbesondere, wenn berechtigter Verdacht auf eine Frühgeburt besteht. Dazu nehmen Sie anfangs einen, bald zwei oder drei Finger, führen sie etwa 3 cm tief in die Scheide ein, fassen Ihren Damm und massieren U-förmig mit leichtem Druck in Richtung Darm. Am besten stellen Sie ein Bein auf einen Stuhl und greifen den Damm mit der rechten Hand von hinten wie zum Abwischen auf der Toilette. Auch eine Spreizdehnung bis zur Schmerzgrenze ist erlaubt. Selbstverständlich kann der Partner die Dammmassage ebenso gut durchführen. Für die Dammmassage sollten Sie nur so wenig Öl verwenden, wie Sie auch tatsächlich einmassieren können, ansonsten tupfen Sie das restliche Öl zum Schluss mit einem Papiertaschentuch oder einem Handtuch wieder ab. In den letzten Tagen vor der Geburt lohnt es sich, die Schamlippen miteinzuölen und leicht zu massieren, denn immer wieder kommt es vor, dass der Damm intakt bleibt, aber die Schamlippen etwas verletzt werden. Versuchen Sie die Vulva (Scheide) ca. 20 Sekunden lang auseinanderzuziehen, bis Sie ein Prickeln oder leichtes Brennen empfinden, das Sie beim Durchtritt des Köpfchens dann ebenso spüren werden.

Teilen Sie Ihrer Hebamme mit, dass Sie Ihren Damm vorbereitet haben. Bitten Sie diese, das Öl in den letzten Wehen vor der Geburt noch einmal anzuwenden. Beim Durchtreten des Köpfchens kann dann auf ein kräftiges Pressen verzichtet werden, vielmehr dehnt ein gefühlvolles Hinaussschieben Ihren Damm so, dass dies ohne Verletzung möglich wird.

Erkältung

Bedingt durch einen sinkenden Hämoglobin-Wert und einen stabilen Hormonhaushalt werden Sie während Ihrer Schwangerschaft eher selten an Erkältungskrankheiten leiden. Eine lang andauernde Bronchitis oder Hustenattacken allerdings gefährden Sie und Ihr Kind, da durch die starke Zwerchfellbelastung frühzeitige Wehen ausgelöst werden können.

Zur aromatherapeutischen Unterstützung bietet sich vor allem der *Engelwurzbalsam* an, mit dem ich sehr viele positive Erfahrungen sammeln konnte und der sich bei Erkältungskrankheiten als nahezu universell einsetzbar erwiesen hat. Wohltuend sind auch Wickelanwendungen, insbesondere mit den gebrauchsfertigen »Wickel & Co.«-Sets von Ursula Uhlemayr, die ich bestens empfehlen kann.

Namensgeber für den Engelwurzbalsam ist das kräftige, aromatisch herbe Öl der **Angelika**wurzel, das aus der Wurzel der Engelwurz destilliert wird, wie die Pflanze auch gerne genannt wird. Dank seiner schleimhautabschwellenden und immunstärkenden Wirkung ist das Öl ein fester Bestandteil in der Welt der Aromatherapie. Nur wenige Tropfen genügen, um den Duft der Angelika zu erkennen. Da sie auch auf heimischem Boden gedeiht, stammt das Öl, das im Engelwurzbalsam verarbeitet wird, überwiegend aus Bayern.

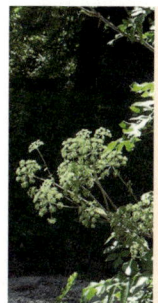

Engelwurzbalsam

Johanniskraut in Olivenöl; Bienen-, Wollwachs; Angelikawurzel, Majoran, Thymian

Die intensiv krautig und erdig riechende Salbe leistet hervorragende Dienste bei **Stock- und Fließschnupfen.** Aber auch bei Hals- und Ohrenschmerzen kann sie unterstützend angewendet werden. Sie lässt den Schnupfen ins Fließen kommen, was vor allem bei Stirn- und Kieferhöhlenentzündungen sehr hilfreich ist, und beruhigt gereizte Nasenschleimhäute.

Schwangerschaft

Nasenflügel 3 Mal täglich außen dünn einreiben, bei Bedarf zusätzlich die Naseneingänge und die Oberlippe bestreichen, um die in der Salbe enthaltenen Öle von Angelikawurzel, Majoran und Thymian zu inhalieren.

Bei **Stirn- und Kieferhöhlenentzündungen** den Balsam auf Stirn bzw. Wangen auftragen. Mit einer mehrmaligen zart klopfenden Abwärtsbewegung der Finger vom Ohrläppchen bis zum erhabenen Knochen des Schlüsselbeins wird der Lymphfluss angeregt.

Bei **Ohrenschmerzen** den Balsam hinter dem Ohr auftragen und eventuell mit einem Zwiebelwickel kombinieren. Oder einen Wattebausch mit etwas *Engelwurzbalsam* betupfen und dann in den Ohreingang geben. Lymphdrainage siehe oben.

Bei einer beginnenden oder akuten **Halsentzündung** kann der Balsam an den seitlichen Lymphbahnen aufgetragen werden. Lymphfluss wie oben beschrieben anregen.

Zusätzlich empfiehlt sich 2–3 Mal täglich ein Wickel mit dem Balsam. Dazu den *Engelwurzbalsam* zunächst erbsengroß auf den Lymphdrüsen einreiben. Dann ein Leinentuch der Länge

nach doppelt falten und in kühles bis handwarmes Wasser tauchen. Leicht auswringen, um den Hals legen, darüber ein Zwischentuch und eventuell etwas Heilwolle geben. Zum Abschluss ein Außentuch aus Wolle oder Molton um den Hals wickeln. Der Wickel wird abgenommen, wenn er durchgewärmt ist.

 Auch zur Fußreflexzonentherapie ist der *Engelwurzbalsam* sehr gut geeignet.

Allgäuer Atemöl für Kinder

Jojobawachs; Alant, Cajeput, Ravintsara, Zirbelkiefer

Diese krautig frisch riechende Aromamischung eignet sich auch in der Schwangerschaft. Eine Einreibung gleich bei Beginn einer Erkältung regt das tiefe Durchatmen an.

 7–10 Tr. für eine Rückeneinreibung vor dem Zubettgehen, die bei Bedarf während der Nacht wiederholt werden kann, wenn Atemnot Sie nicht schlafen lässt.

 2 TL in 2 EL Honig oder Sahne vermischt als Aromabad.

 7–10 Tr. für eine Fußmassage am Abend vor dem Zubettgehen.

Erkältungsöl wärmend

Benzoe Siam, Ho-Holz, Lavendel, Lavendelsalbei, Linaloe, Melisse, Ravintsara, Salbei, Thymian (Raumspray: Myrten-, Rosenhydrolat; Ethanol)

Die balsamisch duftende, wärmende und schleimlösende ätherische Ölmischung ist ideal für Schwangere und Säuglinge. Sie wirkt angenehm befreiend auf die Atemwege, wohltuend und keimvermindernd.

Als Riechfläschchen.

 7–10 Tr. in der Duftlampe verdampfen.

 1–2 Sprühstöße auf die Kleidung geben oder auf ein Papiertuch, das in Bettnähe oder im Arbeitsbereich ausgelegt wird. Das Spray ist immer dann ideal, wenn keine Duftlampe vorhanden oder geeignet ist. Ca. alle 4 Stunden wiederholen.

 Die reine ätherische Ölmischung nicht unverdünnt auf die Haut auftragen!

Johanniskraut-Lavendel-Öl

Johanniskraut in Olivenöl; Lavendel

Die Aromamischung mit dem typisch weichen Duft des Johanniskrautöls und der zarten Lavendelnote wirkt beruhigend und ist wohltuend bei **Ohrenentzündungen**. Die erwärmende Wirkung des Johanniskrautöls hilft, die Schmerzen zu lindern.

 3–4 Tr. stündlich hinter dem Ohr einreiben (äußerlich).

 1–2 Tr. auf ein Stück Heilwolle geben und in den Ohreingang legen.

 Die Aromaanwendungen werden durch einen zusätzlichen Zwiebelwickel noch verstärkt. Legen Sie dazu ein zimmerwarmes Päckchen aus kleingehackten Zwiebeln, die Sie in eine ES-Kompresse gewickelt haben, auf das Ohr und decken Sie alles gut mit Heilwolle ab. Befestigen Sie das Ganze mit einem Stülpaverband, einem Wollschal, einem Stirnband oder einer Wollmütze. Eine Rotlichtbestrahlung fördert den Heilungsvorgang ebenfalls.

Nicht bei intensiver Sonneneinstrahlung anwenden, da die Mischung Johanniskrautöl enthält.

Thymian-Angelika-Öl

Mandel-, Ringelblumen in Mandel-, Sesamöl; Jojobawachs; Angelikawurzel, Cajeput, Muskatellersalbei, Thymian, Zirbelkiefer

Die Aromamischung mit dem würzigen, intensiven Duft hat sich längst als Hals- und Brustöl bewährt. Sie stärkt das Immunsystem, beruhigt die Bronchien und erleichtert die Atmung, insbesondere bei trockener Heizungsluft.

 Bei Erkältungsneigung morgens und abends die nasse Haut von Hals- und Brustbereich einölen.

 Bei **Husten** (Variante 1): Ein Bienenwachswickel (gibt es in der Apotheke) oder ein feuchtwarmer Brustwickel mit dem *Thymian-Angelika-Öl* tut gut bei hartnäckigem Husten und beruhigt die Bronchien. Dazu die Brust mit 1 TL einreiben. Für den Bienenwachswickel das Bienenwachstuch so lange föhnen, bis es angenehm warm und weich ist. Dann den warmen Wickel direkt auf die mit dem Öl behandelte Haut legen, eine Lage Heilwolle darauf legen und ein eng anliegendes T-Shirt darüber ziehen.

 Bei **Husten** (Variante 2): Für einen feuchtwarmen Brustwickel ein Leinentuch in heißes Wasser eintauchen, anschließend gut auswringen und auf die wie oben einmassierte Brust legen. Darüber kommt ein vorgewärmtes Handtuch, das rund um die Brust reicht. Den Wickel je nach Wohlbefinden eine halbe Stunde oder länger einwirken lassen.

Thymian-Benzoe-Öl

Jojobawachs; Benzoe Siam, Ho-Holz, Lavendel, Lavendelsalbei, Linaloe, Melisse, Ravintsara, Salbei, Thymian

Das Naturparfüm mit dem balsamisch wärmenden Öl eignet sich gut für unterwegs oder am Arbeitsplatz. Ohne großen Aufwand können Sie immer wieder eine pflegende Einreibung vornehmen.

Mehrmals täglich damit Hals und Brust einreiben.

 Bei **Husten** von dem konzentrierten Öl 3–4 Tr. auf Hals und Brust auftragen. Anwendung in Kombination mit Brust- und Bienenwachswickeln (siehe *Thymian-Angelika-Öl*).

Thymian-Myrte-Bad

Myrte, Salbei, Thymian, Ysop, Zirbelkiefer (Badesalz: Jojobawachs; Totes-Meer-Salz. Dusch & Ölbad: neutrale Grundlage; Sesamöl)

Dieses intensiv krautig riechende Bad auf der Basis von Totes-Meer-Salz hat sich in sparsamer Dosierung auch für Schwangere bewährt. Es befreit den Atem und beruhigt die Bronchien. Die Wasseranwendung hat eine leicht fiebersenkende Wirkung.

 2–3 EL reichen für ein körperwarmes, entspannendes Bad abends vor dem Zubettgehen oder nach Bedarf. Anschließend gründlich abduschen.

Thymian-Myrte-Balsam für Kinder und Säuglinge

Baobab-, Johanniskraut in Oliven-, Mandelöl; Bienen-, Jojoba-, Wollwachs; Sheabutter; Myrte, Niaouli, Salbei, Thymian, Ysop, Zirbelkiefer

Eine behutsame Dosierung des Balsams macht diese krautige Aromamischung zu einem bewährten Einreibemittel in der Erkältungszeit und fördert das tiefe Einatmen. Neben den Einreibungen unterstützt auch reichlich Flüssigkeitszufuhr die Schleimlösung und beruhigt den Hustenreiz.

 Den Balsam haselnussgroß 2 Mal täglich auf der Brust und eventuell auch dem Rücken einreiben.

 Die wohltuende Wirkung wird in Kombination mit einem Bienenwachswickel (siehe *Thymian-Benzoe-Öl*) verstärkt. Den erwärmten Wickel erst einige Minuten nach dem Einreiben auf die Brust auflegen.

Fieber

Fieber sollten Sie immer ernst nehmen, denn es besteht die Gefahr von frühzeitiger Wehentätigkeit. Bitten Sie Ihre Hebamme um einen Hausbesuch, sie kann die Situation richtig einschätzen, bespricht sich mit Ihrer Ärztin und hilft Ihnen, unnötige Ängste abzubauen.

Nach meinen Erfahrungen verspüren Fiebernde eine angenehme Linderung ihrer Beschwerden, wenn sie mit *Melissenhydrolat* gepflegt werden. Das Hydrolat wird bei der Destillation der **Melisse** – auch Zitronenmelisse genannt – gewonnen und hat gegenüber dem ätherischen Öl einen großen Vorteil: Es kann großzügig auf die Haut gesprüht werden, was sofort für eine angenehme Frische sorgt. Trotz des Frischegefühls hat *Melissenhydrolat* gleichzeitig eine leicht wärmende und wunderbar beruhigende Wirkung, die Sie mit dem Trinken von Melissentee noch verstärken können. Eines ist nämlich bei Fieber wichtig: die Ruhe zu bewahren. Fieber ist die beste Selbstregulation des Organismus, muss aber insbesondere in der Schwangerschaft ernst genommen werden!

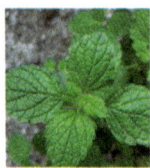

Melissenhydrolat

Ein feiner, anfangs meist starker, dann leichter werdender grasiger Duft charakterisiert das *Melissenhydrolat*, das zur Befeuchtung, Kühlung und Pflege der erhitzten Haut dient.

Auf die Haut aufsprühen und einwirken lassen, so entsteht eine physiologische Abkühlung.

Hydrolate stellen eine schnelle und einfache Methode dar, um fiebernden Personen eine wohltuende und erfrischende Hautpflege zukommen zu lassen. Sie können entweder nur zur Gesichts- oder aber auch zur Ganzkörperpflege verwendet werden.

Kräuterkorb

Pfefferminze, Rosmarin, Salbei (Hautspray: Pfefferminz-, Rosenhydrolat; Ethanol. Naturparfüm in Jojobawachs)

Der minzige Duft erfrischt, aktiviert und belebt. Bei Fieber wirkt er vor allem kühlend.

 30–40 Tr. des Naturparfüms in 1 EL Honig oder Sahne einmischen und in 1 Liter Wasser geben, um einen fiebersenkenden Aromawadenwickel vorzubereiten. Dazu die Wassertemperatur im Verhältnis zur Körpertemperatur ein Grad niedriger wählen. Das Wickeltuch in die Aroma-Wasser-Mischung eintauchen, anschließend gut auswringen. Um die Waden legen und ein trockenes Tuch darüber wickeln. Wenn sich das nasse Tuch durch die Körperhitze erwärmt hat, den Wadenwickel erneuern. Behandlung so lange wiederholen, bis die Körpertemperatur auf ein annehmbares Maß gesunken ist.

 Für eine fiebersenkende Waschung ebenfalls 30–40 Tr. in 1 EL Honig oder Sahne einmischen und in 1 Liter Wasser geben.

 Mit dem *Kräuterkorb-Hautspray* ein Baumwolltuch besprühen oder einfach die Beine direkt einsprühen und ein trockenes Tuch auflegen oder mit einer dünnen Baumwolldecke, im Sommer nur mit einem Leinentuch, zudecken.

 Während einer homöopathischen Behandlung nur in Absprache verwenden.

 Bei Bluthochdruck und Epilepsie nur unter Rücksprache anwenden.

Schwangerschaft

Nerolihydrolat

Das Hydrolat mit dem frischen, blumigen Duft dient ebenfalls zur Befeuchtung, Kühlung und Pflege der erhitzten Haut.

 Anwendung siehe *Melissenhydrolat.*

Rosenhydrolat

Auch das zart rosig duftende Hydrolat befeuchtet, kühlt und pflegt die erhitzte Haut.

 Anwendung siehe *Melissenhydrolat.*

Hämorrhoiden

Die Schwangerschaftshormone bewirken im Mutterleib eine Hypotonie der glatten Muskulatur, durch die nicht nur die Aktivität der Darmmuskulatur, sondern auch die der Venenwände herabgesetzt wird. Es kommt zu Kreislaufproblemen, Krampfadern und eben auch Hämorrhoiden, die durch die verstärkte Durchblutung des kleinen Beckens noch begünstigt werden.

Neben unterstützenden aromatherapeutischen Maßnahmen sind ausreichende Bewegung und insbesondere Beckenbodentraining ebenso hilfreich wie Kaltwasseranwendungen.

Während meiner langjährigen Hebammentätigkeit hat sich bei der Pflege von Hämorrhoiden der *Hamamelis-Myrte-Balsam* bestens bewährt. Er enthält ein nicht zu unterschätzendes Pflanzenwasser: das Hamamelishydrolat, das aus dem Strauch der Zaubernuss (**Hamamelis**) gewonnen wird. Die Pflanzenheilkunde beschreibt die wässrigen Auszüge aufgrund ihrer die Wirksamkeit mitbestimmenden adstringierenden Gerbstoffe als lokal blutstillend, entzündungshemmend und wundheilungsfördernd. Die pflegenden Eigenschaften der Salbengrundlage tun ein Übriges, doch der Balsam wäre ohne den Duft der krautigen ätherischen Öle von Lavendel, Myrte und Zypresse sicher alles andere als nasenfreundlich. Der Duft der Aromamischungen scheint mir ohnehin immer wieder der Anlass dafür zu sein, dass Menschen gerne die Pflege für sich selbst und somit auch Eigenverantwortung übernehmen, die in der Zeit des Mutterwerdens umso wichtiger wird.

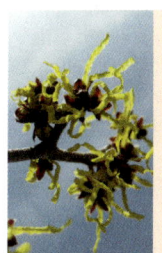

Hamamelis-Myrte-Balsam

Johanniskraut in Olivenöl; Wollwachs; Sheabutter; Totes-Meer-Salz; **Hamamelis**hydrolat; Lavendel, Myrte, Zypresse

Die intensiv krautig, aber trotzdem angenehm riechende Salbe wirkt bei akuten Beschwerden lindernd und zusammenziehend. Wenden Sie den *Hamamelis-Myrte-Balsam* unbedingt sparsam an!

In akuten Situationen die Salbe 1–2 Mal täglich gekühlt auftragen. Sie können sie vor dem Auftragen auch kurz ins Gefrierfach legen. Allerdings muss die Salbe dazu vorher portionsweise (haselnussgroß) auf kleine Kompressen gegeben werden.

Bei stark gereizten Hämorrhoiden die Aromamischung in Quark einarbeiten. Dazu ca. 0,5 cm Salbe mit 1 TL Quark vermischen, in eine ES-Kompresse verpacken und kurz im Gefrierfach kühlen. 1–2 Mal täglich eine solche Kompresse anwenden.

Linderung verschafft auch ein Eiswürfel, der dünn mit dem Balsam bestrichen und in eine Mullkompresse eingewickelt auf die Hämorrhoiden gelegt wird.

Lauwarmes oder kühles Sitzbad: Dazu 2 Mal täglich 1 TL Balsam – eventuell noch 1 EL Totes-Meer-Salz hinzufügen – in 1 Liter Wasser auflösen. Im Anschluss an das Sitzbad den Unterkörper mit klarem Wasser abspülen. Die Wassertemperatur

und die Dauer des Sitzbads richten sich nach Ihrem Befinden. Als Zusatz können 3–5 Tr. Lavendel, Myrten- oder Zypressenöl verwendet werden.

 Zäpfchen mit *Hamamelis-Myrte-Balsam* werden auf Anfrage in der Bahnhof-Apotheke in Kempten für Sie hergestellt.

 Zäpfchen auf der Basis von Shea- oder Kakaobutter mit ätherischen Ölen stellen eine wirksame alternative Therapie dar. Fragen Sie in Ihrer Apotheke nach und lassen Sie sich eine individuelle Rezeptur Ihrer »Bio-Suppositorien« herstellen. Eine mögliche Rezeptur sind 2 Tr. Immortelle, 7 Tr. Myrte, 5 Tr. Zypresse in 10 g Shea- und Kakaobuttergrundlage.

Myrtenhydrolat

Das *Myrtenhydrolat* riecht wunderbar frisch, leicht herb und etwas holzig. Es wirkt adstringierend, gewebestraffend und erfrischend.

 Mehrmals täglich nach Bedarf auf die Hämorrhoiden aufsprühen.

Harnwegsbeschwerden

Sollten Sie Harnwegsprobleme haben, so bedürfen diese immer der ärztlichen Klärung, um die Ursache herauszufinden. Häufig entstehen die Beschwerden nicht durch eine bakterielle Infektion, sondern sind tatsächlich durch die Lage des Kindes bedingt. Eine geringe Fruchtwassermenge und ein großes Kind können solche Beschwerden noch verstärken. Aber auch, wenn nicht ausgesprochener Ärger und nicht geweinte Tränen Sie bedrücken, kann dies zu Blasenbeschwerden führen.

Mit Bauchtanzübungen können Sie sowohl Ihre Beschwerden lindern als auch die Lage Ihres Kindes verändern, sodass Ihre Blase weniger belastet wird. Achten Sie unbedingt auf ausreichende Flüssigkeitszufuhr (mindestens zwei bis drei Liter täglich). Warme Tees sind empfehlenswert, allerdings kann Früchtetee zu weiteren Reizungen führen. Bei Heilkräutertees reichen drei Tassen pro Tag bzw. auch drei Teelöffel Kräutermischung, die mit zwei bis drei Liter heißem Wasser aufgegossen werden.

Reichliche Flüssigkeitszufuhr ist bei Harnwegserkrankungen die wichtigste Therapie, zusätzliche Sitzbäder, Fußbäder und warme Wickel sind gleichermaßen angenehm und hilfreich. Wasserlassen im warmem Sitzbad bringt ebenfalls Erleichterung.

Eine erfolgreiche Unterstützung ist das Tragen von Natur-Unterwäsche aus einem Wolle-Seide-Gemisch. Diese Textilfasern sind nicht nur wärmend, sondern auch entzündungshemmend.

Sandelholzöl hat sich bei den Schwangeren, die ich betreut habe, schon häufig als aromatherapeutisches Spasmolytikum für die Blase bewährt. Aus diesem Grund sollten Sie sich bereits bei den ersten Anzeichen von Harnwegsproblemen ein *Sandelholz-Sitzbad* gönnen.

Schon der Name zeigt, dass das Öl des urspünglich in Indien beheimaten Sandelbaumes im Aromabad eine wichtige Rolle spielt. Das schwere, wunderbar balsamisch weich und warm duftende Öl wird schon lange nicht mehr nur in Ostindien, sondern mittlerweile auch in Sri Lanka, Indonesien und dem Norden Australiens aus Sandelbaumkulturen gewonnen. Wenn Sie die asiatische Meditationswelt kennen und schätzen, dann werden Sie auch ein Sitzbad mit dem *Sandelholz-Sitzbad* als eine kleine Zeremonie zelebrieren, und allein dies wird Ihrem Körper schon zur Entspannung verhelfen und ihm die nötige Zeit und Ruhe für die Heilung geben.

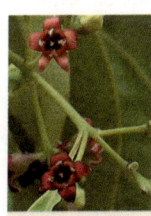

Sandelholz-Sitzbad

Totes-Meer-Salz; Jojobawachs; Bergamotte, Lavendel, Rose, **Sandelholz**, Schafgarbe

Der krautige, balsamische Duft entspannt Körper und Seele bei Unterleibsbeschwerden und unterstützt entzündungshemmende Maßnahmen.

Schwangerschaft

3 TL für ein wärmendes Sitzbad oder 2–3 EL für ein Vollbad. Mindestens 2 Mal täglich, bei Bedarf auch alle 2 Stunden anwenden. Am besten, Sie führen vor und beim Wasserlassen eine Spülung mit warmem Wasser durch, das lindert den Schmerz und entspannt. Wenn die Spülung nicht ausreicht, nehmen Sie gleich anschließend ein Sitzbad, um die Beschwerden erträglich werden zu lassen. Im Anschluss an das Sitzbad den Unterkörper mit klarem Wasser abspülen.

Körperwarmer Unterbauchwickel: Dazu ½ TL des Aromabads in 1 Tasse mit heißem Wasser auflösen. Ein Leinentuch in die Aroma-Wasser-Mischung eintauchen, anschließend gut auswringen. Auf den Unterbauch legen, darüber kommt eventuell Heilwolle oder ein warmes Moorkissen oder ein warmer Kirschkernsack. Das Ganze mit einem vorgewärmten Handtuch abdecken. Den Wickel so lange einwirken lassen, wie er gut tut.

Entspannungsbad

Kamille römisch, Lavendel, Mandarine, Rosengeranie, Sandelholz, Zeder (Badesalz: Jojobawachs; Totes-Meer-Salz. Dusch & Ölbad: neutrale Grundlage; Sesamöl)

Beruhigende, krautig-blumig riechende Salz- oder Ölmischung, die bei den ersten Anzeichen einer Harnwegsinfektion wohltuende Erleichterung verschafft.

Als wärmendes und entspannendes Sitz- oder Vollbad nach Bedarf anwenden. Dosierung und weiteres Vorgehen siehe *Sandelholz-Sitzbad*.

Körperwarmer Unterbauchwickel (siehe *Sandelholz-Sitzbad*).

Fußbad ausgleichend

Angelikawurzel, Benzoe Siam, Lavendel, Manuka, Melisse, Neroli, Thymian (Badesalz: Totes-Meer-Salz; Jojobawachs. Ölbad: neutrale Grundlage; Sesamöl)

Die angenehm balsamisch und zart krautig duftende Bademischung hilft, Entzündungen zu hemmen, beruhigt und entspannt.

 Warme Fußbäder, in akuten Fällen alle 2 Stunden, sonst 2 Mal täglich. Sie sind vor allem bei kalten Füßen empfehlenswert. Dosierung: 2 TL für ein Fußbad. Die Füße zum Schluss klar abspülen.

Luftikus

Honigwabe, Kamille römisch, Mandarine, Narde, Sandelholz (Naturparfüm in Jojobawachs)

Der süße, samtig-weiche Duft des Naturparfüms wirkt beruhigend und entspannend.

 Für ein wärmendes Sitzbad ca. 30 Tr. des Naturparfüms oder für ein Vollbad 2 TL in Honig oder Salz mischen.

 Körperwarmer Unterbauchwickel: 30 Tr. des Naturparfüms mit 2 TL Honig oder Sahne auf 1 Tasse heißes Wasser vermischen. Weiteres Vorgehen wie beim *Sandelholz-Sitzbad*.

Massageöl entspannend

Aprikosenkern-, Mandel-, Sonnenblumenöl; Fenchel, Ho-Holz, Kamille römisch, Lavendel, Linaloe, Mandarine, Neroli

Der würzige Kräuterduft mit lavendeliger Fruchtnote beruhigt und entspannt.

 Als Zusatz für ein wärmendes Sitzbad 1 TL oder für ein Vollbad 2–3 EL in Honig mischen.

Körperwarmer Unterbauchwickel: Blasen- bzw. Nierengegend einölen und dann einen feuchtwarmen Wickel auflegen. Dazu ein
Leinentuch in heißes Wasser eintauchen, gut auswringen. Weiteres Vorgehen wie beim *Sandelholz-Sitzbad*.

Kamille römisch 10 % in Jojobawachs

Jojobawachs; Kamille römisch

Das süßlich-fruchtig duftende Öl hat eine entspannende, beruhigende und
schmerzstillende Wirkung.

 Häufig, eventuell stündlich, ca. 5 Tr. am rechten Unterbauch einreiben.

 Angenehm ist ein körperwarmer Unterbauchwickel (siehe *Massageöl entspannend* und *Sandelholz-Sitzbad*).

Lavendel 10 % in Jojobawachs

Jojobawachs; Lavendel

Der vielseitige und gut verträgliche Lavendel wirkt hier vor allem schmerzlindernd und beruhigend.

 Anwendungen siehe *Kamille römisch 10 % in Jojobawachs*.

Sandelholz 10 % in Jojobawachs

Jojobawachs; Sandelholz

Das angenehm balsamisch duftende Holzöl wirkt bei Harnwegsbeschwerden entzündungshemmend und entspannend.

 Anwendungen siehe *Kamille römisch 10 % in Jojobawachs*.

Hautpflege bei trockener Haut

Bei vielen Schwangeren beeinflussen die hormonellen Veränderungen auch Haut und Haare. Dazu gehört z.B., dass die Haut empfindlicher und trockener werden kann, zumal sie durch das Wachstum enorm gedehnt wird.

Als Rosenöl-Liebhaberin empfehle ich Ihnen das *Rosen-Körperöl* aus der Kombination verschiedener kostbarer Rosendüfte. Insbesondere das darin enthaltene Wildrosenöl nährt die Haut mit reichlich ungesättigten Fettsäuren, ebenso wie im kostbaren *Frauen-Granatapfelöl.*

In allen hier empfohlenen Ölen finden Sie das kostbare Rosenöl oder sein Hydrolat. Während beim Rosenöl das Öl aus den Blüten der alten Heckenrosensorten Damaszenerrose und *Rosa gallica* destilliert wird und auf dem Markt auch das entsprechende Hydrolat angeboten wird, wird für das *Stadelmann®-Rosenhydrolat* nur das Pflanzenwasser der **weißen Bauernrose,** der *Rosa alba,* verwendet. Es stammt aus einer Destille in Bulgarien. Da der Destillateur die Blüten ausschließlich für die Hydrolatgewinnung nutzt, findet sich darin ein besonders hoher Anteil ätherischen Öls. Eine weitere, wichtige Besonderheit des *Rosenhydrolats* ist sein pH-Wert, der zwischen 4,0 und 5,5 liegt, also optimal für trockene Haut und auch für die Intimpflege.

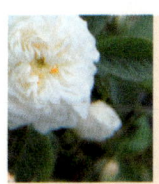

Rosen-Körperöl

Granatapfelsamen-, Sesam-, Wildrosenöl; Jojobawachs; Rose, Rosengeranie

Sinnlicher Rosenduft umhüllt Sie. Er wirkt ausgleichend, hormonell stabilisierend und schützt Ihre Haut.

Morgens und abends den Körper mit der Ölmischung einreiben. Die Haut zuvor mit Wasser oder *Rosenhydrolat* befeuchten, damit die Ölmischung besser aufgenommen wird. (Wenn Sie vor dem Einreiben geduscht haben, verzichten Sie einfach

aufs Abtrocknen.) Sie können das Öl auch direkt mit ⅓ Wasser oder *Rosenhydrolat* gebrauchsfertig in einer Flasche mit Sprühaufsatz oder jeweils zur Anwendung in einer Massage-ölschale anmischen lassen und dann Ihren Körper damit ein-ölen.

Frauen-Granatapfelöl

Granatapfelsamen-, Nachtkerzen-, Sonnenblumenöl; Ho-Holz, Kamille, Linaloeholz, Rose, Sandelholz

Das zart blumige und leicht nussige Körperöl zählt zu den hochwertigsten Aromamischungen. Es pflegt die Haut auf besondere Weise, da es sehr reich an ungesättigten Fettsäuren ist, und hilft insbesondere, wenn die Haut aufgrund von hormonellen Schwankungen trocken geworden ist.

 Anwendung siehe *Rosen-Körperöl*.
Das Aromaöl eignet sich auch gut zur Vaginalpflege, wenn Trockenheit vorliegt. Mehr dazu im folgenden Kapitel.

Körperöl trockene Haut

Haselnussöl; Ho-Holz, Linaloe, Rose

Die leicht blumig, zart frische und doch nussige Ölmischung nährt und entspannt Ihre trockene, unelastische Haut.

 Anwendung siehe *Rosen-Körperöl*.

Körperemulsion Benzoe-Vanille

Aloe-Vera in Raps-, Sonnenblumenöl; Wollwachs; Sheabutter; Neroli-, Rosenhydrolat; Benzoe Siam, Mandarine, Narde, Vanille

Bei der zart-weichen, nach echter Vanille duftenden Hautpflegeemulsion muss sich Ihre Nase vielleicht erst daran gewöhnen, dass es sich dabei um echte Vanille handelt und nicht, wie oftmals gewohnt, um künstlichen Vanillingeruch. Die Emulsion eignet sich für eine entspannende und beruhigende Hautpflege bei strapazierter oder trockener Haut. Sie muss immer in Verbindung mit einem Hydrolat verwendet werden, damit sie sich besser auf der Haut verteilen lässt und schneller einzieht.

 Anwendung siehe *Rosen-Körperöl.*

Schwangerschaft

Intimpflege

Die tägliche Intimpflege ist jetzt wichtig, um eine Infektionsgefahr zu vermeiden. Grundsätzlich ist die Reinigung mit Wasser im Intimbereich das Beste, weil so die schleimbildenden Zellen und das gesunde Vaginalmilieu nicht irritiert werden. Das natürliche saure Milieu mit einem pH-Wert zwischen 3,8 und 4,4 ist im Normalfall selbstregulierend, jedoch in der Schwangerschaft etwas anfälliger für Störungen. Das feuchte Scheidenmilieu bleibt in Balance, wenn es mit natürlichen Produkten gepflegt wird, die frei von Paraffinen und künstlichen Duftstoffen sind.

Die einfachste Form ist die Befeuchtung und Reinigung der äußeren Geschlechtsorgane mit Hydrolaten (s. S. 52–55). Aufgrund ihres hautfreundlichen pH-Wertes (zwischen 3,5 und 5,0) halten sie den Säureschutzmantel aufrecht. Für die Intimpflege hat sich insbesondere das *Rosenhydrolat* bewährt, aber auch *Lavendel-* und *Weihrauchhydrolat* eignen sich. Die zart duftenden Wässer, mikrobiologisch geprüft und steril abgefüllt, bieten sich also geradezu für eine wohltuende Intimpflege an.

Zur täglichen Pflege stehen außerdem zwei Aromamischungen aus ätherischen Ölen und Hydrolaten mit einem für den Intimbereich optimalen pH-Wert zwischen 4,0 und 4,5 zur Verfügung. Manche Frauen bevorzugen den etwas süßlich-blumigen Duft des *Neroli-Ylang-Hydrolates,* während andere gerne das speziell entwickelte *Intimpflegehydrolat* mit seinem zart rosigen und doch leicht krautig-zurückhaltenden Duft verwenden. Geprägt wird Letzterer von dem exotischen **Palmarosa**gras, das hervorragend hautverträglich ist und sich zur präventiven Pflege bestens bewährt hat, um Pilzinfektionen bei empfindlichen Schleimhäuten zu vermeiden. Dieses Aromaspray empfehle ich besonders jenen Frauen, die zu wiederkehrenden Vaginalinfektionen neigen oder deswegen gerade wieder einmal eine medizinische Behandlung benötigten.

Sollte eine trockene Vaginalschleimhaut vorliegen, ist eine zusätzliche Pflege mit der *Intimpflegecreme* ratsam. Die Creme enthält neben geringen Mengen Bienenwachs, das für die Konsistenzgebung benötigt wird, vor allem reichlich Sheabutter, deren gute Verträglichkeit sich bestens zur Intimpflege eignet. Weich gerührt stellt die Creme mit hochwertigem Granatapfelsamen- und Nachtkerzenöl und deren mehrfach ungesättigten Fettsäuren eine ideale „Nahrung" für die Vaginalschleimhaut dar. Die ebenso enthaltenen ätherischen Öle pflegen und stärken das Vaginalmilieu nachhaltig.

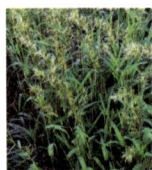

Intimpflegehydrolat

Rosenhydrolat; Immortelle, Lavendel, **Palmarosa**

Der zart rosige und dennoch krautige Geruch des Aromasprays, das frei von Alkohol ist, eignet sich bestens zur täglichen Pflege des empfindlichen Intimbereiches.

 Zur feuchten Intimpflege zweimal täglich aufsprühen und trocknen lassen.

Intimpflegecreme

Bienenwachs, **Sheabutter**; Aloe-Vera in Raps-, Granatapfelsamen-, Nachtkerzen-, Sonnenblumenöl; Lavendel-, Rosenhydrolat; Immortelle, Lavendel, Palmarosa

Die wohltuende und pflegende Creme auf Sheabutterbasis mit ihrem zart rosig-krautigen Geruch eignet sich für die regelmäßige Intimpflege bei trockener oder gereizter Genitalhaut.

Die Creme ein- oder zweimal täglich sparsam auf die mit einem Hydrolat oder dem *Intimpflegespray* befeuchtete Haut auftragen.

Neroli-Ylang-Hydrolat

Neroli-, Rosenhydrolat; Neroli, Rose, Ylang-Ylang

Zur täglichen Intimpflege oder Befeuchtung der Vagina, wenn Sie süße und kostbare Duftnoten in Kombination mit Hydrolaten bevorzugen. Der Duft hellt zudem die Stimmung auf.

 Anwendung siehe *Intimpflegespray*

Rosenhydrolat

Der blumige Duft hat sich längst bei der Intimpflege bewährt

 Anwendung siehe *Intimpflegespray*

Weihrauchhydrolat

Der frische und krautig-herbe Duft des Hydrolates ist bei Frauen beliebt, die keinen rosigen Duft mögen.

 Anwendung siehe *Intimpflegespray*

Juckreiz

Schwangerschaftsjuckreiz ist meist hormonell bedingt und klingt mit der Plazentageburt spontan ab. Vor allem Frauen, die vor ihrer Menstruation an trockener Haut leiden, neigen in der Schwangerschaft ebenfalls zu dieser Erscheinung.

Schwangerschaft

Achten Sie neben einer feuchtigkeitszuführenden Hautpflege und ausreichender Flüssigkeitszufuhr auch auf Ihr Leber-Galle-System, indem Sie sich fettarm ernähren und Alkohol sowie Reizstoffe wie Kaffee und Schwarztee erheblich reduzieren bzw. absetzen. Nehmen Sie, wenn möglich, nach 16 Uhr keine belastende Kost mehr zu sich, sondern essen Sie leicht Verdauliches. Diese Maßnahmen können zwar keine gänzliche Abhilfe schaffen, auf jeden Fall jedoch Linderung bringen.

In meinen Beratungsgesprächen habe ich immer wieder festgestellt, dass auch die psychische Komponente eine Rolle spielen kann: »Es juckt und brennt mich unter den Nägeln, aber ich sag es niemandem!« In diesem Fall sollten Sie vielleicht doch das Gespräch mit Ihrer Hebamme suchen. Eine weitere, hier besonders empfehlenswerte Therapieform bietet die Klassische Homöopathie, die aber in diesem Fall wirklich nur von entsprechend ausgebildeten Hebammen bzw. Fachpersonen ausgeführt werden sollte. Letzteren empfehle ich als ersten Ratgeber mit Hinweisen auf entsprechende Repertorisationsrubriken mein Kitteltaschenbuch: »Homöopathie im Hebammenalltag«.

Nicht zu unterschätzen sind außerdem die Textilien, die die Haut bedecken, denn eine Schwangere schwitzt schneller und sollte deshalb atmungsaktive Textilien bevorzugen. Gute Erfahrungen werden mir immer wieder von Seidenwäsche auf der Haut berichtet. Achten Sie jedoch nicht nur auf zertifizierte, rückstandsfreie Naturtextilien, sondern auch auf ökologische Waschmittel und verdammen Sie Weichspüler aus Ihrem Haushalt.

Auch bislang gut verträgliche Kosmetika können plötzlich zu Problemen führen, es lohnt sich immer, diese fürs Erste abzusetzen.

Zur Behandlung von Juckreiz empfehle ich sehr gerne die Cistrosen-Mischungen mit Immortelle und dem fetten Pflanzenöl der afrikanischen Baobabfrucht. Der Duft der **Cistrose** ist zwar etwas gewöhnungsbedürftig, er reicht von warm-würzig bis leicht lederartig, dennoch bildet ihr Öl mit dem der ebenfalls eher herben, aber leicht süßlich duftenden Immortelle ein ideales Duftpaar. Lavendel klärt nicht nur Situationen, sondern stellt auch hier die Duftharmonie mit den anderen Pflanzenölen her.

Aber auch der *Rosen-* und *Melissenbalsam* haben sich bewährt. Dabei werden das *Neroli-, Rosen-* oder *Melissenhydrolat* ergänzend verwendet, um so den ganzheitlichen Aspekt der Aromatherapie und Aromapflege zu unterstützen. Bei der Körperpflege juckender Haut rate ich Ihnen außerdem zum regelmäßigen Gebrauch eines Rohseiden-Waschhandschuhs, da er die Haut angenehm durchblutet und die heilenden Eigenschaften der Seide der Haut Linderung verschaffen.

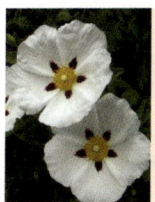

Cistrosenbad

Cistrose, Immortelle, Lavendel, Neroli (Badesalz: Totes-Meer-Salz; Jojobawachs. Dusch & Ölbad: neutrale Grundlage; Sesamöl)

Das intensiv krautig-herb duftende Bad beruhigt den Hautjuckreiz und wirkt wohltuend bei ekzematischer und neurodermitischer Haut.

1–2 Mal täglich die betroffenen Hautpartien mit einem Teilbad behandeln. Das Teilbad idealerweise bis zu einem 3%igen Gehalt an Totes-Meer-Salz ergänzen (2–3 EL auf 1 Liter Wasser). Beim Salzbad anschließend die Haut mit klarem Wasser abduschen.

Bei Bedarf 1–2 Mal täglich ein Vollbad nehmen. Das Wasser sollte wenigstens 1% Totes-Meer-Salz enthalten, d.h. für eine normale Badewanne mit ca. 100 Liter Fassungsvermögen muss dem Wasser 1kg Salz zugefügt werden, egal ob Sie sich für das Salz- oder das Ölbad entschieden haben. Beim Salzbad anschließend die Haut mit klarem Wasser duschen.

Schwangerschaft

Die betroffenen Hautpartien mit einem kühlen Aromawickel (1 TL des Badesalzes auf 1 Tasse kaltes Wasser) behandeln. Dazu ein Leinen- oder Baumwolltuch in die Aroma-Wasser-Mischung eintauchen, anschließend gut auswringen. Auf die betroffenen Hautstellen legen, mit einer Mullbinde fixieren oder ein Seidentuch auflegen und anliegende Kleidung darüber ziehen. So lange einwirken lassen, wie der Wickel gut tut.

Cistrosencreme für Kinder und Erwachsene

Baobab-, Nachtkerzenöl; Wollwachs; Totes-Meer-Salz; Rosenhydrolat; Cistrose, Immortelle, Lavendel, Manuka

Die herb-krautig riechende Creme wirkt entspannend, klärend und heilend. Sie wird von Menschen bevorzugt, die nicht gerne Öl anwenden.

Die Creme regelmäßig (1–2 Mal täglich) auf die mit *Neroli-, Rosen-* oder *Melissenhydrolat* befeuchtete Haut dünn auftragen und sanft einstreichen.

Cistrosen-Körperöl für Kinder

Baobab-, Nachtkerzenöl; Cistrose, Immortelle, Lavendel, Manuka

Die herb riechende Ölmischung ist geringer dosiert und somit ideal für Schwangere. Sie entspannt und lindert den Juckreiz bei ekzematischer und neurodermitischer Haut.

Das Öl regelmäßig (1–2 Mal täglich) auf die mit *Neroli-, Rosen-* oder *Melissenhydrolat* befeuchtete Haut auftragen oder Hydrolat und Öl vor dem Auftragen in einem Massageölschälchen vermischen (im Verhältnis von ca. ⅓ Hydrolat zu ca. ⅔ Ölmischung).

Für ein Aromabad 2 EL mit Honig vermischen und dem Badewasser zugeben.

Melissenbalsam

Aloe-Vera in Raps-, Sesamöl; Bienen-, Jojobawachs, Sheabutter; Melissen-, Rosenhydrolat; Melisse

Der angenehm krautig duftende Balsam eignet sich für kleine sehr trockene Hautbezirke, er pflegt und stärkt die empfindliche Haut.

 Die Salbe regelmäßig (1–2 Mal täglich) auf die betroffenen Hautpartien auftragen.

Schwangerschaft

Rosenbalsam

Aloe-Vera in Raps-, Sesamöl; Bienen-, Jojobawachs, Sheabutter; Rosenhydrolat; Propolistinktur; Rose

Rosenduft, eingearbeitet in Sheabutter, eignet sich für kleine sehr trockene Hautbezirke und gibt zarten Schutz für empfindliche sowie gereizte Haut.

 Anwendung siehe *Melissenbalsam*.

Melissenhydrolat

Ein feiner, leicht grasiger Duft charakterisiert das *Melissenhydrolat*, das beruhigend und entzündungshemmend wirkt.

 Zur Befeuchtung, Kühlung und Pflege der gereizten und empfindlichen Haut mehrmals täglich auch einfach zwischendurch aufsprühen.

 Die Haut vor der Anwendung von Salben oder Öl damit befeuchten.

Nerolihydrolat

Der frische Duft hat eine beruhigende und ausgleichende Wirkung.

 Anwendung siehe *Melissenhydrolat*.

Rosenhydrolat

Das zart rosig duftende Hydrolat wirkt wundheilungsfördernd und entzündungshemmend.

 Anwendung siehe *Melissenhydrolat*.

Weihrauchhydrolat

Das frisch-krautig duftende Hydrolat eignet sich für Frauen, die es nicht blumig mögen. Es beruhigt die Haut bei Juckreiz.

 Anwendung siehe *Melissenhydrolat*

Kindsbewegungen, schmerzhafte

Die Bewegungen des Kindes im Mutterleib werden von den Frauen mit unterschiedlicher Intensität wahrgenommen. Die Empfindungen reichen von lustig-kribbelndem Ameisenlaufen bis zu derben Boxschlägen, die das Gefühl von blauen Flecken auslösen.

Sollten die Bewegungen Ihres Kindes Sie beunruhigen oder Ihnen zu schaffen machen, dann sprechen Sie mit Ihrer Hebamme darüber. Oft bringt schon ein Gespräch Entspannung und vermittelt Verständnis. Aber auch der Austausch mit anderen Schwangeren zeigt Ihnen, dass Ihre Situation durchaus normal ist.

Wenn Ihr Kind Sie schon im Bauch auf Trab hält, finden Sie vielleicht mit dem *Körperöl entspannend* (oder einem der anderen Öle) etwas mehr Ruhe. Genau in solchen Lebenssituationen passt der süßlich, fruchtig-warme Duft des kostbaren Öls der **römischen Kamille.** Diese Kamille ist in unseren Gärten eine Rarität. Vielleicht, weil sie sich nicht mit jedem Standort zufrieden gibt? Auch in meinem Garten muss ich immer wieder experimentieren. Schon allein, wenn ich mit der Hand über das zarte grüne Kraut streife, bin ich versöhnt, denn der Duft bringt Ruhe und Ausgeglichenheit.

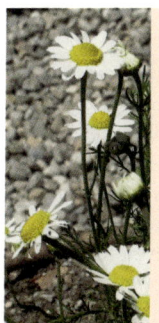

Körperöl entspannend

Mandel-, Sesam-, Weizenkeimöl; Jojobawachs;
Kamille römisch, Neroli, Rose, Zeder

Schwangere nehmen dieses blumig-weiche Öl gerne als Schwangerschaftsstreifenöl, insbesondere dann, wenn Anspannung und Gereiztheit ihren Alltag bestimmen. Die Öle in dieser Mischung entfalten eine beruhigende und schützende Wirkung. Das Körperöl ist ideal für Frauen, denen es auf die Nerven geht, dass ihr Kind sie seine Bewegungen so unangenehm spüren lässt.

Den Bauch 2–3 Mal täglich damit sanft einölen.

Ein warmer Aromawickel beruhigt vielleicht auch den kleinen »Strampelpeter«: Massieren Sie dazu die besonders betroffenen Areale mit dem Körperöl ein und legen Sie einen warmen Kirschkernsack auf. Als Auflage auf die einmassierte Haut können Sie auch ein feuchtwarmes Leinentuch verwenden. Dazu das Tuch in heißes Wasser tauchen, dann gut auswringen, auf den Bauch legen, darüber kommt eventuell Heilwolle und dann mit einem Handtuch abdecken oder einen *Woll-fühl-Wickel®* oder einen Hüftwärmer aus Wolle anlegen. Den Wickel so lange einwirken lassen, wie er gut tut.

Schwangerschaft

Geburtsöl

Sesam-, Sonnenblumenöl; Jojobawachs; Jasmin, Muskatellersalbei, Rose, Ylang-Ylang

Die blumig-sinnlich duftende Mischung ist eigentlich als Massageöl für die Geburtsarbeit gedacht. Aber sie ist auch hilfreich, wenn der Bauch aufgrund von kräftigen Kindsbewegungen spannt.

 Anwendungen siehe *Körperöl entspannend*.

Massageöl entspannend

Aprikosenkern-, Mandel-, Sonnenblumenöl; Fenchel, Ho-Holz, Kamille römisch, Lavendel, Linaloe, Mandarine, Neroli

Würziger Kräuterduft vereint sich mit einer lavendeligen Fruchtnote für eine wohltuende Massage. Die Duftmischung empfiehlt sich vor allem dann, wenn der Verdacht besteht, dass sich durch die aktiven Kindsbewegungen vorzeitige Wehen entwickeln könnten.

 Anwendungen siehe *Körperöl entspannend*.

 Nicht bei intensiver Sonneneinstrahlung anwenden, da die Mischung Zitrusöl enthält.

Kamille römisch 10 % in Jojobawachs

Jojobawachs; Kamille römisch

Das Öl der Kamille wirkt entspannend und entkrampfend. Die Mischung ist ideal, wenn nur ein örtlich begrenzter Bauchbereich behandelt werden soll.

 Bei Bedarf mehrmals täglich 1–3 Tr. auf die betroffenen Stellen am Bauch auftragen.

Lavendel 10 % in Jojobawachs

Jojobawachs; Lavendel

Der Lavendel wirkt hier vor allem schmerzlindernd und beruhigend. Die Mischung ist ideal, wenn nur ein örtlich begrenzter Bauchbereich behandelt werden soll.

 Anwendung siehe *Kamille römisch 10 % in Jojobawachs*.

Kopfschmerzen

In der Frühschwangerschaft treten aufgrund von Blutdruck- und Kreislaufproblemen häufiger Kopfschmerzen auf. Können diese durch Bewegung und reichliche Flüssigkeitszufuhr nicht ausgeglichen werden, dann sind ätherische Öle meist sehr hilfreich. Dies gilt auch für wetterbedingten Kopfschmerz.

In solchen Fällen hat sich vor allem das *Allgäuer-Föhn-Öl* bewährt. In dieser Aromamischung hat sich eine Dufttrilogie gefunden, die bestens harmoniert: der klare Duft des Lavendels, die frisch-krautige Note der Myrte sowie die charakteristische Frische der **Pfefferminze.** Die Ölmischung ist immer einen Versuch wert, auch wenn nicht der Allgäuer Föhn, sondern andere Dinge Ursache der Kopfschmerzen sind.

Aber auch die anderen genannten Aromamischungen kann ich empfehlen. Treten die Kopfschmerzen allerdings in Verbindung mit Augenbeschwerden auf, muss unverzüglich die Ärztin aufgesucht werden!

Schwangerschaft

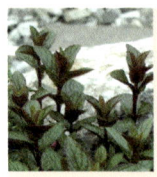

Allgäuer-Föhn-Öl

Sesamöl; Jojobawachs; Lavendel, Myrte, **Pfefferminze**

Die würzige, klare Duftmischung mit der Minznote wirkt anregend und doch ausgleichend. Sie tut wohl bei Kopfschmerzen und Föhnfühligkeit.

 Ideal als Naturparfüm: Bei Bedarf auf die Schläfe und/oder im Nacken auftragen.

 Während einer homöopathischen Behandlung nur in Absprache verwenden.

Konzentrationsöl frisch

Ho-Holz, Linaloe, Myrte, Nanaminze, Pfefferminze (Hautspray: Pfefferminz-, Rosenhydrolat; Ethanol)

Der frische, minzige Duft kühlt, wirkt adstringierend und bringt angenehme Linderung. Das Öl leistet vor allem bei Föhnkopfschmerzen sehr gute Dienste.

 5–7 Tr. in der Duftlampe oder im Vernebler und nahe dem Arbeitsplatz aufstellen.

 5 Tr. in 5 ml Jojobawachs mischen und nach Bedarf mehrmals täglich anwenden, indem Sie es auf die Schläfe, hinters Ohr oder den Nacken auftragen.

 Ein Taschentuch in kaltes Wasser tauchen, kurz gut auswringen und 1–2 Tr. darauf geben. In den Nacken oder auf die Stirn legen. Nach Bedarf wiederholen.

 1–2 Sprühstöße im Nacken aufbringen ist eine erfrischende Erleichterung. Diese Anwendung kann bei Bedarf stündlich wiederholt werden.

Während einer homöopathischen Behandlung nur in Absprache verwenden.

Lavendel 10 % in Jojobawachs

Jojobawachs; Lavendel

Der Lavendel wirkt hier vor allem schmerzlindernd und beruhigend.

      Bei Bedarf mehrmals täglich punktuell auf die Schläfen auftragen.

Krampfadern

Der intraabdominale Druck, d.h. der Druck der Gebärmutter mit dem Kind auf die untere Hohlvene, bewirkt einen venösen Rückstau in den Beinen. Eine Bindegewebsschwäche, die oft erblich bedingt ist, verstärkt dann die Bildung von Varizen noch zusätzlich.

Wenn Sie zu Krampfadern neigen, ist die wichtigste Maßnahme, die Venenpumpe regelmäßig in Gang zu halten, um den Rückstrom des venösen Blutes zum Herzen zu gewährleisten und um Stauungen und Schwellungen zu vermeiden. Die Hebamme zeigt Ihnen entsprechende Übungen dazu. Passende Stützstrumpfhosen bringen ebenfalls Erleichterung, ebenso wenn Sie mehrmals tagsüber die Beine mit einem Venenkissen hoch lagern.

Meine erste Wahl zur Pflege von Krampfadern ist das vielfach bewährte *Lavendel-Zypressen-Öl,* das zu meinen allerersten Mischungen gehört. Auch diese Aromamischung ist ein Beispiel dafür, wie ätherische Öle im Zusammenspiel sich zu etwas ganz Neuem verbinden. Hier ergänzen sich die krautig bis erdig riechende Schafgarbe und das holzig-fruchtige Wacholderbeerenöl sowie die ebenfalls herb-holzige, fast harzige **Zypresse.** Lavendel, Lemongras und Myrte sorgen dafür, dass eine nasenfreundliche Duftnote entsteht. Die grünblaue Farbe der Aromamischung ist übrigens auf das Schafgarbenöl zurückzuführen, dessen Farbe naturbedingt schwankt und von tiefgrün bis mittelblau reichen kann.

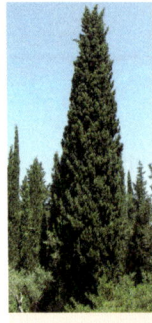

Lavendel-Zypressen-Öl

Ringelblumen in Mandelöl; Lavendel, Lemongras, Myrte, Schafgarbe, Wacholderbeere, **Zypresse** (Pumpspray Schüttel-Emulsion: Myrten-, Rosenhydrolat)

Das Venenöl mit dem gesunden krautigen Duft beruhigt schmerzhafte Venen. Anwendungen mit der Duftmischung haben sich bei durchblutungsfördernden, gefäßstabilisierenden und entschlackenden Maßnahmen bewährt und sind eine Wohltat bei schweren und dicken Beinen.

Reiben Sie damit Ihre Beine täglich morgens und abends herzwärts ein. Bei berührungsempfindlichen Venen müssen Sie entsprechend vorsichtig vorgehen. Wichtig ist, die Haut unbedingt vorher anzufeuchten bzw. die Ölmischung mit nassen Händen einzustreichen. Anstatt Wasser empfiehlt es sich, *Myrten-* oder *Pfefferminzhydrolat* zu verwenden, die eine leicht kühlende und adstringierende Wirkung besitzen und so das *Lavendel-Zypressen-Öl* unterstützen. Im Sommer hat sich bei hypotonen Frauen vor allem *Pfefferminzhydrolat* bewährt. Sie können auch Hydrolat und Öl vor dem Auftragen in einem Massageölschälchen vermischen (im Verhältnis von ca. ⅓ Hydrolat zu ca. ⅔ Ölmischung) oder Sie verwenden die fertige Pumspray Schüttel-Emulsion, die bereits die oben genannten Hydrolate enthält.

Bei akuten Beschwerden ½ TL des Öls in 1 EL kühlen Quark einarbeiten und die Masse fingerdick auf eine ES-Kompresse auftragen. Als Umschlag auf die schmerzhaften Venen legen, darüber ein Baumwolltuch befestigen. Erst entfernen, wenn der Quark trocken ist. Behandlung bei Bedarf wiederholen.

Hamamelis-Myrte-Balsam

Johanniskraut in Olivenöl; Wollwachs; Sheabutter; Totes-Meer-Salz; Hamamelishydrolat; Lavendel, Myrte, Zypresse

Der intensiv krautige, aber trotzdem angenehme Duft unterstützt zusammenziehende, schmerzlindernde und entschlackende Maßnahmen bei gestauten Gefäßen.

 Bei einer Venenentzündung mit akuten Beschwerden den Balsam in kühlen Quark einarbeiten (1 cm Salbe auf 1 EL Quark) und die Masse fingerdick auf eine ES-Kompresse auftragen. Weiteres Vorgehen siehe *Lavendel-Zypressen-Öl*.

Kräuterkorb

Pfefferminze, Rosmarin, Salbei (Hautspray: Pfefferminz-, Rosenhydrolat; Ethanol. Naturparfüm in Jojobawachs)

Der frische, minzige Duft des Hautsprays erfrischt und aktiviert. Er belebt Venen sowie Kreislauf und macht müde Beine wieder munter.

 Sprühen Sie die hautfreundliche Aromamischung an heißen Tagen nach Bedarf auf die Haut auf – insbesondere bei schweren Beinen.

 Während einer homöopathischen Behandlung wegen des Pfefferminzgehalts nur unter Rücksprache anwenden.

 Bei Bluthochdruck und Epilepsie nur unter Rücksprache anwenden.

Hallo-Wach-Bad

Totes-Meer-Salz; Jojobawachs; Angelikawurzel, Limette, Rosmarin, Wacholderbeere

Die intensiv krautig riechende Mischung ist hilfreich bei Anwendungen, die die Durchblutung fördern, den Blutdruck steigern und die Nierenausscheidung anregen. Sie ist besonders wohltuend bei Wassereinlagerungen in Füßen und Unterschenkeln.

Morgens und/oder nachmittags ein warmes Fußbad (2 TL). Im Anschluss daran die Füße und Unterschenkel von unten nach oben mit kaltem Wasser abduschen.

Bei Bluthochdruck und Epilepsie nur unter Rücksprache anwenden.

Lavendelhydrolat

Ein grasiger, zart lavendeliger Duft charakterisiert das *Lavendelhydrolat,* das vor allem bei Neigung zu Venenentzündungen zum Einsatz kommt.

Vor der Anwendung des *Lavendel-Zypressen-Öls* die Haut mit dem Hydrolat befeuchten.

Myrtenhydrolat

Das *Myrtenhydrolat* riecht wunderbar frisch, leicht herb und etwas holzig. Es wirkt adstringierend, gewebestraffend und erfrischend.

Anwendungen siehe *Lavendelhydrolat.*

Pfefferminzhydrolat

Der frische Geruch der Minze belebt und regt an. Er wirkt nicht nur tonisierend auf Muskulatur und Blutgefäße, sondern kühlt und erfrischt die Haut. Vor allem an heißen Sommertagen ist die Anwendung des *Pfefferminzhydrolats* eine Wohltat.

Anwendungen siehe *Lavendelhydrolat.*

Nur unter Rücksprache mit der Hebamme anwenden, insbesondere bei Bluthochdruck und Epilepsie sowie bei einer homöopathischen Behandlung.

Nicht bei vorzeitigen Wehen anwenden.

Rosmarinhydrolat

Der krautige und erfrischende Duft von *Rosmarinhydrolat* hat eine wunderbar belebende Wirkung. Er steigert die Kreislauffunktion bei Hypotonie und erfrischt.

Morgens die Beine mit *Rosmarinhydrolat* körperaufwärts, also zum Herz hin, einreiben.

Bei Bluthochdruck und Epilepsie nur unter Rücksprache anwenden.

Kreuzbeinschmerzen/Ischias

Wenn Sie in der Frühschwangerschaft an heftigen Kreuzbeinschmerzen leiden, dann ist die Ursache sehr wahrscheinlich eine Gebärmutterknickung, d. h., die Gebärmutter ist in Richtung Kreuzbein verlagert. Aber auch durch das Wachstum des Kindes und das zunehmende Gewicht der Gebärmutter kann dort nun ein starker Druck entstehen. Hier hilft am besten, in Bauchlage zu schlafen (mit einer Rolle oder einem kleinen Kissen unter dem Bauch, um die Bandscheiben zu schonen).

Bei Frauen mit ausgeprägter Bindegewebsschwäche treten am Ende der Schwangerschaft oftmals verstärkte Rückenschmerzen auf, weil die überdehnte Muskulatur überlastet ist. Das wird mitunter schon mal fälschlicherweise als vorzeitige Wehentätigkeit diagnostiziert, aber durch das Tragen eines Umstandsmieders und entsprechende Haltungsübungen können Sie diesen Beschwerden entgegenwirken.

In der späteren Schwangerschaft kann eine weitere Ursache für die starken Schmerzen die natürliche, hormonell bedingte Auflockerung des Iliosakralgelenks (Darmbein-Kreuzbein-Gelenk) sein.

Nicht nur schwangeren Frauen rate ich bei Kreuzbeinbeschwerden zu einer Massage des betroffenen Körperbereichs mit dem *Kreuzbein-Massageöl*. Die Aromamischung zählt zu den bewährten Frauenmischungen. Die süße-spritzige Note der roten Mandarine schwächt den intensiven Duft der Jasminblüten ab und lässt das Ganze zu einem angenehm sinnlichen Duft werden, der abgerundet wird vom krautigen Rosmarin und holzig-krautigen **Wacholder.** Wacholderbeerenöl ist übrigens, wie oft fälschlich berichtet, nicht nierenreizend, denn diese Wirkstoffe gehen bei der Destillation gar nicht ins Öl über. Sie können also unbesorgt eine Massage oder eine Ölauflage genießen.

Wenn Ihnen dieser Duft nicht zusagt, erfahren Sie vielleicht mit dem *Allgäuer-Öl* Linderung.

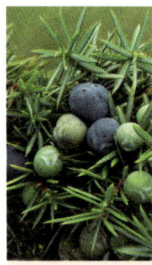

Kreuzbein-Massageöl

Ringelblumen in Mandel-, Nachtkerzen-, Sesam-, Sonnenblumenöl; Jojobawachs; Jasmin, Mandarine, Rosmarin, **Wacholderbeere**

Das bewährte Massageöl mit dem sinnlichen Duft von Jasmin unterstützt durchblutungsfördernde, krampflösende und entschlackende Anwendungen im Kreuzbeinbereich.

Genießen Sie eine regelmäßige Massage von Kreuzbein und Gesäß mit der Aromamischung.

Nach dem Einreiben mit dem Öl wird zusätzlich ein warmer (nicht zu heiß, denn zu starke Hitze könnte wehenauslösend wirken!) Kirschkernsack oder ein erwärmtes Moorkissen aufgelegt oder einfach ein Wollschal um die Hüften gewickelt. Ein Kohlblatt auf dem schmerzenden Bereich verschafft ebenfalls Linderung. Dazu das Kohlblatt nach dem Waschen leicht gitterförmig einschneiden und mit einer Glasflasche ausrollen, bis Saft austritt. Anschließend das Kohlblatt auf die eingeriebene Haut legen, mit einem Tuch abdecken und mit einem engen Kleidungsstück fixieren.

Ein Aromabad zubereiten: Dazu 1 EL *Kreuzbein-Massageöl* mit 2 EL Honig oder einem Becher Sahne vermischen und ins Badewasser geben.

Nach dem Bad während der Ruhephase noch eine wärmende Auflage machen. Dazu einen warmen Kirschkernsack oder ein erwärmtes Moorkissen auf die betroffene Körperpartie legen und mit einem Wollschal fixieren. Auch ein *Woll-fühl®-Wickel* eignet sich hervorragend zum Warmhalten.

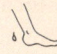
Eine Fußreflexzonenbehandlung mit dem *Kreuzbein-Massageöl* bringt ebenso Hilfe.

Allgäuer-Öl

Calophyllum inophyllum, Johanniskraut in Oliven-, Sesamöl; Jojobawachs; Cajeput, Immortelle, Latschenkiefer, Lavendel, Weißtanne

Der süßlich-herbe, aber auch frische Duft vermittelt zunächst Kühlung, die dann in eine sanfte Erwärmung übergeht und wunderbar entspannt, entkrampft und beruhigt.

Nach Bedarf, mindestens jedoch 1 Mal täglich den Kreuzbeinbereich damit einmassieren.

Nach dem Einreiben einen feuchtwarmen Wickel auflegen. Dazu ein Leinentuch in heißes Wasser eintauchen, anschließend gut auswringen. Auf den Kreuzbeinbereich legen, darüber kommt eventuell Heilwolle. Mit einem vorgewärmten Handtuch abdecken oder einen *Woll-fühl®-Wickel* oder einen Hüftwärmer aus Wolle anlegen. Den Wickel so lange einwirken lassen, wie er gut tut.

Mutterbandschmerzen

Wenn Sie in der Frühschwangerschaft ziehende Schmerzen in der Leiste verspüren, so könnte das auf Mutterbandschmerzen hindeuten. Diese werden von den Frauen meist nicht direkt als solche erkannt und von Gynäkologen selten diagnostiziert. Meist sind Frauen mit athletischer Figur und fester Muskulatur (Sportlerinnen) davon betroffen. Diese Beschwerden sind zwar unangenehm, aber harmlos, da sie vergehen, sobald die Gebärmutter sich im Becken aufrichtet und an Größe zunimmt. Insbesondere wenn sie den Rippenbogen erreicht hat (um die 28. Schwangerschaftswoche), sind die Beschwerden vorbei.

Sollten Sie linksseitig starke Schmerzen verspüren, kann das allerdings auf einen gestauten Enddarm hinweisen. Rechtsseitige Beschwerden müssen unbedingt mit der Ärztin abgeklärt werden, weil sie ein Hinweis auf eine Blinddarmentzündung sein können.

Von vielen Frauen weiß ich, dass sie bei Mutterbandschmerzen sehr gute Erfahrungen mit dem *Massageöl entspannend* gemacht haben. In dieser Aromamischung stehen die mexikanischen Exoten Ho- und **Linaloe**holz bzw. deren ätherische Öle zur Verfügung. Die Kombination mit Fenchel, Lavendel, Mandarine und Neroli macht es zu einem sehr entspannenden Massageöl. Die fetten Pflanzenöle aus Aprikosen-, Mandel- und Sonnenblumenkernen sorgen bereits in den frühen Monaten der Schwangerschaft für ein nachgiebiges elastisches Gewebe. Ganz bewusst wurden hier mehrere fette Pflanzenöle gewählt, um bei einem Rohstoffmangel, den es immer wieder gibt, flexibel agieren und mit minimalen Rezepturänderungen dennoch ein gutes Produkt herstellen zu können. Dasselbe gilt auch für die exotischen Holzöle: Sowohl das eine wie das andere ist auf dem Ätherisch-Öl-Markt mitunter schwer erhältlich. Da sie sich jedoch in Duft- und Inhaltsstoffen ähneln, kann die Rezeptur problemlos angepasst werden. Das ist übrigens auch eine der Antworten auf die immer wieder gestellte Frage, warum der Geruch einer Aromamischung von Charge zu Charge schwanken kann.

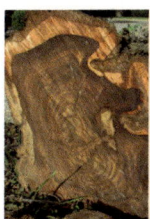

Massageöl entspannend

Aprikosenkern-, Mandel-, Sonnenblumenöl; Fenchel, **Ho-Holz**, Kamille römisch, Lavendel, Linaloe, Mandarine, Neroli

Würziger Kräuterduft vereint sich mit einer lavendeligen Fruchtnote für eine wohltuende Massage in der ersten Wachstumsphase der Schwangerschaft.

3 Mal täglich, bei Bedarf auch häufiger den Leistenbereich damit einölen.

Zusätzlich einen körperwarmen, leicht feuchten Wickel auflegen, der die Wirkung der ätherischen Öle intensiviert. Dazu ein Leinentuch in heißes Wasser eintauchen, anschließend gut auswringen. Auf den mit der Aromamischung einmassierten Leistenbereich legen. Darüber kommt eventuell Heilwolle. Das Ganze mit einem trockenen Handtuch abdecken. Den Wickel so lange einwirken lassen, wie er gut tut.

Nicht bei intensiver Sonneneinstrahlung anwenden, da die Mischung Zitrusöl enthält.

Körperöl entspannend

Mandel-, Sesam-, Weizenkeimöl; Jojobawachs; Kamille römisch, Neroli, Rose, Zeder

Die blumig-weich duftenden Öle von Neroli und Rose entfalten eine beruhigende und schützende Wirkung.

 Mehrmals täglich intensiv in die Leistengegend einmassieren.

 Zusätzlich einen feuchtwarmen Wickel auflegen (siehe *Massageöl entspannend*).

Entspannungsbad

Kamille römisch, Lavendel, Mandarine, Rosengeranie, Sandelholz, Zeder (Badesalz: Jojobawachs; Totes-Meer-Salz. Dusch & Ölbad: neutrale Grundlage; Sesamöl)

Beruhigende, krautig-blumig riechende Bademischung, die entspannt sowie Halt und Zuversicht gibt.

 2–3 EL für ein körperwarmes Aromabad. Beim Salzbad anschließend gründlich abduschen.

Ödeme

In der Frühschwangerschaft müssen Ödeme immer ernst genommen werden, da sie oftmals das erste Anzeichen für eine Gestose sind, die schulmedizinisch (mit naturheilkundlich-ganzheitlicher Unterstützung) therapiert werden muss.

In den letzten Wochen der Schwangerschaft sind Ödeme meist lästig, aber eher unproblematisch. Trotzdem sollten Sie auch dann sichergehen, dass keine Gestose-Problematik vorliegt. Am besten, Sie holen sich Rat bei Ihrer Hebamme oder Ärztin. Das betrifft insbesondere die Behandlung mit ätherischen Ölen. Bei stärkeren Beschwerden bzw. Schmerzen sollten Sie jedoch sofort eine Klinik aufsuchen.

Achten Sie auf eine ausreichende Flüssigkeitszufuhr. Empfohlen werden bis zu drei Liter täglich, vorzugsweise Wasser. Oft ist die Ursache für Wassereinlagerungen eine zu salzreiche Ernährung bei zu geringer Flüssigkeitsaufnahme oder umgekehrt. Lassen Sie sich hinsichtlich der Salzzufuhr oder -reduzierung von Ihrer Hebamme beraten.

Im Sinne der traditionellen chinesischen Medizin ist es grundsätzlich wichtig, das übergeordnete Organ, in diesem Fall also die Leber, zu stärken und zu unterstützen, um so die Nierentätigkeit anzuregen. Dies bedeutet eine leberentlastende Kost, indem Sie tierisches Fett vermeiden und nur hochwertiges Eiweiß von Eiern zu sich nehmen, neben reichlich frischem Gemüse. Mit Aromaanwendungen im Bereich der Leber erfährt diese eine den Stoffwechsel anregende Unterstützung.

Wichtig ist auch ein geregelter Tagesablauf mit einem gesunden Verhältnis von Bewegung und Ruhe. Vielleicht sollten Sie auch Ihre Partner- oder Kolleginnenbeziehung betrachten, denn die Niere als paarig angelegtes Organ steht für Beziehungsebenen.

Aus aromatherapeutischer Sicht halte ich bei Ödemen Anwendungen in Salzwasser (als Teil- oder Vollbad) für optimal, da so die Osmose gefördert wird. Empfehlen möchte ich hierzu vor allem das *Hallo-Wach-Bad*. Außerdem sind Sie in der Badewanne quasi gezwungen, eine Ruhepause einzulegen, um sich auf Ihre Beschwerden zu konzentrieren und so den Selbstheilungsprozess zu unterstützen. Am besten, Sie setzen anschließend die Pause auf dem Sofa fort.

Würden Sie das Öl der im *Hallo-Wach-Bad* enthaltenen Limette einzeln anwenden, so würden Sie sicher keinen Pausenruf verspüren, denn es weckt müde Geister. Aber gerade deshalb hat es seinen Weg in diese Duftmischung gefunden. Die **Limette** sorgt außerdem dafür, dass die Nase sich mit der Angelikawurzel anfreundet, und

verleiht dem krautig-herben Rosmarin und der holzigen Wacholderbeere Leichtigkeit.

Sie sehen, das Mischen ist eine besondere Kunst, und ich danke
meiner Nase, dass sie mich all die Jahre zuverlässig geleitet hat. Das
heißt aber nicht, dass Sie das alles beim Öffnen der Aromamischung
ebenso empfinden. Wie die Menschen, so ist auch die Geruchswahr-
nehmungen individuell verschieden.

Hier noch ein Tipp für ein erfrischendes Sommergetränk: Ritzen
Sie die Schale einer ungespritzten Limette mehrfach der Länge nach
ein und schneiden Sie die Limette dann in Scheiben. Geben Sie diese in ein Glas Wasser und drücken Sie die Limette darin mit einem
Löffel kräftig aus, sodass der Saft aus Frucht und Schale sich mit dem
Wasser vermischt. Dieser alkoholfreie Caipirinha schmeckt gut und
regt die Nierentätigkeit an.

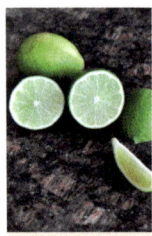

Hallo-Wach-Bad

Totes-Meer-Salz; Jojobawachs; Angelikawurzel,
Limette, Rosmarin, Wacholderbeere

Die intensiv krautig riechende Mischung ist hilfreich
bei Anwendungen, die den Kreislauf und die Nierenausscheidung anregen. Sie ist besonders wohltuend bei
dicken Füßen.

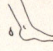 Täglich morgens und nachmittags ein warmes Fußbad neh-
men (2 TL). Im Anschluss Füße und Unterschenkel mit klarem
Wasser abduschen und mit *Karotten-Limetten-Öl* einreiben
(siehe S. 135).

 Täglich morgens und, wenn möglich, auch nachmittags ein
Vollbad nehmen (2–3 EL). Empfehlenswert ist, pro Liter Badewasser zusätzlich 1 EL Totes-Meer-Salz hinzuzufügen, um
so die natürliche Osmose zu unterstützen. Anschließend den
Körper mit klarem Wasser abduschen und mit verdünntem
Karotten-Limetten-Öl oder dem *Palmarosa-Lymphöl* einreiben
(siehe S. 135 f.).

Warmer Aromawickel auf dem rechten Oberbauch: Dazu 1 TL der Bademischung in 1 Tasse mit körperwarmem Wasser auflösen. Ein Leinentuch in die Aroma-Wasser-Mischung eintauchen, anschließend gut auswringen. Auf den Oberbauch legen, mit einem Handtuch oder mit Heilwolle abdecken. Die Auflage ca. 10 Minuten einwirken lassen.

 Bei Bluthochdruck und Epilepsie nur unter Rücksprache anwenden.

 Nur in Absprache mit einer Hebamme oder einer Ärztin anwenden.

Karotten-Limetten-Öl

Jojobawachs; Alant, Angelikawurzel, Karottensamen, Limette, Litsea, Rosmarin, Wacholderbeere

Die intensiv krautig und erdig duftende Aromamischung regt den Stoffwechsel an.

 Den rechten Oberbauch 3 Mal täglich mit 3–4 Tr. der Ölmischung einreiben.

 Fügen Sie 15–20 Tr. zu Ihrem Körperpflegeöl, z. B. dem *Schwangerschaftsstreifenöl,* hinzu.

 Einen feuchtwarmen Leberwickel auflegen. Dazu den Leberbereich mit 5–7 Tr. Ölmischung einmassieren. Dann ein Leinentuch in heißes Wasser eintauchen, gut auswringen. Auf den Leberbereich legen, darüber kommt eventuell Heilwolle. Das Ganze mit einem Handtuch abdecken oder einen *Woll-fühl®-Wickel* anlegen.

 Bei Bluthochdruck und Epilepsie nur unter Rücksprache anwenden.

Nur in Absprache mit einer Hebamme oder einer Ärztin anwenden.

Palmarosa-Lymphöl

Aloe-Vera in Raps-, Ringelblumen in Mandel-, Sanddornöl; Benzoe Siam, Cistrose, Immortelle, Palmarosa, Wacholderbeere, Zypresse

Der frisch krautige und doch leicht herbe Geruch des Massageöls unterstützt die Nierentätigkeit.

Die Beine und ggf. auch die Arme morgens und nachmittags herzwärts einreiben. Bitte beachten: Das enthaltene Sanddornöl kann weiße Wäsche färben. Deshalb sollten Sie sich erst anziehen, wenn das Öl gänzlich eingezogen ist. Wenn Sie die Haut vor der

Einreibung mit einem Hydrolat Ihrer Wahl befeuchten, zieht das Öl schneller ein. Liegt kein niederer Blutdruck vor, eignet sich *Rosmarinhydrolat.*

Schlaflosigkeit

Meist sind schlechte oder quälende Träume sowie diffuse Ängste die Ursache von Schlafproblemen. Ein klärendes Gespräch mit einer einfühlsamen Hebamme kann Ihnen oftmals schon weiterhelfen. Achten Sie auch auf Ihre Schlafumgebung. Vielleicht benötigen Sie eine weichere Matratze oder reagieren verstärkt auf Erdmagnetfelder und Wasseradern.

Katzenschlaf und häufiges Aufwachen allerdings sind kein behandlungsbedürftiger Zustand, sondern ein Umstellmechanismus auf die kommende Stillzeit.

Um zu einem geruhsameren Schlaf zu finden, lassen Sie am besten eine halbe Stunde vor dem Zubettgehen ein beruhigendes ätherisches Öl bzw. eine Duftmischung in der Duftlampe verdampfen.

Sehr empfehlen kann ich Ihnen ein Bad mit der Duftmischung *Entspannungsbad*. Ich wünsche Ihnen, dass das darin eingemischte **Zedern**öl, das aus dem Holz der Atlaszeder gewonnen wird, Ihnen die nötige Bettschwere verschafft und Sie ausdauernd schlafen und ruhen lässt, so wie ein Haus mit Zedernholzschindeln vor jeglicher Wetterunbill geschützt ist. Das Öl besteht fast ausschließlich aus sogenannten Sesquiterpenen, einer chemischen Stoffgruppe, die bekannt ist für ihre ausgleichende und entspannende Wirkung. Nur die Haltbarkeit des Zedernöls entspricht so gar nicht dem des Holzes, denn es oxidiert schnell. Außerdem wird es leider häufig mit minderwertigen Wacholderarten gepanscht. Wie gut also, dass Sie sich bei den *Stadelmann®-Aromamischungen* jederzeit darauf verlassen können, dass die Qualität der Einzelöle vor dem Mischen gründlich geprüft wurde.

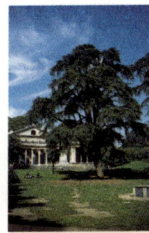

Entspannungsbad

Kamille römisch, Lavendel, Mandarine, Rosengeranie, Sandelholz, **Zeder** (Badesalz: Jojobawachs; Totes-Meer-Salz. Dusch & Ölbad: neutrale Grundlage; Sesamöl)

Beruhigende, krautig-blumig riechende Mischung, die insbesondere in Zeiten von Stress und Unruhe Halt und Zuversicht gibt.

2–3 EL für ein abendliches Aromabad. Beim Salzbad anschließend gründlich abduschen.

Fußbad ausgleichend

Angelikawurzel, Benzoe Siam, Lavendel, Manuka, Melisse, Neroli, Thymian (Badesalz: Totes-Meer-Salz; Jojobawachs. Ölbad: neutrale Grundlage; Sesamöl)

Duftet zart krautig und wirkt angenehm balsamisch. Ideal zur abendlichen Fußpflege.

2 TL für ein Fußbad. Die Füße zum Schluss gründlich abspülen.

 Fast schon eine Einschlafgarantie: Bei kalten Füßen das Fußbad mit nassen Schlafsocken kombinieren. Dazu tränken Sie Baumwollsocken in dem Fußbad, wringen sie sehr gut aus und ziehen sie an. Darüber ziehen Sie trockene dicke Schafwollsocken (sie müssen die Baumwollsocken ganz überdecken) und dann geht es ab ins Bett. Vermutlich wachen Sie dabei erst morgens (mit trockenen Socken) wieder auf!

Fußcreme ausgleichend

Aloe-Vera in Rapsöl; Bienen-, Wollwachs; Sheabutter; Melissen-, Rosenhydrolat; Melisse, Neroli, Thymian, Zitrone

Duftet zart krautig und wirkt angenehm balsamisch. Ideal zur abendlichen Fußpflege.

 Die Füße nach dem Fußbad (siehe S. 137) mit der Fußcreme einmassieren.

 Eine Fußreflexzonenbehandlung mit der Fußcreme bringt Entspannung und löst auch Angstblockaden.

Geborgenheit

Benzoe Siam, Iris, Jasmin, Lemongras, Melisse, Orange, Vanille (Naturparfüm in Jojobawachs)

Ein blumiger, samtig einhüllender und lieblicher Duft lässt die beruhigende und stärkende Wirkung dieser Ölmischung sofort erahnen. Sie vermittelt Schutz und Zuversicht, insbesondere bei Erschöpfung und Abgespanntheit.

 5–7 Tr. der reinen ätherischen Ölmischung in der Duftlampe oder im Vernebler abends eine halbe Stunde vor dem Zubettgehen verdampfen.

25–30 Tr. des Naturparfüms in der Duftlampe oder im Vernebler abends eine halbe Stunde vor dem Zubettgehen verdampfen. Bitte beachten Sie, dass durch das enthaltene Jojobawachs Wachsrückstände zurückbleiben, die entfernt werden müssen.

 10–15 Tr. des Naturparfüms in 1–2 EL Honig oder Sahne vermischt ins Badewasser geben für ein abendliches Aromabad vor dem Schlafengehen.

 Die reine ätherische Ölmischung nicht unverdünnt auf die Haut auftragen.

Luftikus

Honigwabe, Kamille römisch, Mandarine, Narde, Sandelholz (Naturparfüm in Jojobawachs)

Das Naturparfüm mit dem süßen, samtig-weichen Duft beruhigt nicht nur Babys und Kleinkinder, sondern auch die (werdende) Mutter.

 Anwendung siehe *Geborgenheit*.

 Die reine ätherische Ölmischung nicht unverdünnt auf die Haut auftragen.

Schwangerschaftsstreifen

Schwangerschaftsstreifen können nicht vermieden werden, wenn eine entsprechende Veranlagung besteht. Aber durch regelmäßige Massage können Sie eine Stärkung des Bindegewebes erreichen und somit zumindest eine Verschlimmerung verhindern. Bereits vorhandene Streifen lassen sich leider auch durch eine Massage nicht mehr wegzaubern.

Um Schwangerschaftsstreifen vorzubeugen ist es wichtig, dass

Sie frühzeitig mit einer regelmäßigen Bauch- und Brustmassage beginnen, die das Gesäß und die Oberschenkel miteinbezieht. Meist wird Ihnen dies ab der 20. Schwangerschaftswoche zum Bedürfnis.

Als Massageöl empfehle ich Ihnen natürlich vor allem das *Schwangerschaftsstreifenöl*. Wenn Sie mit dem Duft nicht einverstanden sind, dann versuchen Sie es zu einem späteren Zeitpunkt noch einmal oder weichen auf eines der anderen Öle aus. Ganz typisch ist, dass im Verlauf der Schwangerschaft unterschiedliche Duftnoten bevorzugt werden, so wie auch die einzelnen Schwangerschaftsmonate von verschiedenen Themen geprägt sind. Hinzu kommt, dass sich aufgrund der hormonellen Veränderungen Düfte auf der Haut von Zeit zu Zeit ganz unterschiedlich entfalten. Es gibt sicher Tage, an denen Sie am liebsten in **Rose** baden würden – neben Neroli und Lavendel eine der Hauptkomponenten des *Schwangerschaftsstreifenöl*s –, dann wiederum Tage, an denen Sie dem Duft der Liebe mehr oder weniger bewusst aus dem Weg gehen. Wie im Leben sonst auch, ist eben nicht immer alles nur Harmonie, und beständig ist nur die Veränderung.

Wenn Sie Ihren Bauch massieren, ist nicht die Menge des Öls entscheidend, sondern die Intensität und Häufigkeit der Anwendung. Eine Bauchzupfmassage wirkt durchblutungsfördernd und gewebestärkend, ist aber meist nur in den ersten Monaten der Schwangerschaft gut möglich. Später, wenn der Bauch immer größer wird und die Bauchdecke immer mehr spannt, lässt sich eine kreisende und leicht knetende Massage ausführen, am besten im Stehen oder im Liegen (die Beine dabei anwinkeln). Bei der täglichen Hautpflege können Sie während der gesamten Schwangerschaft das Öl mit kreisenden Bewegungen im Uhrzeigersinn auftragen. Beginnen Sie rund um den Bauchnabel und lassen Sie die Kreise immer größer werden, bis sie schließlich den gesamten Bauch umrunden.

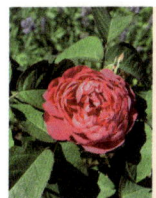

Schwangerschaftsstreifenöl

Mandel-, Nachtkerzen-, Sonnenblumen-, Weizenkeimöl; Ho-Holz, Lavendel, Linaloe, Neroli, **Rose**

Das frische, krautige, leicht blumig duftende Massageöl
wirkt entspannend und fördert die Elastizität der Haut.

 Bauch, Brust und Oberschenkel wie oben beschrieben ab
etwa der 16.–20. Schwangerschaftswoche täglich 1–2 Mal
intensiv einmassieren. Zuvor die Haut mit *Neroli-*, *Rosen-* oder
Melissenhydrolat befeuchten oder Hydrolat und Öl entweder
gebrauchsfertig in einer Sprühflasche mischen lassen oder
vor dem Auftragen in einem Massageölschälchen vermischen
oder gebrauchsfertig in einer Sprühflasche herstellen lassen
(im Verhältnis von ca. ⅓ Hydrolat zu ca. ⅔ Ölmischung).

Körperöl entspannend

Mandel-, Sesam-, Weizenkeimöl; Jojobawachs; Kamille römisch, Neroli,
Rose, Zeder

Schwangere nehmen dieses blumig-weiche Öl gerne als Schwangerschaftsstreifenöl, insbesondere dann, wenn Anspannung und Gereiztheit ihren

Alltag bestimmen oder wenn ihnen der Duft des *Schwangerschaftsstreifenöls*
nicht zusagt. Die Öle in dieser Mischung entfalten eine beruhigende und
schützende Wirkung.

 Anwendung siehe *Schwangerschaftsstreifenöl*.

Schwangerschaft

Rosengeranie-Lavendel-Massageöl

Ringelblumen in Mandel-, Sesam-, Walnussöl; Jojobawachs; Lavendel,
Rose, Rosengeranie, Weihrauch

Der blumig-weiche Duft mit der Rosennote wirkt beruhigend und erdend.
Er ist anstelle von *Schwangerschaftsstreifenöl* vor allem für Frauen geeignet,
die zu vorzeitigen Wehen neigen, oder bei Mehrgebärenden, deren Haut
schon Dehnfähigkeit genug besitzt und auf das Weizenkeimöl verzichten
kann.

 Anwendung siehe *Schwangerschaftsstreifenöl*.

Schwangerschaftsübelkeit

Ursache von Schwangerschaftsübelkeit ist meist eine erhöhte Produktion des Schwangerschaftshormons, was jedoch hinsichtlich der
Schwangerschaft ein erwünschter und positiver Zustand ist. Oftmals
schützen die typischen Schwangerschaftsgelüste vor dieser Übelkeit,
deshalb sollten Sie diese Begehrlichkeiten ruhig zulassen. Aber auch
das Absetzen von Nikotin und Koffein kann zu Entzugserscheinun-
gen wie Übelkeit und Erbrechen führen und sollte dann entsprechend therapiert werden, idealerweise homöopathisch und mit
Akupunktur. Es ist außerdem sicher hilfreich zu wissen, dass 90 %
der Schwangeren ab der 12. Schwangerschaftswoche von diesem
Übel wieder befreit sind.

Suchen Sie ruhig das Gespräch mit Ihrer Hebamme und bitten
Sie sie im Bedarfsfall um einen Hausbesuch, wenn es Ihnen mal wieder hundeelend geht. Sie wird Ihnen sicher Trost und Zuversicht
entgegenbringen und weiß bestimmt Rat, wenn weitere Hilfen und
Unterstützung notwendig werden. Vielleicht kommen verborgene
Ängste oder Probleme zur Sprache, die sich hinter der Übelkeit verbergen.

Ätherische Riechfläschchen sind bei Übelkeit eine uralte bewährte Methode. Meine erste Wahl ist in diesem Fall die Ölmischung *Andere Umstände*. Darin finden Sie **Lemongras**öl aus Asien, das als Einzelöl einen zitronigen, süßlich bis scharfen Duft verbreitet. Trotz seines Namens hat Lemongras rein botanisch betrachtet mit Zitronen nichts gemein. Vielmehr führte der zitronenartige Geschmack der Gewürzpflanze zu der Namensgebung.

Sollte Ihnen die Aromamischung nicht zusagen, so suchen Sie aus den anderen aufgeführten Aromamischungen den Duft aus, den Sie am ehesten riechen können. Dieser wird dann auch genau der richtige für Sie sein.

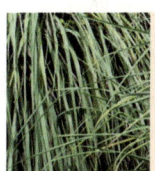

Andere Umstände

Cajeput, **Lemongras**, Limette, Neroli, Orange, Rosmarin, Sandelholz (Naturparfüm in Jojobawachs)

Der frische und doch erdige Duft wirkt ausgleichend auf Ihren Kreislauf und muntert auf.

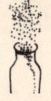

Die reine ätherische Ölmischung tut als Riechfläschchen nach Bedarf gute Dienste.

Von der reinen ätherischen Ölmischung ca. 5–7 Tr. in die Duftlampe oder den Vernebler geben.

Beim Naturparfüm genügt es, 1 Tr. im Nacken, auf dem Sonnengeflecht und/oder auf dem Puls am Handgelenk aufzutragen. Meist ist eine häufige Anwendung in kurzen Zeitabständen, ca. 1–2-stündlich, erforderlich.

2 Tr. des Naturparfüms mehrmals täglich auf dem Oberbauch einreiben.

Morgens ein Aromabad: Dazu 7–9 Tr. der reinen ätherisch Öl-mischung oder 1 TL vom Naturparfüm mit 1 Tasse Salz oder 2 EL Honig mischen. Das kann helfen, den Tag zuversicht-licher anzugehen.

Nicht bei Bluthochdruck oder Epilepsie anwenden.

Konzentrationsöl frisch

Ho-Holz, Linaloe, Myrte, Nanaminze, Pfefferminze (Hautspray: Pfeffer-minz-, Rosenhydrolat; Ethanol)

Der frische minzige Geruch macht alle müden Geister und Liebhaberinnen von Pfefferminzduft wach. Die Erfahrung zeigt, dass er insbesondere bei enormer Übelkeit und Schwindelgefühl hilfreich ist, die von reichlich Spei-chelfluss und niederem Blutdruck bzw. Kreislaufschwäche begleitet werden.

Ca. 5–7 Tr. der ätherischen Ölmischung in der Duftlampe oder im Vernebler. Achten Sie jedoch darauf, welche Personen dadurch passiv mitbehandelt werden!

5 Tr. in 5 ml Jojobawachs mischen und nach Bedarf mehrmals täg-lich anwenden, indem Sie die Mischung auf die Schläfe, hinters Ohr, den Nacken, auf dem Sonnengeflecht, der Kniekehle oder auf den Pulsbereich am Handgelenk auftragen.

2 Tr. in ein fettes Pflanzenöl vermischt mehrmals täglich auf dem Oberbauch einreiben.

Während einer homöopathischen Behandlung nur in Absprache verwenden.

Die reine ätherische Ölmischung nicht unverdünnt auf die Haut auftragen.

Zitruskorb

Grapefruit, Limette, Orange, Pfefferminze, Zitrone

Der minzig-frische, fruchtige Duft ermuntert und belebt müde Geister.

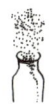 Als Riechfläschchen nach Bedarf.

 In der Duftlampe oder im Vernebler dürfen Zitrusöle immer etwas höher dosiert werden, so auch diese reine ätherische Ölmischung: z. B. 7–9 Tr.

Grapefruit komplett

Der fruchtige, volle Duft erfrischt und belebt. Er macht vielleicht wieder Appetit auf Speisen, die bekömmlich für Sie sind.

 Anwendungen siehe *Zitruskorb*.

 Reines ätherisches Öl – nicht unverdünnt auf die Haut auftragen.

Neroli 10 % in Jojobawachs

Jojobawachs; Neroli

Das ätherische Öl der Orangenblüten wirkt beruhigend, ausgleichend und kreislaufstabilisierend. Als »Erste-Hilfe-Öl« hindert es den Magen am Rotieren.

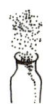 Als Riechfläschchen nach Bedarf.

Schwangerschaft

Als Naturparfüm: 1 Tr. im Nacken, auf dem Sonnengeflecht und/
oder auf dem Puls am Handgelenk auftragen. Meist ist eine häufige Anwendung in kurzen Zeitabständen, ca. 1–2-stündlich, erforderlich.

Senkungsbeschwerden

Zu Senkungsbeschwerden kann es im letzten Drittel der Schwangerschaft kommen. Insbesondere bei Mehrlingsschwangerschaften, bei
übergroßen Kindern sowie bei kleinwüchsigen und bindegewebs-
schwachen Frauen wird der Druck auf den Beckenboden manchmal
recht heftig, dieser kann dann Senkwehen oder sogar Geburtswehen
auslösen.

Bei akuten Problemen hilft es, in den Vierfüßler-Stand zu gehen.
Dabei sollten Kopf und Schultern möglichst nahe zum Boden gebracht und das Becken hochgestreckt werden, so wird eine schnelle
Druckentlastung erreicht. Ganz generell ist regelmäßiges Beckenbodentraining langfristig hilfreich und wichtig. Lernen Sie vor allem, Ihren Beckenboden bei körperlich belastenden Arbeiten anzu-
spannen. Ihre Hebamme zeigt Ihnen gerne die entsprechenden
Übungen. Beenden Sie diese Übungen, wenn keine Beschwerden
mehr vorhanden sind, und lassen Sie zum Geburtstermin auch mit
den festigenden Beckenbodenübungen nach, denn dann geht es ja
ums Weichsein.

Um das Gewebe zu stärken und somit den Druck nach unten
vielleicht etwas zu mildern, empfehle ich Ihnen, das *Körperöl kräftigend* regelmäßig anzuwenden. Bei diesem Körperöl werden Sie zunächst den herben Duft der Zeder wahrnehmen, der aber auf der
Haut der frischen, süßlich-blumigen Kombination von Grapefruit,
Myrte und **Neroli** Platz macht, während die süßlich-krautige Note
von Muskatellersalbei weit im Hintergrund bleibt.

Das kostbare Neroliöl wird aus den Blüten des Bitterorangenbaums gewonnen. Sollten Sie einmal die Gelegenheit haben, den herrlichen Duft eines in voller Blüte stehenden Orangenbaums zu genießen, dann werden Sie dieses Dufterlebnis nie mehr vergessen. Der Blütenduft von Bitterorange und süßer Orange ist übrigens zum Verwechseln ähnlich. Äußerst interessant finde ich auch, dass der Baum die Fähigkeit besitzt, zur gleichen Zeit Blüten und Früchte zu tragen.

Wenn Sie Zeit und Lust haben, bietet Ihnen das rein ätherische *Myrte-Rosengeranie-Öl* die Gelegenheit, sich Ihre Aromaanwendungen selbst zu mischen, dies insbesondere an Tagen, die mit körperlicher Anstrengung verbunden sind. Drei bis vier Wochen vor dem zu erwartenden Geburtstermin sollten Sie die festigenden Anwendungen beenden.

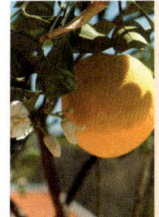

Körperöl kräftigend

Ringelblumen in Mandel-, Aprikosenkern-, Sonnenblumenöl; Grapefruit, Muskatellersalbei, Myrte, Neroli, Zeder

Ein herber, frischer und kräftiger Duft prägt dieses Massageöl. Es festigt die Muskulatur und gibt der Seele Kraft und Zuversicht.

 1–2 Mal täglich damit die Oberschenkelinnenseite und das Gesäß einreiben.

 Für ein Sitzbad 2 TL mit 1–2 EL Honig und/oder Sahne vermischen und zusätzlich ca. 100 g Totes-Meer-Salz zugeben, denn Salz stärkt das Bindegewebe. Nach dem Bad gründlich abduschen.

Schwangerschaft

Myrte-Rosengeranie-Öl

Myrte, Rosengeranie

Leicht blumiger, krautig-erfrischender Duft, der beckenbodenstärkende Maßnahmen unterstützt.

 2–3 Tr. zum täglichen Körperöl hinzufügen oder in 1 TL fettes Pflanzenöl mischen und damit die Oberschenkelinnenseite und das Gesäß morgens und abends einreiben.

 Für ein stärkendes Aromabad 5–7 Tr. in 1 EL Totes-Meer-Salz mischen und damit ein körperwarmes Sitzbad nehmen.

 Nicht bei Verdacht auf oder tatsächlichen früh- oder vorzeitigen Wehen anwenden.

 Reine ätherische Ölmischung – nicht unverdünnt auf die Haut auftragen.

Senkwehen

Etwa vier Wochen vor dem Ende der Schwangerschaft treten physiologisch bedingte Senkwehen auf, die von Erstgebärenden meist als unangenehm und von Mehrgebärenden noch heftiger verspürt werden. Sie sollen Mutter und Kind auf die Geburt einstimmen. (Lesen Sie mehr dazu in der »Hebammen-Sprechstunde«.)

Bei Senkwehen ist das Ziel aromatherapeutischer Anwendungen die Entspannung der Gebärmutter- und Beckenmuskulatur. Beenden Sie die Maßnahmen, wenn keine Beschwerden mehr auftreten. Ebenso sollten Sie kurz vor dem zu erwartenden Geburtstermin die entspannenden Bäder absetzen, denn nun dürfen die Senkwehen ja ruhig in Geburtswehen übergehen. Bei irgendwelchen Veränderungen oder neu dazukommenden Beschwerden fragen Sie bei Ihrer

Hebamme oder Ärztin nach, ob Sie die Anwendungen beibehalten dürfen.

Immer wieder erhalte ich die Bestätigung, dass ein Bad mit Totes-Meer-Salz und dem Zusatz von *Entspannungsbad* bei Senkwehen eine angenehme Linderung verschafft. Dazu trägt sicherlich auch die **Mandarine** mit ihrem süß-spritzigen und doch fruchtigen Öl bei, das aus der Schale der Frucht gewonnen wird und eine angenehm entspannende Wirkung hat. Dieses gut hautverträgliche ätherische Öl ist bei Kindern sehr beliebt und passt auch gut zu Aromamischungen für die Schwangerschaft. Unterstützt wird seine Wirkung von der römischen Kamille, Lavendel und Sandelholz – und natürlich auch vom Wasser. Gönnen Sie sich und Ihrem Kind diese Auszeit in der Badewanne.

Vergessen Sie aber nicht, dass es auch von Vorteil ist, wenn Sie und Ihre Gebärmutter trainieren. Zumal die Senkwehen Ihnen die Möglichkeit geben, die in der Geburtsvorbereitung erlernten Atem- und Entspannungstechniken zu üben.

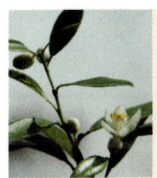

Entspannungsbad

Kamille römisch, Lavendel, **Mandarine**, Rosengeranie, Sandelholz, Zeder (Badesalz: Jojobawachs; Totes-Meer-Salz. Dusch & Ölbad: neutrale Grundlage; Sesamöl)

Beruhigende, krautig-blumig riechende Mischung, die entspannt und Halt und Zuversicht gibt.

Bei Bedarf ein körperwarmes Bad nehmen (2–3 EL). Weitere 250–500 g Totes-Meer-Salz zugeben. Anschließend gründlich abduschen.

Geburtsöl

Sesam-, Sonnenblumenöl; Jojobawachs; Jasmin, Muskatellersalbei, Rose, Ylang-Ylang

Die blumig duftende Mischung ist eigentlich als Massageöl für die Geburtsarbeit gedacht. Aber sie ist auch hilfreich bei Senkungsbeschwerden, wirkt wohltuend und ausgleichend bei Stimmungsschwankungen und kann hier gut zum Üben für den »Ernstfall« eingesetzt werden.

 Den Bauch und die Oberschenkel nach Bedarf damit einmassieren.

 Ein feuchtwarmer Bauchwickel intensiviert die Wirkung des Öls. Dazu ein Leinentuch in heißes Wasser eintauchen, anschließend gut auswringen. Auf den ganzen Bauch legen, darüber kommt eventuell Heilwolle und dann ein vorgewärmtes Handtuch, das rund um den Bauch reicht. Oder legen Sie einen *Woll-fühl®-Wickel* an. Den Wickel so lange einwirken lassen, wie er gut tut.

 Für ein Aromabad 1 EL der Aromamischung mit 2 EL Honig vermischen und ins Badewasser geben. 250–500 g Totes-Meer-Salz zugeben. Anschließend gründlich abduschen.

Körperöl entspannend

Mandel-, Sesam-, Weizenkeimöl; Jojobawachs; Kamille römisch, Neroli, Rose, Zeder

Der blumig-weiche Duft entfaltet eine beruhigende und schützende Wirkung, insbesondere bei Beschwerden, die durch Ärger und Aufregung entstanden sind.

 Anwendungen siehe *Geburtsöl*.

Massageöl entspannend

Aprikosenkern-, Mandel-, Sonnenblumenöl; Fenchel, Ho-Holz, Kamille römisch, Lavendel, Linaloe, Mandarine, Neroli

Würziger Kräuterduft vereint sich mit einer lavendeligen Fruchtnote für eine wohltuende Massage, wenn das *Körperöl entspannend* keine ausreichende Wirkung zeigt.

 Anwendungen siehe *Geburtsöl*.

Schwangerschaft

Steißlage

Normalerweise begeben sich fast alle Kinder um die 32. Woche herum mit ihrem Köpfchen in Richtung des Geburtskanals und bringen sich so in eine optimale Geburtsposition. Einige wenige Kinder jedoch sitzen auch in der 35. Schwangerschaftswoche noch in der Gebärmutterhöhle, befinden sich also in einer sogenannten Steiß- oder Beckenendlage. Eine Steißlage bedeutet nicht zwangsläufig einen Kaiserschnitt, wie sooft von manchen Ärzten und Kliniken vermittelt wird. Wenn die Geburtshelfer erfahren genug sind, ist auch bei Beckenendlage eine Spontangeburt möglich.

Um das Kind dennoch in die günstigere Kopflage zu bringen, ist es durchaus einen Versuch wert, das Kind vor dem Geburtstermin noch zu einem Purzelbaum zu bewegen. Dies kann eventuell mit Hilfe der »Indischen Brücke« gelingen: Dabei werden Bauch und Becken der am Boden liegenden Mutter für einige Minuten täglich möglichst hoch gelagert. Die Anstrengung dieser Stellung bewegt manche Kinder doch noch dazu, sich zu drehen. Diese Übung kann ab der 33./34. Schwangerschaftswoche durchgeführt werden. Bitten Sie Ihre Hebamme, Sie anzuleiten, damit Sie die Übung problemlos zu Hause durchführen können.

Eine weitere Methode aus dem Bereich der Akupunktur ist die

Moxibustion. Mehr darüber erfahren Sie in der »Hebammen-Sprechstunde«. Seien Sie trotzdem nicht enttäuscht, wenn es mit dem Purzelbaum nicht mehr klappt. Tatsächlich lassen viele Steiß-lagenkinder sich nicht mehr drehen, weil das mütterliche Becken zu eng ist oder aufgrund von uns oft unbekannten Komplikationen.

Mein »duftiger« Rat: Sie oder vielmehr Ihr Partner (oder die beste Freundin) können die »Indische Brücke« wirkungsvoll mit dem *Purzelbaumöl* unterstützen. Dies hat schon öfter zum Erfolg geführt. Bei diesem Massageöl wird Ihnen zunächst die zartgrüne Farbe auffallen, die von der Schafgarbe stammt. Sie prägt auch die krautig-herbe Duftnote, zusammen mit der Zeder. Außerdem wird Ihnen noch eine zart süßliche Duftkomponente auffallen, die vom Ylang-Ylang-Öl herrührt, aber vom **Lavendel** stark abgeschwächt wird. Ein typischer Lavendelduft ist es dann auch, der noch etwas länger auf der Haut zurückbleibt und Ihnen und Ihrem Kind wäh-rend der Massage mit dem *Purzelbaumöl* die Klarheit vermitteln will: So, wie du, Kind, dich entscheidest – Purzelbaum schlagen oder eben nicht –, ist es gut.

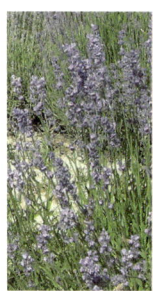

Purzelbaumöl

Mandel-, Sesamöl; Jojobawachs; **Lavendel**, Rose, Schafgarbe, Ylang-Ylang, Zeder

Ein blumiger, weicher Duft, der sich beim zweiten Riechen in einen zarten Holzduft verwandelt und seine Sinnlichkeit trotzdem nicht verliert. Er zeigt dem Un-geborenen den Weg ins helle Licht. Zur Unterstützung der »Indischen Brücke«, um das Kind in Kopflage zu bringen.

Einfühlsame tägliche Bauchmassage durch den Partner in »Purzelbaumrichtung«. Die Hebamme zeigt Ihnen, wie es geht.

Vaginalsoor

Das Scheidenmilieu ist in der Schwangerschaft anfällig für Candida-
erreger. Das sind Hefepilze, die bei Befall starken Juckreiz, Brennen
und einen verstärkten grau-weißlichen Ausfluss auslösen können.
Ursache für einen Vaginalsoor, wie die Infektion mit Scheidenpilzen
genannt wird, sind häufig Stress, Anämie, eine vorausgegangene
Antibiotikabehandlung, aber auch eine zu zuckerreiche Ernährung.
Es ist wichtig, diesen Soor vor der Geburt erfolgreich zu behandeln,
denn das Neugeborene kann sich während der Geburt infizieren
und an Mund- und Windelsoor erkranken.

Wenn Sie wiederholt an Pilzinfektionen leiden, sollten Sie Stress
meiden, da dies zu einem erneuten Ausbruch führen kann. Ebenso
sollten Sie ihren Zuckergenuss und den Säure-Basen-Haushalt kontrollieren. Luftdurchlässige Textilien aus Baumwolle, besser Seide
und Seide-Wolle-Gemisch, und den Beckenboden stärkende Übungen sind ebenso wichtig wie ausgewogene Ernährung und kühle
Waschungen. Diese Maßnahmen machen deutlich, dass auf jeden
Fall eine ganzheitliche Vorbeugung bzw. Behandlung notwendig ist,
um dem Vaginalsoor zu begegnen (Ausführliches hierzu lesen Sie in
»Die Hebammen-Sprechstunde«). Die Aromatherapie ist hier einer
von mehreren, sich gegenseitig ergänzenden Behandlungswegen.

Aus aromatherapeutischer Sicht bewährt hat sich die Benutzung
des *Rose-Teebaum-Hydrolats,* aber auch die von mir häufig empfoh-
lene Behandlung mit Sitzbädern, denen *Rose-Teebaum-Essenz* hinzugefügt wird. Für die alltägliche Intimpflege außerhalb einer akuten Infektion halte ich das *Rosenhydrolat* für am besten geeignet.

In den Rose-Teebaum-Rezepturen findet sich auch das ätherische Öl der **Manuka,** einer in Neuseeland heimischen Strauchpflanze. Ihr Öl zählt sicher nicht zu den beliebtesten Düften, denn es
riecht streng und holzig, wenn auch eine leicht fruchtige und warme
Note erkennbar ist. In einer Mischung ist es jedoch in geringen
Mengen wegen seiner antibakteriellen und antimykotischen Wirkung gut untergebracht. Sie können diese pflegeleichte Pflanze auch

auf Ihrem Balkon oder in Ihrem Garten halten. Sie müssen nur darauf achten, dass sie im Winter nicht erfriert und immer ausreichend Feuchtigkeit hat, dann werden ihre kleinen Blüten Ihnen fast das ganze Jahr über Freude bereiten.

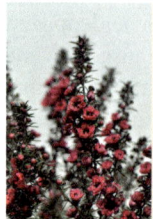

Rose-Teebaum-Hydrolat

Immortellen-, Rosen-, Teebaumhydrolat; Lavendel, Manuka, Rose, Teebaum

Das Pflanzenwasser mit den bewährten Inhaltsstoffen der *Rose-Teebaum-Essenz* besitzt einen nur leicht krautigen und erdigen Duft. Es eignet sich zur begleitenden Behandlung und zum Einsatz im Genitalbereich.

 Häufige Anwendungen (anfangs stündlich, später 3 Mal täglich) im Genitalbereich lindern die Beschwerden. Ideal ist die Anwendung mit einer Frauendusche, in der das Hydrolat 1:1 mit keimfreiem Wasser verdünnt wird.

 Bei Juckreiz im Labienbereich mehrmals täglich äußerlich anwenden.

Intimpflegespray

 Anwendung siehe Kapitel Intimpflege S. 111 – 113

Rose-Teebaum-Essenz

Lavendel, Manuka, Rose, Teebaum

Das krautig, herb-erdig duftende All-Heil-Mittel gehört in jede Hausapotheke, weil damit nicht nur Pilzinfektionen unterstützend behandelt werden können, sondern Wunden, Warzen, Verbrennungen, Insektenstiche und vieles mehr damit gepflegt werden können.

3 Mal täglich ein körperwarmes Sitzbad nehmen. Dazu 5 Tr. *Rose-Teebaum-Essenz* in 1 EL Totes-Meer-Salz vermischen und zusammen mit einer eingeritzten Knoblauchzehe dem Badewasser zugeben.

 3 Tr. mit ca. 1 TL Nachtkerzenöl vermischen und die Vaginalhaut damit einölen.

 Eine wirksame Alternative stellen **Vaginalovula** auf der Basis von Shea- oder Kakaobutter mit ätherischen Ölen dar. Fragen Sie Ihre Apotheke und lassen Sie sich Ihre »Bio-Ovula« mit bewährten Rezepturen herstellen, z.B. 1 Tr. Rose, 5 Tr. Lemongras, 3 Tr. Manuka, 5 Tr. Palmarosa in 30 g Shea- und Kakaobuttergrundlage. Oder es wird eine individuelle Rezeptur auf der Grundlage eines Aromatogramms für Sie erstellt.

Verstopfung

Verstopfung ist eine häufige Begleiterscheinung während der Schwangerschaft. Zum einen verlangsamt sich die normale Darmbewegung (Peristaltik) aufgrund der Hormonsituation, zum anderen durch die Hypotonie der glatten Muskulatur, zu der auch der Darm gehört. Auslöser kann ebenso das Absetzen von Nikotin und Koffein sein. Eine Verstopfung sollte trotzdem ernst genommen werden, denn eine vermehrte Darmperistaltik – als Überreaktion auf den vollen Darm – kann immer wehenauslösend wirken.

Behalten Sie lieber weiterhin Ihre morgendliche Tasse Kaffee bei, anstatt Abführmittel einzunehmen. Mit bewusster Ernährung, ausreichend Bewegung und einer Kolonmassage können Sie meist schon Besserung erzielen (lassen Sie sich von Ihrer Hebamme oder einer Masseurin zeigen, wie eine Kolonmassage richtig angewendet wird). Und nehmen Sie sich ausreichend Zeit für den Toilettengang.

Am besten halten Sie Ihren Darm in Schwung, wenn Sie sich ballaststoffreich ernähren und darauf achten, täglich zwei bis drei

Liter Flüssigkeit zu sich zu nehmen. Verwenden Sie bei der Speise-
zubereitung ausschließlich kaltgepresste Öle, z. B. Raps- oder Leinöl,
am besten, Sie nehmen zweimal täglich einen Teelöffel davon ein.
Ein Glas lauwarmes Leitungswasser am Morgen bewirkt ebenfalls
Wunder. Der Verzehr von Trockenpflaumen, Pflaumensaft, Lein-
samen oder Weizenkleie regt die Darmtätigkeit zusätzlich an. Weitere Ernährungstipps mit Rezepten für Schwangerschaft und Stillzeit
finden Sie in dem Buch »Ernährung für dich und mich« von Natalie
Stadelmann.

Wenn Sie an Verstopfung leiden, kann ich Ihnen eine Bauchmassage mit *Fenchel-Kümmel-Öl für Kinder* oder auch *Kamille-Fenchel-
Öl* wärmstens empfehlen. Sie wird Ihnen wohltuende Linderung
bringen.

Als Namensgeber für diese Mischungen stand das süß-warm
duftende **Fenchel**öl, das mittels Wasserdampfdestillation aus den
Fenchelfrüchten gewonnen wird, Pate, auch wenn die anderen ein-
gemischten Gewürzöle die gleiche blähungswidrige Wirkung zeigen. Beim Fenchelöl wird ausschließlich der süße Fenchel verarbeitet, denn dieser ist nahezu frei von Fenchon, einem Inhaltsstoff, der
zur Gruppe der Ketone zählt und als neurotoxisch gilt. Doch bei
meinen Aromamischungen können Sie unbesorgt sein, denn hier
wird bereits beim Einkauf streng auf die richtige Qualität geachtet
und das Fenchelöl im hauseigenen Labor noch einmal geprüft.

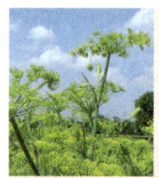

Fenchel-Kümmel-Öl für Kinder

Mandel-, Nachtkerzenöl; Anis, **Fenchel**, Koriander,
Kreuzkümmel

Die Würze von Anis, Fenchel, Kümmel und Koriander
regt die Verdauungsenzyme an.

Morgens und abends eine Bauchmassage im Uhrzeigersinn
(!) durchführen.

Bei akuten Beschwerden einen feuchtwarmen Bauchwickel anfertigen: 1 TL der Aromamischung in 2 TL Honig vermischen, ein Baumwolltuch oder eine Kompresse damit bestreichen und als Wickel auflegen. Oder direkt den Bauch mit dem Öl einmassieren und ebenfalls mit einem feuchtwarmen Wickel kombinieren. Dazu ein Leinentuch in heißes Wasser eintauchen, anschließend gut auswringen. Auf den einmassierten Bauch bzw. die Kompresse legen. Das Ganze mit einem vorgewärmten Handtuch abdecken oder einen *Wollfühl®-Wickel* oder einen Hüftwärmer aus Wolle anlegen. Einwirken lassen, bis der Wickel sich abkühlt.

Kamille-Fenchel-Öl

Mandel-, Sesam-, Sonnenblumenöl; Jojobawachs; Bergamotte, Fenchel, Ho-Holz, Kamille römisch, Linaloe

Krautig-süße Duftmischung für eine entspannende, entkrampfende, beruhigende Massage an gestressten Tagen oder wenn der Bauch drückt.

Anwendungen siehe *Fenchel-Kümmel-Öl für Kinder*.

Nicht bei intensiver Sonneneinstrahlung anwenden, da die Mischung Zitrusöl enthält.

Wadenkrämpfe

Wadenkrämpfe sind in der Schwangerschaft ein häufiges und unangenehmes, meist nächtliches Erscheinungsbild, das auf einen möglichen Magnesiummangel hinweist. In diesem Fall sollten Sie vor allem magnesiumreiches Mineralwasser trinken und mehrmals am Tag fünf geschälte Mandeln kauen. Sie können sich auch ein Magnesiumpräparat aus der Apotheke besorgen oder das Mineral als homöopathische Tiefpotenz einnehmen.

Mit regelmäßiger Bewegung, Schwimmen, durchblutungsfördernden Maßnahmen wie etwa kalten Güssen und venenstärkenden Übungen können Sie Krämpfen in den Waden ebenfalls wirkungsvoll vorbeugen.

Das abendliche Einreiben der Waden mit *Massageöl beruhigend* entspannt und beruhigt Ihre Beinmuskulatur. Wie in anderen Aromamischungen, so dient auch hier das **Sonnenblumen**öl als Grundlage für die ätherischen Öle, die sich in dem milden aromatischen Pflanzenöl gut entfalten können. Außerdem eignet es sich hervorragend zur Massage. Seine Herkunftsregionen sind Osteuropa und Russland, ebenso die Mittelmeerländer sowie Nord- und Südafrika. Das fette Öl, das mittels Kaltpressung aus Sonnenblumenkernen gewonnen wird, ist reich an Omega-6- und Omega-9-Fettsäuren, also ungesättigten Fettsäuren, die in der Hautpflege als regenerierend bezeichnet werden. Insbesondere der Gehalt an hautpflegender Linolsäure, die zu den Omega-6-Fettsäuren zählt, steigt umso mehr, je wärmer es im Anbaugebiet ist. Mehr zum Sonnenblumenöl finden Sie in dem Buch »Pflanzenöle« von Ruth von Braunschweig.

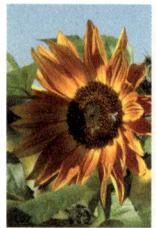

Massageöl beruhigend

Sesam-, **Sonnenblumen**öl; Jojobawachs; Ho-Holz, Kamille römisch, Lavendel, Linaloe, Majoran

Der krautige Duft des Majoran dominiert diese Ölmischung, deren entspannende und schmerzstillende Wirkung vor allem bei Muskelschmerzen und -verspannungen zum Einsatz kommt.

Massieren Sie morgens und abends Ihre Waden mit dem Öl.

Lavendel-Zypressen-Öl

Ringelblumen in Mandelöl; Lavendel, Lemongras, Myrte, Schafgarbe, Wacholderbeere, Zypresse (Pumpspray Schüttel-Emulsion: Myrten-, Rosenhydrolat)

Der krautige Duft ist eine Wohltat bei schweren und dicken Beinen, vor allem, wenn diese von Krampfadern beeinträchtigt werden. Er unterstützt durchblutungsfördernde, gefäßstabilisierende und entschlackende Maßnahmen. Empfindliche Haut erfährt eine wohltuende Pflege.

Reiben Sie damit Ihre Beine täglich morgens und abends herzwärts ein. Wichtig ist, die Haut unbedingt vorher anzufeuchten bzw. die Ölmischung mit nassen Händen einzustreichen. Anstatt Wasser empfiehlt es sich, *Melissen-* oder *Myrtenhydrolat* zu verwenden, die eine leicht kühlende und adstringierende Wirkung besitzen und so das *Lavendel-Zypressen-Öl* unterstützen. Bei niederem Blutdruck und stabiler Schwangerschaft, wenn also keine vorzeitige Wehentätigkeit auftritt, werden Sie insbesondere an heißen Sommertagen *Pfefferminzhydrolat* als kühlende Ergänzung schätzen.

Massageöl entspannend

Aprikosenkern-, Mandel-, Sonnenblumenöl; Fenchel, Ho-Holz, Kamille römisch, Lavendel, Linaloe, Mandarine, Neroli

Würziger Kräuterduft vereint sich mit einer lavendeligen Fruchtnote für eine wohltuende Massage.

Anwendung siehe *Massageöl beruhigend*.

Schwangerschaft

Allgäuer-Öl

Calophyllum inophyllum, Johanniskraut in Oliven-, Sesamöl; Jojobawachs; Cajeput, Immortelle, Latschenkiefer, Lavendel, Weißtanne

Die süßlich-herbe, aber auch frische Duftmischung vermittelt zunächst eine leichte Kühlung und wird dann durch seine sanfte erwärmende Wirkung zu einem Schmerzöl, das wunderbar entspannt, entkrampft und beruhigt.

 Anwendung siehe *Massageöl beruhigend*.

Wehentätigkeit, frühzeitige/ Frühgeburtsbestrebungen

Solange Sie nicht stationär aufgenommen werden, kann die Situation nicht ganz so akut sein! In vielen Fällen wird die Diagnose voreilig gestellt und führt bei den werdenden Müttern zu Unsicherheit und unnötigen Ängsten. Sollte bei Ihnen eine frühzeitige Wehentätigkeit einsetzen, dann sollten Sie sich unbedingt von Ihrer Hebamme beraten und betreuen lassen. Bei ernst zu nehmenden Beschwerden macht sie sicher auch einen Hausbesuch.

Seit Jahren erhalte ich dankbare Zuschriften von Frauen, denen das *Toko-Öl* von ihrer Hebamme oder Frauenärztin empfohlen wurde. Es wird sowohl im ambulanten wie im stationären Bereich erfolgreich zur Unterstützung der Tokolysebehandlung (Wehenhemmung) eingesetzt. Entspannungsbäder und Duftlampe oder Vernebler wirken als zusätzliche Hilfe. Das *Toko-Öl* enthält ein eher unbekanntes, aber hier wirkungsmitbestimmendes Öl, das zudem gut hautverträglich ist: **Majoran**ol. Es wird in Ägypten aus dem süßen Majoran gewonnen und hat einen warmen, krautig-würzigen Duft, der neben Lavendel und der leicht blumigen Note von Linaloefrucht, Linaloe- und Ho-Holz das Aroma des Toko-Öls prägt. Beim Einkauf wird streng darauf geachtet, dass nicht versehentlich Origanumöl geliefert wird. Jenes stammt vom wilden Majoran, der hautreizend wirken kann und deshalb für diese Mischung überhaupt nicht geeignet wäre. So zeigt sich bei der Herstellung der Aromamischungen immer wieder: Vertrauen ist gut, Kontrolle ist besser! Auch Sie sollten eine gesunde Balance zwischen dem Vertrauen in Ihr Kind und der Kontrolle durch Hebamme und Arzt finden. Seien Sie aber vor allem zuversichtlich.

Wie in meinem Buch »Die Hebammen-Sprechstunde« beschrieben, sind Kräutertees und das passende homöopathische Arzneimittel, das Ihre Hebamme in meinem Fachbuch »Homöopathie im Hebammenalltag« nachschlagen kann, eine bewährte Ergänzungstherapie zu Aromaölen und lassen Sie wieder guter Hoffnung sein.

Schwangerschaft

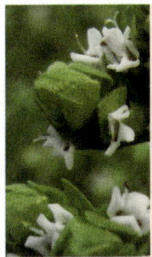

Toko-Öl

Mandel-, Nachtkerzen-, Weizenkeimöl; Ho-Holz, Lavendel, Linaloe, Majoran

Das Körperöl mit seinem frischen, krautigen Charakter entspannt die Muskulatur, beruhigt die Sinne und weckt die Zuversicht. Die Behandlung wird abgesetzt, wenn die Kontraktionen unwirksam sind oder die letzten vier Wochen der Schwangerschaft erreicht sind.

In akuten Situationen stündlich, ansonsten ab mittags mehrmals täglich auf den Bauch von unten nach oben einstreichen.

Warmer Umschlag vor allem abends bzw. dann, wenn die Wehentätigkeit wieder einmal zu heftig wird oder der Alltag zu anstrengend war. Dazu zunächst den Bauch mit dem Öl einstreichen. Dann ein Leinentuch in heißes Wasser eintauchen, anschließend gut auswringen, sodass es mit angenehm temperierter Wärme auf den eingeölten Bauch gelegt werden kann, darüber kommt eventuell Heilwolle oder ein *Woll-*

fühl®-Wickel, sofern dieser noch über den schwangeren Bauch passt. Das Ganze mit einem vorgewärmten Handtuch abdecken. Den Wickel so lange einwirken lassen, wie er gut tut. Während der Anwendung am besten das Becken hoch lagern (mit einem Kissen unterstützen), damit das Kind keinen Druck auf den Muttermund mehr ausüben kann.

Das Öl als wehenhemmende Maßnahme nur unter Anordnung und in Absprache mit der Hebamme anwenden.

Babybad

Totes-Meer-Salz; Jojobawachs; Mandarine, Rose, Sandelholz, Vanille

Die Bademischung mit dem zarten vanillig-rosigen Duft entspannt und beruhigt.

Nehmen Sie 1–2 Mal täglich ein körperwarmes Bad. Die Zugabe von mindestens 500 g Totes-Meer-Salz unterstützt die tragende Wirkung des Wassers und verstärkt die schmerzerleichternde und entspannende Komponente des Bads. Anschließend gründlich abduschen.

Entspannungsbad

Kamille römisch, Lavendel, Mandarine, Rosengeranie, Sandelholz, Zeder (Badesalz: Jojobawachs; Totes-Meer-Salz. Dusch & Ölbad: neutrale Grundlage; Sesamöl)

Die beruhigende, krautig-blumig riechende Mischung, ob Salzbad oder das hautpflegende Ölbad, entspannt und gibt Halt und Zuversicht. Sie hilft, vermehrte Wehen bereits in ihren Anfängen abzuwenden.

Anwendung siehe *Babybad*.

Massageöl beruhigend

Sesam-, Sonnenblumenöl; Jojobawachs; Ho-Holz, Kamille römisch, Lavendel, Linaloe, Majoran

Ein krautiger Duft dominiert diese Ölmischung, die die Muskeln entspannt und beruhigt. Sie ist vor allem geeignet für Frauen, denen das *Toko-Öl* zu sanft zu sein erscheint. Das trifft meistens auf Frauen zu, die auch schwanger immer noch meinen, ihren Mann stehen zu müssen und deren Kind sich deshalb mit Frühgeburtsbestrebungen gegen den Stress wehrt.

 Anwendungen siehe *Toko-Öl*.

 Die Anwendungen werden abgesetzt, wenn die Kontraktionen unwirksam sind oder die letzten 4 Wochen der Schwangerschaft erreicht wurden.

Entbindungsduft

Benzoe Siam, Grapefruit, Ho-Holz, Jasmin, Linaloe, Mandarine, Rose, Sandelholz, Ylang-Ylang (Raumspray: Neroli-, Rosenhydrolat; Ethanol)

Die weiblich-süße Duftnote bringt Entspannung, Harmonie und hilft Dinge anzunehmen, wie sie sind.

 5–7 Tr. in der Duftlampe oder im Vernebler.

 1–2 Sprühstöße in ca. 20 cm Entfernung von der Nase setzen.

Neroli 10 % in Jojobawachs

Jojobawachs; Neroli

Das ätherische Öl der Orangenblüten wirkt beruhigend, ausgleichend und hilft, mit Ängsten besser umgehen zu lernen. Sein frischer Duft erinnert an Kölnisch Wasser.

Schwangerschaft

Ideal als Naturparfüm: Mehrmals täglich pur auftragen (siehe *Luftikus*).

 1 TL als Zusatz zum *Babybad* oder *Entspannungsbad* zufügen oder in 2 EL Honig oder Sahne vermischen und ins Badewasser geben.

Luftikus

Honigwabe, Kamille römisch, Mandarine, Narde, Sandelholz (Naturparfüm in Jojobawachs)

Der süße, samtig-weiche Duft des Naturparfüms wirkt beruhigend und entspannend.

 5–7 Tr. in der Duftlampe oder im Vernebler.

 1 Tr. vom Naturparfüm im Nacken, auf dem Sonnengeflecht und/oder auf dem Puls am Handgelenk auftragen. Eine häufige Anwendung in kurzen Zeitabständen, ca. 1–2-stündlich, fördert die Entspannung.

Wehenförderung (bei Überschreitung des Geburtstermins)

Zunächst sollten Sie und Ihr Partner im Gespräch mit der Hebamme die Terminfrage noch einmal abklären. Eine Ultraschall-Untersuchung genügt nicht, da die Fehlerquote zu hoch ist. Die Hebamme versucht dann im Gespräch und anhand einer Untersuchung zu erkennen, ob tatsächlich eine Überschreitung vorliegt. Die wenigsten Kinder werden am voraussichtlichen Termin geboren, vielmehr finden sehr viele Geburten in einem Zeitraum von zehn Tagen vor bzw. nach dem errechneten Termin statt. Eine Terminüberschreitung von zehn Tagen ist demnach völlig unbedenklich, erst danach kann von einer Übertragung gesprochen werden.

Um die Geburt Ihres Kindes bei einer Übertragung und vorhandener Geburtsbereitschaft auf natürliche Weise einzuleiten, versuchen Sie es zunächst mit wehenanregenden Selbstmaßnahmen wie der Stimulation der Brustwarzen und Geschlechtsverkehr. Neben einer Fußreflexbehandlung, einer Akupunktur oder einer aromatherapeutischen Uterusfundusmassage wird Ihnen Ihre Hebamme vielleicht auch den altbewährten Einlauf als Mittel zur Geburtseinleitung empfehlen (mehr dazu in »Die Hebammen-Sprechstunde«). Wie sooft lassen sich auch hier die Aromamischungen durch Kräuteranwendungen und homöopathische Arzneien ergänzen. Diese sogenannte Multi-Target-Therapie, also Anwendungen aus verschiedenen Substanzen mit unterschiedlichen Zielen, verbreitet sich inzwischen auch in der Phytotherapie als ganzheitliche Methode. Insbesondere in der Geburtshilfe, wenn oftmals nur wenige Stunden Zeit sind, ehe allopathische Maßnahmen greifen, lohnt es sich, alle Register der Naturheilkunde zu ziehen. Alle diese Maßnahmen sollten immer in Absprache mit Ihrer Hebamme erfolgen, damit eine kontinuierliche Überwachung von Mutter und Kind gegeben ist.

Als Hebamme bin ich immer wieder dankbar, wenn eine aromatherapeutische Anwendung mit dem *Ut-Öl* ausreicht, um dem Kind zu vermitteln, sich doch besser von alleine auf den Weg in die große, weite Welt zu machen. Die Erfahrungen der vergangenen Jahre haben gezeigt, dass das *Ut-Öl* sich vor allem dann bewährt, wenn der Muttermund geburtsreif ist. Die unten aufgeführten Maßnahmen mit der Aromamischung und ihren erwärmenden und durchblutungsfördernden Ölen reichen in diesem Fall häufig völlig aus. Massagen, Einreibungen und Kompressen sind wohltuende An- und Zuwendungen, bei denen die ätherische Öle über die Haut in den Körper gelangen und bereits geringe Dosierungen ausreichen. Dagegen kann ich die leider zunehmende Unsitte, mit Aromamischungen oder gar reinen ätherischen Ölen im Vaginalbereich zu arbeiten, ganz und gar nicht gutheißen.

Schwangerschaft

Denken Sie auch daran, sich aus den Gewürzen des *Ut-Öls,* also Zimt, Nelke und **Ingwer,** einen Tee zuzubereiten und diesen kontinuierlich über den Tag verteilt zu trinken (mehr dazu finden Sie in meiner »Hebammen-Sprechstunde«). Die Aromamischung *Wintertag* wirkt zusätzlich unterstützend.

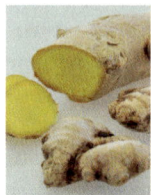

Ut-Öl

Weizenkeimöl; Eisenkraut Anden, **Ingwer**, Nelke, Zimt

Das würzig riechende Massageöl fördert die Durchblutung und Erwärmung der Muskulatur und kann auf diesem Weg eine Wehentätigkeit auslösen.

 Eine kräftige und in kurzen Abständen erfolgende Bauchmuskelmassage mit einer gleichzeitigen Einreibung im Bereich des Iliosakralgelenks wie auch der Füße durch die Hebamme kann das Kind ans Tageslicht locken. Sie können die erwärmende und stimulierende Wirkung des Öls noch steigern, wenn Sie vor der Massage Ihren Bauch oder Rücken mit heißem Wasser befeuchten und somit die Aufnahme des Öls beschleunigen.

 Oder Sie machen nach der Massage einen feuchtwarmen Leibwickel. Tauchen Sie dazu zwei Leinentücher in heißes Wasser, anschließend gut auswringen und so warm wie möglich auf Bauch und Rücken legen, darüber kommt eventuell Heilwolle oder ein warmer Kirschkernsack und dann ein vorgewärmtes Handtuch, das rund um Bauch und Rücken reicht. Den Wickel entfernen, wenn er nicht mehr als angenehm warm empfunden wird, und dann erneuern.

 Alternativ können Sie einen Heublumenwickel auflegen. Besorgen Sie sich dazu in der Apotheke eine Heublumenmischung und geben Sie diese in einen kleinen Kopfkissenbezug (40×40 cm) aus Baumwolle. Erhitzen Sie einen Kochtopf mit Wasser und legen Sie den Topfdeckel umgedreht auf den Topf. In die Vertiefung des Deckels legen Sie nun den

Heublumensack. Wenn er warm genug geworden ist, legen Sie ihn auf den Oberbauch und fixieren ihn mit einem vorgewärmten Handtuch, das rund um Bauch und Rücken reicht. Den Wickel entfernen, wenn er nicht mehr als angenehm warm empfunden wird, und dann erneuern.

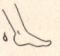

Zusätzlich zu den obigen Maßnahmen kann ein Fußbad mit einer anschließenden Fußmassage durchgeführt werden. Für das Fußbad 2 TL des *Ut-Öls* mit 2 EL Honig oder Sahne oder neutralem Duschgel vermischen und in sehr warmes Wasser geben. Anschließend folgt eine kräftige Massage der Fußsohlen, insbesondere im Bereich der Fersen und der Fußgelenke. Optimal wäre eine professionelle Fußreflexzonenmassage, die durch das Öl unterstützt wird. Danach warme Socken anziehen.

Die obigen Anwendungen können mehrmals täglich ausgeführt werden. Bei Wehenbeginn werden die Maßnahmen beendet.

Die Ölmischung nur unter fachlicher Begleitung einer Hebamme anwenden.

Wintertag

Eichenmoos, Eisenkraut Anden, Limette, Myrte, Sandelholz, Zeder

Die fruchtig, frisch und herb riechende Aromamischung mit der holzig-balsamischen Note macht Mut, verleiht Kraft und Ausdauer.

7–10 Tr. in der Duftlampe oder im Vernebler.

Schwangerschaft

Zahnfleischbluten

Zahnfleischbluten ist während der Schwangerschaft ein häufig auftretendes, hormonell bedingtes Erscheinungsbild. Achten Sie auf eine regelmäßige Zahnpflege, am besten mit einer weichen Bürste mit abgerundeten Borsten und Zahnseide. Außerdem empfiehlt es sich, möglichst gleich zu Beginn der Schwangerschaft eine professionelle Zahnreinigung durchführen zu lassen.

Zahlreiche positive Rückmeldungen haben mir bestätigt, dass das *Myrte-Rosengeranie-Öl* nicht nur in der Schwangerschaft hilfreich ist. Verwenden Sie es am besten immer als Zusatz bei Ihrer täglichen Zahnpflege.

In der rein ätherischen Aromamischung verbindet sich das Öl der zart blumig duftenden Rosengeranie mit dem der frisch, klar und krautig duftenden **Myrte.** Das Myrtenöl kann aus den peruanischen Anden in Peru, aus Marokko oder der Türkei stammen. Alle Myrtenöle haben nur zwei Dinge gemeinsam: einen ähnlich frischkrautig aromatischen Duft und dieselbe botanische Herkunftspflanze, die *Myrtus communis.* Ansonsten handelt es sich inhaltsstofflich gesehen um drei grundverschiedene Öle, wie bereits an den voneinander abweichenden Farbnuancen erkennbar wird. Das zeigt auch deutlich, welchen Einfluss die unterschiedlichen Boden- und Klimabedingungen auf die ätherischen Öle haben.

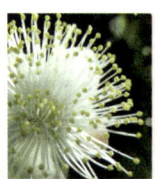

Myrte-Rosengeranie-Öl

Myrte, Rosengeranie

Leicht blumiger, krautig-erfrischender Duft, der das Bindegewebe festigt, adstringierend und somit wundheilend wirkt.

 Täglich zum Zähneputzen 1 Tr. auf die Zahnbürste geben.

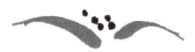

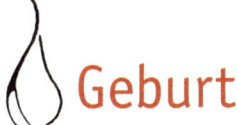

Geburt

Da Wohlbefinden für Entspannung sorgt und durch die positive Beeinflussung des vegetativen Nervensystems die Ausschüttung von Neurotransmittern angeregt wird, entsteht eine größere Schmerzerträglichkeit. Deshalb liegt es nahe, wohltuende ätherische Öle auch rund um die Geburt anzuwenden. Zwar gibt es kein einziges Duftöl, das den Geburtsschmerz wegzaubert, aber die Aromatherapie kann der Gebärenden vermitteln, dass sie fähig ist, die Geburt zu leisten. So wird der Geburtsschmerz zur Chance, um auch den anderen Herausforderungen des Lebens mit Durchhaltevermögen und Selbstbewusstsein zu begegnen.

Original-Stadelmann®-Aromamischungen und ätherische Einzelöle für die Geburt

Werden ätherische Öle geburtsunterstützend verwendet, dann bitte wie immer sparsam. Bei den nachfolgenden Aromaanwendungen ist dies bereits entsprechend berücksichtigt worden. (Mehr über die Dosierung von ätherischen Ölen lesen Sie auf S. 22 f.) Und auch hier gilt: Verlassen Sie sich ruhig auf das Urteil Ihrer Nase und verzichten Sie lieber auf einen Duft, wenn er Ihnen nicht zusagt.

Ihre Hebamme, die Sie während der Stunden der Geburt betreut, wird Ihnen bei der Wahl der geeigneten aromatherapeutischen Maßnahmen zur Seite stehen. Bei einer außerklinischen Geburt zu Hause oder im Geburtshaus erkundigen Sie sich am besten schon im

Vorfeld bei Ihrer Hebamme, welche Öle Sie besorgen sollen bzw. ob die entsprechenden Öle im Geburtshaus zur Verfügung stehen. Auch bei der Geburt in einer Klinik, in der die Aromatherapie bereits eingesetzt wird, sollten Sie sich nicht darauf verlassen, dass alles vor Ort vorhanden ist. Nehmen Sie Ihr Geburtsöl und Ihren Lieblingsduft am besten mit. Sollte die Dufttherapie in der Klinik noch nicht bekannt sein, so können Sie natürlich jederzeit eigenverantwortlich entscheiden, mit welchem Öl Sie sich von Ihrem Partner einölen lassen, denn eine wohltuende Massage kann Ihnen niemand verwehren, zumal Zuwendung und Massage den Geburtsschmerz nachweisbar lindern.

Geburtsunterstützung

Schon seit Menschengedenken suchen Frauen Hilfe in der Pflanzenheilkunde, um Erleichterung für die Geburt zu finden und den Geburtsschmerz erträglicher zu machen. Auch die Aromatherapie kann hier einiges bewirken. So bringt z.B. der Duft von Jasmin, Rose, Ylang-Ylang oder Muskatellersalbei in der Duftlampe, im Vernebler oder im Aromabad Entspannung in der Wehenpause, hilft dem körpereigenen Hormonsystem, die Geburt zu steuern und unterstützt die Produktion körpereigener Schmerzhormone und schmerzregulierender Botenstoffe, die die Geburt zwar nicht zum Spaziergang werden lassen, aber zum leistbaren körperlichen Ereignis, das der Frau hilft, gestärkt daraus hervorzugehen. Die Geburt wird sie in ihrer Mutter-Kind-Beziehung später immer wieder daran erinnern, mit dem Kind schon gemeinsam schwierige Situationen gemeistert zu haben.

Da das Kind im Moment der Geburt die Mutter und ihren Körpergeruch wahrnehmen soll, dürfen nur wenige duftende Pflanzenwirkstoffe wie die oben erwähnten, und diese zurückhaltend, verwendet werden. Diese Duftnoten entsprechen am ehesten dem mit den Liebeshormonen Oxytocin und Endorphin versetzten Körpergeruch einer Frau, wie sie ihn bei der körperlichen Liebe ebenso wie bei der Geburt produziert.

Sollte der Raumduft zu intensiv sein, empfiehlt es sich, kurz vor der Geburt während einer Wehenpause noch einmal zu lüften. Dies kann außerdem bewirken, dass die Frau ihr Kind mit Wachheit und Bestimmtheit gebären wird. Das Kind wiederum benötigt diesen kurzen Adrenalinkick, um wach und aufmerksam ins Leben zu kommen.

Wenn Sie sich für eine Wassergeburt entschieden haben, so wird es sehr unterschiedlich gehandhabt, ob diese mit oder ohne ätherische Öle stattfinden darf. Was in dem einen Haus angepriesen wird, kann im anderen verboten sein. (Bei den Duftverboten verwundert nur, dass die Frauen ins Wasser dürfen, obwohl sie am Tag der Geburt vielleicht – unwissend, dass dieser der Tag X ist – noch Parfüm, Körperlotion und parfümierte Seife benutzt haben, also bereits Duftstoffe unterschiedlichster Natur am Körper haben.)

Bei geburtshilflichen Aromaanwendungen in der Klinik eignen sich Badezusätze und Massageöle übrigens besser als Duftlampen und Vernebler, um Hebammen und Personal nicht mit Düften überzustrapazieren. Außerdem könnte es sein, dass im Nebenraum eine Frau mit frühzeitigen Wehen zur Überwachung liegt, die keinesfalls ein wehensteigerndes ätherisches Öl abbekommen sollte, was durch immer wieder offen stehende Türen jedoch leicht passieren kann.

Eine meiner ersten aromatherapeutischen Schöpfungen war das heute aus der Hebammenhilfe nicht mehr wegzudenkende *Geburtsöl*. Es unterstützt Sie bei der Geburt, sodass Sie die Wehen besser verarbeiten können. In der Aromamischung verbindet sich der Duft des intensiv blumigen Jasmins und der einzigartigen Rose mit dem des süßlich-schweren Ylang-Ylangs und des warm-krautigen und dennoch süßlich-strengen Muskatellersalbeis zu einem Blütenbouquet, das Ihnen hilft, sich ganz auf das Geburtsgeschehen und die damit verbundenen Schmerzen einzulassen. Dominiert wird diese

Geburt

Duftkombination aus »Frauenölen« vom **Jasmin,** auch wenn er nur gering dosiert ist.

Aber auch die anderen aufgeführten Aromamischungen können sehr hilfreich sein. Sollten Sie ein Aromabad wählen oder sich für eine Geburt in der Wanne entscheiden, so empfehle ich Ihnen die zusätzliche Zugabe von einem Kilogramm Totes-Meer-Salz. Dadurch verstärkt sich die tragende Wirkung des Wassers und damit auch seine schmerzerleichternde Komponente. Außerdem wirkt das Ganze kreislaufstabilisierend. Nach dem Bad sollten Sie sich gründlich abduschen, um alle Salzkristalle auf der Haut zu entfernen, denn sonst könnte es später zu einem unangenehmen Juckreiz kommen. Im Folgenden ist jeweils angegeben, wann die Zugabe von Totes-Meer-Salz sinnvoll ist.

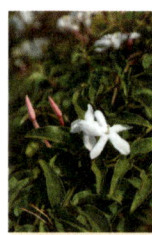

Geburtsöl

Sesam-, Sonnenblumenöl; Jojobawachs; Jasmin, Muskatellersalbei, Rose, Ylang-Ylang

Der blumige Duft ermöglicht es Ihnen, mit Zuversicht und Ruhe in die Geburt zu gehen. Er hilft beim Loslassen, lässt gleichmäßiger atmen und lindert so den Wehenschmerz.

Ideal für eine Geburtsmassage: Die Gebärende wird von ihrem Partner und/oder der Hebamme im Kreuzbeinbereich, am Unterbauch, an der Oberschenkelinnenseite oder den Füßen in ihrem Atemrhythmus und in Richtung Geburtsausgang massiert. Die begleitenden Hände des Partners wie auch der Hebamme sind fast allen Frauen eine willkommene Unterstützung. Es geht hier aber nicht nur um die ätherischen Öle oder die wohltuenden Hände, sondern vor allem um Zuwendung und manchmal auch um das Geführtwerden, um so das Ziel – die Geburt des Kindes – nicht aus den Augen zu verlieren. Dies ist für die Anwesenden wie für die Gebärende eine überaus wertvolle Hilfe, die hoffentlich nicht durch zunehmende technische Überwachungsmaßnahmen in Vergessenheit gerät und mancherorts nicht einmal mehr gelehrt wird.

Umso wichtiger also, dass sich Partner oder Begleitpersonen im Geburtsvorbereitungskurs von erfahrenen Hebammen die atembegleitenden Massagen zeigen lassen. In meiner gesamten aktiven Hebammenzeit hat keine Gebärende die massierenden Hände abgelehnt, auch wenn dies dennoch einmal vorkommen kann. Das *Geburtsöl* lässt sich selbst in der Gebärwanne zur Massage verwenden, da es dank seines hohen Anteils an Jojobawachs gut auf der Haut haftet.

Eine sehr gute geburtsunterstützende und angenehme Wirkung hat das *Geburtsöl*, wenn Sie 1–2 EL als Badezusatz in die Wanne geben (in der Klinik mit 1–2 EL Kondensmilch oder Neutralseife als Emulgator vermischen, ansonsten mit Sahne oder Honig).

Dammmassageöl

Johanniskraut in Oliven-, Nachtkerzen-, Weizenkeimöl; Muskatellersalbei, Rose

Das zart blumig duftende Massageöl fördert die Dehnungsfähigkeit des Damms und wirkt leicht erwärmend.

Eine Dammmassage (oder einfach eine warme Dammkompresse) während der Austreibungsphase – von der Hebamme durchgeführt – macht den Damm weich und nachgiebig. Ein kräftiges Pressen ist dann meist unnötig, vielmehr kann das Kind über den dehnfähigen Damm aus dem Geburtskanal geschoben werden.

Entbindungsduft

Benzoe Siam, Grapefruit, Ho-Holz, Jasmin, Linaloe, Mandarine, Rose, Sandelholz, Ylang-Ylang (Raumspray: Neroli-, Rosenhydrolat; Ethanol)

Die weiblich-süße Duftnote bringt Entspannung und Harmonie, wenn es darum geht, Weiblichkeit und Sinnlichkeit zu leben und sich im Loslassen zu üben.

Geburt

5–7 Tr. in der Duftlampe oder im Vernebler.

 Ca. 5–7 Sprühstöße des Raumsprays im Geburtszimmer versprühen oder einfach auf ein Tuch sprühen, das die Frau bei sich liegen hat, um immer wieder daran zu riechen, oder das auf die Heizung gelegt werden kann. Ebenso angenehm ist ein Sprühstoß aufs Kopfkissen.

 Die reine ätherische Ölmischung nicht unverdünnt auf die Haut auftragen.

Entspannungsbad

Kamille römisch, Lavendel, Mandarine, Rosengeranie, Sandelholz, Zeder (Badesalz: Jojobawachs; Totes-Meer-Salz. Dusch & Ölbad: neutrale Grundlage; Sesamöl)

Beruhigende, krautig-blumig riechende Salz- oder Ölbadmischung, die entspannt und unruhigen Gebärenden mit verkrampfter Muskulatur Halt und Zuversicht gibt.

 3–4 EL für ein Entspannungsbad, für die große Geburtswanne 4–6 EL. Ideal ist die zusätzliche Zugabe von 1 kg Totes-Meer-Salz. Nach dem Bad bzw. der Geburt gründlich abduschen.

Familienbad

Kamille römisch, Tonkabohne, Vanille (Badesalz: Jojobawachs; Totes-Meer-Salz. Dusch & Ölbad: neutrale Grundlage; Sesamöl)

Die wohlriechende Salz- oder Ölbadmischung mit Kamille römisch, Vanille und Tonkabohne ist Balsam für die Seele, sie entspannt und beruhigt.

 Anwendung siehe *Entspannungsbad.*

Gräserkorb

tronella, Lemongras, Palmarosa (Hautspray: Melissen-, Rosenhydrolat; Ethanol. Naturparfüm in Jojobawachs)

Der grasige, krautige Duft eignet sich während der Eröffnungsphase für Frauen, die Lavendelduft ablehnen, aber dennoch eine klärende Wirkung benötigen.

 Anwendungen siehe *Entbindungsduft*.

 Die reine ätherische Ölmischung nicht unverdünnt auf die Haut auftragen.

Konzentrationsöl

Eisenkraut Anden, Litsea, Muskatellersalbei, Rosmarin, Ysop, Zitrone, Zypresse (Naturparfüm in Jojobawachs)

Die erfrischende, krautige Mischung belebt, stabilisiert den Kreislauf und regt die Hyphophyse an. Sie gibt das nötige Durchhaltevermögen und mobilisiert, um die Geburt mit Konzentriertheit und kräftigen Wehen zum Ende zu bringen. Diese Aromamischung bitte nur unter Hebammenanweisung verwenden.

 5–7 Tr. in der Duftlampe oder im Vernebler.

 Für eine Wehenmassage (siehe *Geburtsöl*) 1 TL des Naturparfüms mit 1 EL fettem Pflanzenöl vermischen.

 Als Badezusatz bei zu schwachen Wehen und normaler Kreislaufsituation 1 TL des Naturparfüms mit Honig, Sahne oder neutralem Duschgel vermischen.

 Die reine ätherische Ölmischung nicht unverdünnt auf die Haut auftragen.

Geburt

Nur in Absprache mit Ihrer Hebamme anwenden.

 Bei Bluthochdruck und Epilepsie nicht anwenden.

Luftikus

Honigwabe, Kamille römisch, Mandarine, Narde, Sandelholz (Naturparfüm in Jojobawachs)

Der süße, samtig-weiche Duft verströmt eine beruhigende, entspannende Wirkung. Er ist ideal bei starken Schmerzempfindungen und der Neigung zu hohem Blutdruck.

 Anwendungen siehe *Konzentrationsöl*.

Rosengarten

Jojobawachs; Lavendel, Rose, Zeder

Die Naturparfüm-Mischung mit einem betörenden Duftbouquet wirkt klärend, erdend, sinnlich, schützend und entspannt gut bei starkem Schmerzempfinden.

 20–30 Tr. in der Duftlampe oder im Vernebler. Aufgrund des hohen Jojobawachsanteils setzt sich Wachs an der Lampe ab, das entfernt werden muss.

 Für eine Wehenmassage (siehe *Geburtsöl*) 1 TL in 50 ml Mandel- oder ein anderes fettes Pflanzenöl mischen.

 20–30 Tr. als Zusatz für ein entspannendes Aromabad (siehe *Konzentrationsöl*).

Rosengeranie-Lavendel-Öl

Lavendel, Rose, Rosengeranie, Weihrauch

Der blumig-weiche Duft mit der zarten Rosennote wirkt beruhigend, entspannend, erdend und hilft der Gebärenden, besser loszulassen.

 5–7 Tr. in der Duftlampe oder im Vernebler.

 Reine ätherische Ölmischung – nicht unverdünnt auf die Haut auftragen.

Verwöhnbad

Jasmin, Rose, Sandelholz, Tonkabohne, Ylang-Ylang (Badesalz: Jojobawachs; Totes-Meer-Salz. Dusch & Ölbad: neutrale Grundlage; Sesamöl)

Betört die Sinne und streichelt die Seele. Eine willkommene Alternative zum *Entspannnungsbad*, wenn es blumig und weich riechen darf.

 2–3 EL für ein entspannendes Bad oder eine Geburt in der Wanne. Ideal ist die zusätzliche Zugabe von 1 kg Totes-Meer-Salz. Anschließend gründlich abduschen.

Wintertag

Eichenmoos, Eisenkraut Anden, Limette, Myrte, Sandelholz, Zeder

Die fruchtig, frisch und herb riechende Aromamischung mit der holzigbalsamischen Note verleiht Kraft und Ausdauer. Sie wirkt stärkend, gibt Durchhaltevermögen und ist gleichzeitig beruhigend. Hebammen entscheiden sich gerne in der letzten Phase der Geburt für dieses Öl.

 5–7 Tr. in der Duftlampe oder im Vernebler.

Geburt

Reine ätherische Ölmischung – nicht unverdünnt auf die Haut auftragen.

 Diese Ölmischung nur in Rücksprache mit Ihrer Hebamme anwenden.

Lavendel

Echter Berglavendel wirkt beruhigend, entspannend und schmerzlindernd. Er verhilft zu Klarheit und Ruhe bei massiven Wehen oder einer angespannten Grundstimmung. Auch der aufgeregte Vater wird ruhiger.

 7–10 Tr. in der Duftlampe oder im Vernebler.

 Für eine Wehenmassage (siehe *Geburtsöl*) 3–5 Tr. als Zusatz in das während der Geburt benutzte Massageöl mischen.

 Um sich der Geburtsarbeit bewusst zu werden, 10 Tr. für ein Aromabad mit Totes-Meer-Salz vermischen (siehe *Konzentrationsöl*).

Melisse 10 % in Jojobawachs

Jojobawachs; Melisse

Der zitronenartige, frische und doch krautige Duft bringt innere Beruhigung und Entspannung bei Nervosität und wenn Angst die Geburt begleitet oder Komplikationen zu erwarten sind.

 Nach Bedarf 1 Tr. als Naturparfüm auf die Schläfe oder auf den Puls am Handgelenk auftragen.

 Für ein Entspannungsbad 15–20 Tr. in 2 EL Honig oder Sahne (in der Klinik: Kondensmilch) vermischen und ins Badewasser geben oder 10 Tr. zusätzlich zum *Entspannungs-* oder *Verwöhnbad* geben.

In das während der Geburt benutzte Massageöl mischen: 3–5 Tr. plus 1 EL Massageöl.

Sandelholz 10 % in Jojobawachs

Jojobawachs; Sandelholz

Wirkt balsamisch, entspannend, erdend und beruhigend, insbesondere bei Frauen mit hohem Blutdruck sowie bei verspannten und ängstlichen Gebärenden.

 Anwendungen siehe *Melisse 10 % in Jojobawachs*.

Kamille römisch 10 % in Jojobawachs

Jojobawachs, Kamille römisch

Das süßlich-fruchtig duftende Öl hat eine entspannende, beruhigende und schmerzerleichternde Wirkung. Es ist besonders für schmerzempfindliche Gebärende geeignet, die bereits bei Geburtsbeginn unter heftigen krampfartigen, unerträglichen Wehen leiden.

 Anwendungen siehe *Melisse 10 % in Jojobawachs*.

Rosenhydrolat

Das zart duftende *Rosenhydrolat* erfrischt die Gebärende während der Wehen.

 Stirn, Nacken oder Oberkörper während der Wehenpause damit erfrischen.

Geburt

Glücklose Geburt

So wenig das Leben vorhersehbar ist, so wenig lässt sich der Verlauf einer Geburt planen und so wenig gibt es auch die sichere Gewissheit, dass das Kind lebend geboren wird. Egal, wie perfekt die Vorsorge sein mag und wie behütet oder unproblematisch oder aber auch risikoreich ein Schwangerschaftsverlauf ist: Es gab und wird stets Kinder geben, die sich kurz vor Ende des errechneten Geburtstermins, unter der Geburt oder Wochen oder Monate später entschließen, wieder aus dem Leben zu gehen.

Abschied von einem Kind nehmen zu müssen, fällt unbeschreiblich schwer und es gibt im Grunde keinen Trost. Der Tod eines Kindes löst neben allen emotionalen Reaktionen auch körperlichen Schmerz aus. Er erfüllt die Eltern mit unsäglicher Wehmut und sie bedürfen viel Zeit und Zuwendung seitens ihrer Umgebung. Die Frau hat zudem bereits eine innige Bindung mit dem Kind aufgebaut und oftmals mehr Mühe, mit der Tatsache des Verlusts zurechtzukommen als der Vater. Insbesondere bei einer Totgeburt scheint es fast unerträglich, das Kind auch noch unter Schmerzen gebären zu sollen. Ich möchte Ihnen dennoch Mut machen, den Wehenschmerz zum Anlass zu nehmen, um Ihrem unsäglichen seelischen Schmerz ein Ventil zu geben, z.B. mit den lauten Tönen A und O (Ihre Hebamme wird Sie dabei sicherlich anleiten). Die oft angebotenen Betäubungsmittel verlagern diesen Schmerz nur ins Wochenbett, wo er Sie neben der Auseinandersetzung mit den Rückbildungsvorgängen und dem Problem des Abstillens noch zusätzlich belastet. Ihre Hebamme wird Sie aber damit nicht allein lassen und Sie so lange begleiten, wie es erforderlich ist.

Eine aromatherapeutische Begleitung halte ich in solchen Lebensmomenten für außerordentlich wichtig, denn der Duft hüllt die Frau in ihrer Situation liebevoll ein und hilft allen Beteiligten, mit dem Thema umgehen zu können. Duft, die Sprache der Natur, benötigt keine Worte, die ohnehin oftmals falsch gewählt werden, und ermöglicht, das nicht mehr Umkehrbare anzunehmen.

An erster Stelle stehen für mich in diesen schweren Stunden die ätherischen Kostbarkeiten der zitronenartig frisch-krautigen Melisse und der intensiv blumig-weichen Rose, die deshalb in den meisten der folgenden Aromamischungen wiederzufinden sind. Grundsätzlich passt der Duft der Rose zu allen weiblichen Themen, die nicht immer richtig in Worte zu fassen sind.

Das in jeder Hinsicht kostbarste ätherische Öl, das der **Iris,** ist jedoch wie geschaffen für solch schwierige Lebenssituationen. Sein Duft schwingt von fein-blumig bis zart-wurzelig. In meinem Buch »Bewährte Aromamischungen« habe ich es mit der Botschaft »der Seele Frieden schenken« versehen. Genau das ist hier angebracht: Ruhe und Frieden. Lassen Sie *Sprachlos* wirken, anstatt vergeblich nach Worten zu suchen.

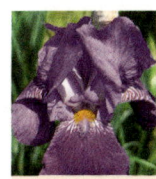

Sprachlos

Jojobawachs; Iris, Melisse, Rose

Diese wertvollen ätherischen Öle vereinen sich zu einem einhüllenden, schützenden und beruhigenden Duft für schwierige Lebenssituationen.

 20–30 Tr. in der Duftlampe oder im Vernebler. Aufgrund des hohen Jojobawachsanteils setzt sich Wachs an der Lampe ab, das anschließend entfernt werden muss.

 3–5 Tr. pro EL als Zusatz in das benutzte Massageöl oder 1 TL in 30 ml fettes Pflanzenöl mischen.

 Für ein geburtsbegleitendes Bad 20–30 Tr. in 2 EL Honig oder Sahne (in der Klinik: Kondensmilch) oder neutrales Duschgel vermischen und ins Badewasser geben.

 1 Tropfen wahlweise auf die Schläfen, in den Nacken, auf den Solarplexus oder den Pulsbereich am Handgelenk oder auf die Fußsohlen geben. Dies kann alle 2–3 Stunden wiederholt werden.

Geburt

Manche Eltern geben ihrem toten Kind auch gerne einen Tropfen des Naturparfüms mit auf den Weg.

Rosengarten

Jojobawachs; Lavendel, Rose, Zeder

Die Naturparfüm-Mischung aus edlen Düften wirkt klärend, stärkend und schützend. Sie entspannt gut bei starkem Schmerzempfinden.

 Anwendungen siehe *Sprachlos*.

Rosen-Körperöl

Granatapfelsamen-, Sesam-, Wildrosenöl; Jojobawachs; Rose, Rosengeranie

Der unverwechselbare Duft des echten Rosenöls hüllt Sie schützend ein und stabilisiert Ihre Psyche.

 Als Massageöl während der Geburt verwenden und bei Bedarf pro EL 3–5 Tr. *Melisse 10 % in Jojobawachs* oder *Sprachlos* hinzufügen.

Trennungsschmerz

Benzoe Siam, Grapefruit, Iris, Melisse, Sandelholz, Schafgarbe, Zeder, Zirbelkiefer (Naturparfüm in Jojobawachs)

Der krautige, leicht blumige, erdige Duft mit seinem balsamischen Hintergrund lindert psychische wie physische Schmerzen.

 7–10 Tr. der reinen ätherischen Ölmischung in der Duftlampe oder im Vernebler.

 3–5 Tr. pro EL als Zusatz in das benutzte Massageöl oder 1 TL in 30 ml fettes Pflanzenöl mischen.

1 Tropfen des Naturparfüms wahlweise auf die Schläfen, in den Nacken, auf den Solarplexus oder den Pulsbereich am Handgelenk oder auf die Fußsohlen geben. Dies kann alle 2–3 Stunden wiederholt werden.

Melisse 10 % in Jojobawachs

Jojobawachs; Melisse

Der zitronenartige, frische und doch krautige Duft bringt innere Beruhigung und Entspannung bei Nervosität und wenn Angst die Geburt begleitet.

 Anwendungen siehe *Sprachlos*.

Rose 1 % in Jojobawachs

Jojobawachs; Rose

Beruhigt und gleicht aus, wenn Angst und innere Unruhe im Vordergrund stehen.

 Anwendungen siehe *Sprachlos*.

Geburt

Kreislaufanregung nach der Geburt

Stellen Sie sich darauf ein, dass Sie beim ersten Aufstehen nach der Geburt aufgrund der vollbrachten körperlichen Höchstleitung und des Blutverlusts Kreislaufprobleme haben werden. Machen Sie deshalb zuerst kreislaufanregende Arm- und Beinübungen (Ihre Hebamme wird sie Ihnen gerne zeigen), wenn Sie vom Geburtsbett aufstehen.

Auch hier sind ätherische Öle für mich unverzichtbar geworden. Um den Kreislauf der Frischentbundenen zu stabilisieren, hat sich nach meinen Erfahrungen vor allem das *Hallo-Wach-Bad* als ideal erwiesen. Das anregende Bad enthält den spritzig-frischen, etwas herben und zugleich doch süßlichen Duft der **Limette.** Deren Öl wird aus der Kaltpressung der Fruchtschalen gewonnen und stammt entweder aus Florida, Mexiko oder Brasilien, wo die Limettenbäume in Plantagen kultiviert werden. Die Gewinnung des ätherischen Öls ist dabei nur ein Nebengeschäft zum Obstanbau, ebenso wie bei den anderen Schalenölen Bergamotte, Grapefruit, Mandarine, Orange und Zitrone. Sie werden übrigens auch als Agrumenöle bezeichnet, abgeleitet vom italienischen Wort »agrume« für Zitrusfrucht. Wegen ihres frisch-fruchtigen Dufts sind die Öle allseits beliebt. Am prickelndsten aber duftet die Limette, die Ihren Kreislauf ganz bestimmt wieder in Schwung bringt.

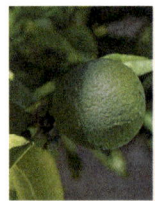

Hallo-Wach-Bad

Totes-Meer-Salz; Jojobawachs; Angelikawurzel, **Limette**, Rosmarin, Wacholderbeere

Die intensiv krautig riechende Mischung kurbelt den Kreislauf an, stabilisiert den Blutdruck und fördert die Nierenausscheidung.

 1 TL ins Waschwasser geben. Anschließend wird die Frau von der Hebamme oder ihrem Partner am ganzen Körper gewaschen.

 Bei Bluthochdruck und Epilepsie nur unter Rücksprache anwenden.

Dusch & Ölbad Grapefruit

neutrale Grundlage; Sesamöl; Douglasfichte, Grapefruit, Limette, Litsea

Das fruchtig-frische Dusch & Ölbad weckt müde Geister und belebt nach den Anstrengungen der Geburt.

 Eine geringe Menge ins Waschwasser geben. Zum weiteren Vorgehen siehe *Hallo-Wach-Bad*.

Kräuterkorb

Pfefferminze, Rosmarin, Salbei (Hautspray: Pfefferminz-, Rosenhydrolat; Ethanol. Naturparfüm in Jojobawachs)

Der minzige Duft erfrischt, aktiviert und belebt auch noch die letzten müden Geister.

 30–40 Tr. des Naturparfüms mit neutraler Seife oder Sahne vermischt ins Waschwasser geben, Waschlappen eintauchen, ausschließlich die Beine der Frau von unten nach oben damit einreiben. Die frischgebackene Mutter kann anschließend problemlos aufstehen und zur Toilette gehen.

 Mit 1–2 Sprühstößen aus dem *Kräuterkorb-Hautspray* die Beine direkt einsprühen.

 Bei Bluthochdruck und Epilepsie nur in Absprache verwenden.

 Während einer homöopathischen Behandlung nur in Absprache verwenden.

Rosmarin

Das krautig duftende ätherische Öl wirkt kräftigend und stärkend. Achten Sie beim Kauf darauf, dass es sich dabei um den sanften, campherarmen französischen Verbenon-Typ oder marokkanischen Rosmarin vom Typ Cineol handelt!

 Als Riechfläschchen.

 3–5 Tr. ins Waschwasser geben. Zum weiteren Vorgehen siehe *Hallo-Wach-Bad*.

Bei Bluthochdruck und Epilepsie nur in Absprache verwenden.

Neroli 10 % in Jojobawachs

Jojobawachs; Neroli

Das ätherische Öl der Orangenblüten wirkt sowohl beruhigend und ausgleichend wie auch stärkend und psychisch anregend. Sein frischer Duft erinnert an Kölnisch Wasser.

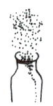 Als Riechfläschchen.

 1 Tr. als Naturparfüm hinters Ohr oder auf die Schläfe auftragen.

Rosenhydrolat

Ein zarter Duft zur Erfrischung nach der Geburt.

 Der frischgebackenen Mutter damit Gesicht, Rücken und Beine erfrischen und abklatschen.

Rosmarinhydrolat

Der krautige Duft kräftigt und stärkt den Kreislauf bei Frauen mit niederem Blutdruck.

 Anwendung siehe *Rosenhydrolat*.

 Bei Bluthochdruck und Epilepsie nur in Absprache verwenden.

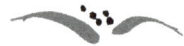

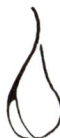 # Wochenbett und Stillzeit

Das Wochenbett schließt sich unmittelbar an die Geburt an und dauert insgesamt acht Wochen. Es ist ein völlig natürlicher Zustand im Leben einer Frau und hat absolut gar nichts mit Krankheit zu tun. Vielmehr bietet das Wochenbett der frischgebackenen Mutter die Möglichkeit, sich von der Schwangerschaft und der Geburt zu erholen und dieses Geschehen zu verarbeiten. Außerdem hat sie im Wochenbett Gelegenheit, neue Kraftreserven für die kommenden anstrengenden Monate mit dem Säugling zu schöpfen.

Das Wochenbett wird eingeteilt in das Frühwochenbett und das Spätwochenbett. Ersteres dauert bis zum zehnten Tag und wird zur Abheilung der Geburtswunden und dem Ingangkommen der Milchbildung benötigt. Es ist die Zeit der innigsten Verbindung zwischen Mutter und Kind. Das Spätwochenbett endet nach etwa acht Wochen und dient dem Anpassungsprozess an das Leben mit dem Kind sowie der hormonellen Umstellung der Mutter.

Während des Frühwochenbetts – bei Bedarf auch länger – wird die Mutter von ihrer Hebamme begleitet, die sich täglich nach ihrem Befinden erkundigt, die Gebärmutterrückbildung kontrolliert, beim Stillen und bei der Pflege des Kindes behilflich ist und den Nabel des Neugeborenen versorgt.

Original-Stadelmann®-Aromamischungen und ätherische Einzelöle für das Wochenbett und die Stillzeit

Wegen des besonders empfindlichen Geruchssinns des Neugeborenen, das sich ja meist in der Nähe der Mutter befindet, empfehle ich bei aromatherapeutischen Anwendungen im Wochenbett und während der Stillzeit eine geringere Konzentration an ätherischen Ölen. Die nachfolgenden Dosierungen habe ich entsprechend darauf abgestimmt (lesen Sie mehr über die Dosierung von ätherischen Ölen auf S. 22 f.). Bei Anwendungen in der Duftlampe oder im Vernebler sollte das Neugeborene wegen der möglichen Duftbelastung nicht mit im Raum sein.

Ansonsten gilt das bereits in der Einleitung zum Kapitel »Schwangerschaft« Gesagte. Insbesondere sollten Sie auch hier den Hinweis beachten, sich nach einem Bad mit einer Aromamischung, die Totes-Meer-Salz enthält, gründlich abzuduschen, da auf der Haut zurückbleibende Salzkristalle einen unangenehmen Juckreiz auslösen können.

Gegenanzeigen und Wechselwirkungen

Bei Anwendungen mit Aromamischungen, die Minze, Zitrone, Salbei, Rosmarin oder Eukalyptus enthalten, sollte Ihr Baby nicht in Ihrer Nähe, sondern am besten in einem anderen Raum sein. Minze und Zitrone wirken psychisch stark anregend und lassen Ihr Kind nicht zur Ruhe kommen. Campherhaltige Öle wie Minze, Salbei, Rosmarin und Eukalyptus können bei Babys und Kleinkindern unter Umständen sogar ein Atemnotsyndrom auslösen, wenn sie im Nasenbereich angewendet werden. In entsprechenden wissenschaftlichen Berichten wird allerdings immer auf isolierte Reinsubstanzen und nicht auf genuine Öle verwiesen. Die genannten Wirkungen hängen also sehr stark von der Auswahl und der Qualität der ätherischen Öle ab. So kann der Anteil belastender Wirkstoffe wie etwa

Ketone z.B. auch beim naturreinen Salbei zwischen 4% und 44% schwanken.

Meine *Stadelmann®-Aromamischungen* haben nachweislich einen sehr geringen Gehalt belastender Inhaltsstoffe und garantieren Ihnen somit höchste Qualität. Schon beim Einkauf der Rohstoffe für die ätherischen Ölmischungen legen die Bahnhof-Apotheke Kempten und ich größten Wert auf eine optimale Güteklasse. Bei der Auswahl helfen uns moderne Analytik, langjährige Dufterfahrung und der intensive Informationsaustausch mit den Lieferanten und Bauern. Um die notwendige Sicherheit zu gewähren und so die Gesundheit Ihres Kindes zu schützen, habe ich bei den einzelnen Ölen und Ölmischungen trotzdem Warnhinweise notiert.

Anspannung/Ängstlichkeit

Ein Quäntchen Ängstlichkeit bzw. Sorge und Unruhe im Wochenbett ist ganz normal und der beste Schutz für Ihr Baby. Glauben Sie nicht, dass Sie die einzige besorgte Mutter sind. Wenn Ihre Ängste aber überhand nehmen, dann sollten Sie sich bald wieder mit Ihrer Hebamme treffen, damit diese Ihnen mit Rat und Tat den Rücken stärkt, wenn Sie von Ihren Bekannten und Verwandten mit scheinbar gut gemeinten Ratschlägen verunsichert worden sind. Auch das Zusammentreffen mit anderen Müttern in der Rückbildungsgymnastik wird Ihnen Sicherheit vermitteln, denn diese sind in derselben Situation wie Sie. Achten Sie vor allem darauf, dass Sie sich täglich eine kleine Freude gönnen, egal ob mit einem Aromabad, einem Körperöl oder einem Spaziergang an der frischen Luft. Sie dürfen auch bald üben, diesen einmal allein zu unternehmen. Ihr Mann freut sich sicher auf die gelegentliche Zweisamkeit von Vater und Kind.

Überhaupt sollten die jungen Väter Einfühlungsvermögen beweisen und ihre Frauen neben kleinen Überraschungen mit viel Liebe und Streicheleinheiten verwöhnen. Denn mit einer Portion

Glückshormone, den bekannten Serotoninen, lösen sich Ängste und beginnende Depressionen in Wohlgefallen auf. Mit Fingerspitzengefühl gilt es auch zu erkennen, wann sie die ersten sexuellen Kontakte wünscht.

Als optimale Aromamischung hat sich bei meinen Empfehlungen in all den vergangenen Jahren die *Melisse 10 % in Jojobawachs* erwiesen. Das **Melissen**öl zählt zu den teuersten Ölen der Aromatherapie und zu den wenigen, die in geringen Mengen auch in Deutschland und der Schweiz gewonnen werden. Um einen Liter ätherisches Öl zu produzieren, werden bis zu sieben Tonnen Melissenkraut benötigt. Doch nicht nur die Menge, sondern auch die enorme Flüchtigkeit des Öls stellt den Destillateur vor eine schwierige Aufgabe. Ist der Transport vom Feld zur Destille nämlich zu weit, verflüchtigt sich unterwegs so viel Öl aus der Pflanze, dass der Ertrag nur noch sehr gering ausfällt und der Aufwand sich nicht mehr lohnt.

Da ätherische Öle auch in enormen Verdünnungen noch ihren Duft entfalten und das Riechsystem aktivieren, können Sie das kostbare Öl der Melisse sehr sparsam nutzen.

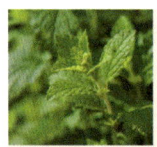

Melisse 10 % in Jojobawachs

Jojobawachs; Melisse

Der zitronenartige, frische und doch krautige Duft bringt innere Beruhigung und seelische Entspannung.

 7–10 Tr. in der Duftlampe oder im Vernebler verleihen dem Raum einen zarten Melissenduft. Bitte beachten Sie, dass durch das enthaltene Jojobawachs Wachsrückstände zurückbleiben, die entfernt werden müssen.

 Als Naturparfüm: Mehrmals täglich 3–4 Tr. auf den Pulsbereich am Handgelenk oder im Nacken auftragen.

 Für ein abendliches Aromabad 20–30 Tr. in 2 EL Honig oder Sahne vermischen und ins Badewasser geben. Das entspannt, lässt besser schlafen und schafft schöne Träume.

Entspannungsbad

Kamille römisch, Lavendel, Mandarine, Rosengeranie, Sandelholz, Zeder (Badesalz: Jojobawachs; Totes-Meer-Salz. Dusch & Ölbad: neutrale Grundlage; Sesamöl)

Beruhigende, krautig-blumig riechende Bademischung. Balsam für strapazierte Mutterherzen.

 Abends oder auch tagsüber ein Vollbad nehmen (2 EL). Beim Salzbad anschließend gründlich abduschen.

Familienbad

Kamille römisch, Tonkabohne, Vanille (Badesalz: Jojobawachs; Totes-Meer-Salz. Dusch & Ölbad: neutrale Grundlage; Sesamöl)

Die wohlriechende Mischung ist Balsam für die Seele, sie entspannt und beruhigt.

 2–3 EL für ein einhüllendes Entspannungsbad. Beim Salzbad anschließend gründlich abduschen.

Fußbad ausgleichend

Angelikawurzel, Benzoe Siam, Lavendel, Manuka, Melisse, Neroli, Thymian (Badesalz: Totes-Meer-Salz; Jojobawachs. Ölbad: neutrale Grundlage; Sesamöl)

Duftet zart krautig und wirkt angenehm balsamisch, beruhigend und entspannend. Die Mischung ist ideal zur Fußpflege am Abend und verhilft meist zu einem leichteren Einschlafen.

 2–3 TL für ein Fußbad. Die Füße anschließend gründlich abduschen.

Fußcreme ausgleichend

Aloe-Vera in Rapsöl; Bienen-, Wollwachs; Sheabutter; Melissen-, Rosenhydrolat; Melisse, Neroli, Thymian, Zitrone

Die zart krautig duftende Creme hilft schon am Morgen, den Tag gelassen zu beginnen. Abends können Sie damit den Tag ausklingen lassen.

 Die Füße mit der Fußcreme einmassieren, optimalerweise nach dem Fußbad (siehe *Fußbad ausgleichend*).

Blähungen bei Frischentbundenen

Blähungen im Frühwochenbett sind eine relativ häufig auftretende Erscheinung, denn der weibliche Organismus muss sich auf die veränderte Situation einstellen – erst wurde der Darm mehr und mehr verdrängt und nun steht ihm plötzlich wieder der gesamte Bauchraum zur Verfügung. Hinzu kommen die mangelnde Bewegung sowie hormonelle und oft auch ernährungsbedingte Umstellungen im Wochenbett. Seien Sie geduldig, das gibt sich alles wieder, vor allem, dass Winde bedingt durch die Beckenbodendehnung unbemerkt abgehen. Der Beckenboden wird sich in den kommenden Wochen sicher wieder festigen und normalisieren. Sie können diesen Prozess zusätzlich unterstützen, indem Sie regelmäßig an der Rückbildungsgymnastik teilnehmen.

 Aromatherapeutische Maßnahmen: siehe Schwangerschaft, S. 72 f.

Blutdruck, hoher

Wenn der Blutdruck bereits in der Schwangerschaft hoch war, kann dies im Wochenbett noch kurzzeitig andauern. Ein akut auftretender Bluthochdruck muss im Wochenbett sehr ernst genommen werden und wird von der betreuenden Hebamme zusammen mit der Ärztin abgeklärt!

 Aromatherapeutische Maßnahmen: siehe Schwangerschaft, S. 74 ff.

Blutdruck, niedriger

Nach einer Geburt kommt es häufig zu Kreislaufbeschwerden mit niederem Blutdruck. Der Organismus muss sich von der Arbeitsleistung der Geburt erholen, den Gewichtsverlust erkennen und den oft nicht unerheblichen Blutverlust kompensieren. All dies führt zu einem ganz »normalen« niederen Blutdruck.

 Aromatherapeutische Maßnahmen: siehe Schwangerschaft, S. 78 ff.

Brustentwöhnung/Abstillen

Irgendwann zwischen dem dritten Lebensmonat und dem ersten oder zweiten Lebensjahr des Kindes steht das Thema Abstillen an. Je später Sie abstillen, bzw. wenn Sie warten, bis das Kind die Brust von selbst ablehnt, desto unproblematischer verläuft es meist.

Es gibt eine ganze Reihe von Maßnahmen, um das Abstillen zu unterstützen. Dazu gehört zunächst, die Trinkmenge etwas einzuschränken und treibende Flüssigkeiten wie alkoholfreies Bier, Apfelwein oder Sekt zu vermeiden. Am besten trinken Sie schluckweise ein Teegemisch aus Salbei-, Pfefferminz- und Walnussblättern. Außerdem empfiehlt es sich, Zitrone in jedweder Form zu sich zu nehmen. Stellen Sie außerdem Ihren Büstenhalter enger und nehmen immer wieder einmal die Bauchlage ein. Machen Sie so oft wie möglich kalte Auflagen und geben etwa alle zwei Tage eine Brustmahlzeit weniger. Ein Spannen in der Brust ist in den ersten Tagen ganz normal. Ebenso normal ist es, wenn nach Wochen oder gar Monaten noch einige Milchtropfen aus der Brust abgesondert werden.

Meine erste Wahl, um das Abstillen aromatherapeutisch zu begleiten, ist seit Jahren das bewährte *Salbei-Zypressen-Öl.* Bitte achten Sie darauf (wie eingangs zu diesem Kapitel bereits geschildert), dass Sie während der Anwendungen mit salbei- und minzhaltigen Ölen Ihr Kind nicht im Arm halten. Um den typischen und intensiven Minzgeruch und den nicht immer als nasenfreundlich empfundenen Salbeiduft zu dämpfen, wird der Mischung **Zitronen**öl beigefügt. Der Duft der Zitrone ist nicht nur sehr beliebt, sondern ergänzt die anderen Öle hier optimal. Bei sämtlichen Ölen wird peinlich genau darauf geachtet, dass nur einwandfreie, pestizidfreie Ware eingekauft und geliefert wird, bevor daraus eine Aromamischung hergestellt werden kann. Zertifizierter biologischer Anbau und entsprechende Laboranalysen gewährleisten, dass keine Umweltgifte enthalten sind.

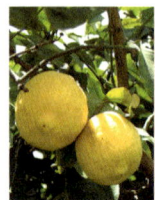

Salbei-Zypressen-Öl

Aloe-Vera in Rapsöl; Nanaminze, Salbei, **Zitrone**, Zypresse

Frisch, klar und krautig riecht dieses Öl, das kühlende und zusammenziehende Maßnahmen unterstützt, um den Milchfluss zum Versiegen zu bringen.

Kalte Kompresse: Das Öl vorsichtig auf die Brust auftragen und einen mit kaltem Wasser getränkten Lappen oder eine Kompresse oder einen Coldpack auflegen. Nach jedem Anlegen und wenn möglich auch zwischendurch anwenden.

Quarkauflage: Dazu für jede Brust 1 TL Öl in ca. 5 EL raumtemperierten Quark einarbeiten und die Masse messerrückendick auf eine ES-Kompresse auftragen. Als Umschlag auf die Brust legen, darüber ein Baumwolltuch befestigen. Erst entfernen, wenn der Quark trocken und krümelig geworden ist. Behandlung mehrmals wiederholen.

Beim langsamen Abstillen, wenn Sie also immer alle paar Tage eine Brustmahlzeit weniger geben, hilft auch das vorsichtige Einölen der Brüste nach diesen Mahlzeiten. In den langen Stillpausen das Öl immer wieder auftragen oder aufsprühen. Aber die Brüste nicht einmassieren, da sonst die Milchproduktion wieder angeregt wird!

Das Neugeborene wie das Kleinkind dürfen auf keinen Fall in Kontakt mit dem Duft kommen.

Während einer homöopathischen Behandlung nur unter Rücksprache anwenden.

Allgäuer-Föhn-Öl

Sesamöl; Jojobawachs; Lavendel, Myrte, Pfefferminze

Die würzige, klare Duftmischung erhält durch die Minznote eine stark kühlende Eigenschaft, was zur Milchreduzierung beiträgt.

Anwendungen siehe *Salbei-Zypressen-Öl*.

Das Neugeborene wie das Kleinkind dürfen auf keinen Fall in Kontakt mit dem Duft kommen.

Während einer homöopathischen Behandlung nur in Absprache verwenden.

Kräuterkorb

Pfefferminze, Rosmarin, Salbei (Hautspray: Pfefferminz-, Rosenhydrolat; Ethanol. Naturparfüm in Jojobawachs)

Der minzige Duft erfrischt und kühlt, was zur schnellen Reduzierung der Muttermilch beiträgt. Er ist bei kreislauflabilen Frauen empfehlenswert.

Wochenbett und Stillzeit

Quarkauflage: 3 Tr. pro Brust mit 1–2 EL Quark vermischen. Weiteres Vorgehen siehe *Salbei-Zypressen-Öl*.

Das Hautspray immer wieder zwischendurch auf die Brüste aufsprühen.

Das Neugeborene wie das Kleinkind dürfen nicht in Kontakt mit dem Duft kommen.

Während einer homöopathischen Behandlung nur in Absprache verwenden.

Pfefferminzhydrolat

Der frische Duft wirkt kühlend und zusammenziehend.

Die Brüste mit dem Hydrolat direkt einsprühen oder mit einem im Hydrolat getränkten Tuch kühlen. Diese Anwendung ist ideal und unkompliziert für unterwegs, wenn plötzlich doch wieder ein Milcheinschuss stattfindet.

Quarkauflagen (siehe *Salbei-Zypressen-Öl*).

Das Neugeborene wie das Kleinkind dürfen nicht in Kontakt mit dem Duft kommen.

Während einer homöopathischen Behandlung nur unter Rücksprache anwenden.

Brustentzündung

Meist entwickelt sich eine Mastitis aus einem vorausgegangenen Milchstau. Ob es sich bei den Beschwerden um einen Milchstau handelt oder bereits um eine Brustentzündung, ist zunächst nur daran zu erkennen, dass die Mastitis von Fieber begleitet wird.

Wichtig ist in beiden Fällen, dass Sie unbedingt Ihre Bettruhe einhalten und von Ihrer Hebamme intensiv betreut werden, die Ihnen auch die korrekte Anwendung der notwendigen Maßnahmen zeigt. Das Ziel muss sein, dass Sie weiterstillen können, denn schließlich ist Muttermilch durch nichts zu ersetzen.

Auch wenn eine allgemeine Besserung eintritt, muss die Brust noch für mindestens einen Tag weiterbehandelt werden. Bitte legen Sie bei Auflagen und Umschlägen niemals Plastiktüten oder sonstige kunststoffbeschichteten Materialien auf die Brust, um ein Auslaufen der Feuchtigkeit zu verhindern, sondern ein Handtuch, eine Woll-Stilleinlage oder einen Wollschal, der die Feuchtigkeit aufsaugt. Bei allen feuchten Brustbehandlungen müssen Sie zudem darauf achten, dass Sie das feuchte Tuch gut auswringen und ein Zwischentuch sowie zusätzlich ein trockenes Tuch, besser Heilwolle, auflegen, denn wenn Nässe und Feuchtigkeit Ihre Nierengegend erreichen, wäre dies nicht gerade gesundheitsfördernd. Dass Sie mit einem feuchten Wickel nicht in der Wohnung unterwegs sein sollten, sondern ins Bett gehören, dürfte Ihnen sicher klar sein.

Aus aromatherapeutischer Sicht möchte ich Ihnen bei einer Brustentzündung wie bei einem Milchstau vor allem das *Rosengeranie-Lavendel-Massageöl* ans Herz legen, denn es hat sich als äußerst hilfreich erwiesen. Für diese Mischung habe ich u.a. auch indischen **Weihrauch** gewählt. Viele Menschen verbinden damit vor allem das Weihrauch-Räuchern in der Kirche, allerdings haben so manche Nasen dieses Ritual in schlechter Erinnerung, vielleicht, weil das Weihrauchfass oft mehr als genug gefüllt war. Der weiche, harzige Geruch des Weihrauchöls beruhigt und entspannt, seine Tendenz ins Süßliche lässt sich gut mit der blumigen Rosengeranie und dem klaren Lavendel kombinieren, die im Vordergrund der Duftmischung stehen. Aber auch das Ringelblumen-Mazerat will beachtet sein. Zusätzlich unterstützend wirkt die Auflage von Weißkohlblättern auf die Brust, da diese nachweislich die Ausscheidung von Giftstoffen durch die Haut fördern.

 Bitte denken Sie auf jeden Fall daran, bei der Behandlung einer Mastitis unbedingt eine Hebamme oder Ärztin hinzuzuziehen! Hebammenhilfe ist übrigens eine Kassenleistung.

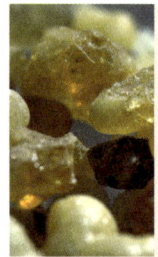

Rosengeranie-Lavendel-Massageöl

Ringelblumen in Mandel-, Sesam-, Walnussöl; Jojobawachs; Lavendel, Rose, Rosengeranie, Weihrauch

Kühlende, beruhigende und entspannende Mischung mit rosigem, blumigem Duft auf nussigem Hintergrund. Aufgrund ihres Gehalts an fetten Pflanzenölen kann die Ölmischung auch direkt auf die Haut aufgetragen werden.

 Quarkauflage: pro Brust ½–1 TL in 2–3 EL Quark vermischen und auf eine große ES-Kompresse streichen, die Sie anschließend einschlagen und auf die Brust legen. Mit einer Baumwollwindel, einem Gästehandtuch oder Heilwolle abdecken und nach dem Stillen einwirken lassen, bis der Quark krümelig wird. Bei Hochfiebrigen nach Anweisung der Hebamme wiederholen.

 Ebenfalls hilfreich ist eine feuchtkühle Kompresse: Dazu die Brust einölen. Dann ein Windeltuch in kühles Wasser eintauchen (1–2 °C unter der Körpertemperatur) und auf die heiße Brust legen. Das Tuch abnehmen, wenn es warm wird.

 Die Brust einölen und ein großes Weißkohlblatt auflegen, vorher den harten Strunk ausschneiden. So lange einwirken lassen, wie es gut tut.

Sonnenpflege intensiv

Aloe-Vera in Raps-, Sanddornöl; Karottensamen, Lavendel (Pumpspray Schüttel-Emulsion: Melissen-, Rosenhydrolat)

Das Hautöl mit der krautig-weichen Note wirkt beruhigend und entspannend. Es empfiehlt sich vor allem, wenn die Milchmenge sehr knapp ist.

 Kühle Quarkauflage (siehe *Rosengeranie-Lavendel-Massageöl*).

 Feuchtwarme Kompresse: Die Brust einölen. Dann ein Tuch in warmes Wasser eintauchen (1°C über der Körpertemperatur) und auf die Brust legen. Einwirken lassen, solange es gut tut.

 Beachten Sie, dass die Aromamischung weiße Wäsche gelb färben kann.

Lavendel

Der sogenannte Berg- oder Heillavendel wirkt entzündungshemmend, beruhigt und entspannt.

 Anwendungen siehe *Rosengeranie-Lavendel-Öl*.

Rosenhydrolat

Das zart duftende Hydrolat dient zur Befeuchtung, Kühlung und Pflege der Haut bei abklingender Brustentzündung.

 Mehrmals täglich auf den betroffenen Brustbereich aufsprühen, auch zwischen den Stillmahlzeiten.

Wochenbett und Stillzeit

Melissenhydrolat

Das Hydrolat mit dem feinen, leicht grasigen Duft dient ebenfalls zur Befeuchtung, Kühlung und Pflege der empfindlichen Haut bei abklingender Brustentzündung.

   Anwendung siehe *Rosenhydrolat*.

Brustpflege in der Stillzeit

Um ein Wundwerden der Brustwarzen zu vermeiden, sollten Sie darauf achten, dass Ihre Warzen geschmeidig bleiben. Neben dem korrekten Anlegen des Kindes sollten Sie sich auch vor einem Hitze- oder Nässestau und vor extremer Kälte schützen (siehe »Brustwarzenprobleme«, S. 203). Lassen Sie deshalb Ihre Brüste nach dem Stillen möglichst an der Luft trocknen. Verzichten Sie auf Stilleinlagen mit Nässe- oder Auslaufschutz und meiden Sie Kälte.

Die beste vorbeugende Maßnahme gegen Brustwarzenprobleme ist das Tragen von Stilleinlagen aus naturbelassener Wolle und reiner Seide. Wolle und Seide wirken bakterizid, entzündungshemmend und heilend. Beide Naturfasern sind zudem atmungsaktiv und gewährleisten somit eine gute Luftzirkulation an der Brust. Wolle wärmt die Brust und hält sie trocken, denn die Flüssigkeit wird nach außen abgeleitet. Seide fühlt sich glatt, fein und weich an, verursacht keine Hautreizungen und wird von allen wollempfindlichen und -allergischen Frauen sehr gut vertragen. Sie kühlt bei Hitze und wärmt bei Kälte. Auch Seide ist saugfähig, ohne sich feucht anzufühlen.

Auf die übliche Brustwarzensalbe, wie sie in manchen Kliniken empfohlen wird, kann bei der Verwendung von Naturfaser-Stilleinlagen aus Wolle und Seide gänzlich verzichtet werden – zumindest ist das meine Erfahrung als freiberufliche Hebamme. Sollten Sie aufgrund trockener Haut die Warzen trotzdem mit einer Salbe pflegen wollen, dann können Sie dies mit dem bewährten *Melissen-* oder *Rosenbalsam* oder der allseits beliebten *Brustpflegecreme* tun.

Basis dieser Balsame ist die Sheabutter, die aus den afrikanischen **Sheanüsse**n gewonnen werden. Hauptimportland ist Ghana. Sie ist feuchtigkeitsbindend und reich an Vitamin E sowie Provitamin A, zudem zieht sie schnell in die Haut ein, sodass sich auf den Warzen keine Salbenrückstände bilden. Diese Eigenschaften erhalten die Geschmeidigkeit der Haut und unterstützen die Wundheilung. Die manchmal leicht krümelige Konsistenz der Salben ist Ergebnis eines ganz natürlichen Kristallisationsvorgangs und der beste Beweis, dass keine synthetischen Emulgatoren und Konsistenzbildner verwendet wurden. Die winzigen Körnchen lösen sich auf der warmen Körperhaut sofort auf.

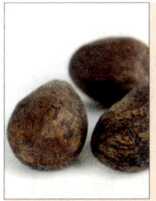

Brustpflegecreme

Aloe-Vera in Raps-, Sesamöl; Bienen-, Jojobawachs, Sheabutter; Melissen-, Rosenhydrolat

Die balsamische Creme ist frei von ätherischen Ölen und optimal für die regelmäßige Pflege der Brustwarzen in der Stillzeit.

Täglich 1–2 Mal nach dem Stillen ganz dünn auf die Warzen auftragen oder – noch besser – sanft einmassieren.

Melissenbalsam

Aloe-Vera in Raps-, Sesamöl; Bienen-, Jojobawachs, Sheabutter; Melissen-, Rosenhydrolat; Melisse

Der angenehm krautig nach Melisse duftende Balsam pflegt und stärkt trockene und empfindliche Haut.

Anwendung siehe *Brustpflegecreme*.

Wochenbett und Stillzeit

Rosenbalsam

Aloe-Vera in Raps-, Sesamöl; Bienen-, Jojobawachs, Sheabutter; Rosenhydrolat; Propolistinktur; Rose

Zarter Rosenduft schützt die empfindliche und gereizte Haut der Brustwarzen.

 Anwendung siehe *Brustpflegecreme.*

Brustpflege nach dem Abstillen

Durch Schwangerschaft und Stillzeit verändert sich hormonell bedingt die Form und Konsistenz der Brust.

Um das Gewebe wieder zu straffen, lohnt sich vielleicht auch für Sie der Versuch, regelmäßige Brustmassagen mit dem *Brustmassageöl* durchzuführen. Zusätzlich unterstützt von Oberkörper- und Brustmuskeltraining, wie es auch Teil der Rückbildungsgymnastik ist, wird sich die Brust in vielen Fällen wieder festigen. Die Ölmischung kann in anderen Körperbereichen wie z.B. Bauch und Oberschenkel Dehnungsstreifen zum Verschwinden bringen, so teilte mir eine Frau erfreut mit.

Bei dieser hautpflegenden Aromamischung kommt Ihnen bereits beim Öffnen der blumig-grasige Duft von **Palmarosa** entgegen. Dieses bis zu drei Meter hohe Tropengras wächst in Indien, Nepal sowie Madagaskar und liefert eine recht ergiebige Ölausbeute. Palmarosaöl hat sich vor allem in der Hautpflege einen Namen gemacht, da es sehr gut verträglich ist und zudem pilzhemmend und antibakteriell wirkt. Leider ist es auch bei Aromapanschern beliebt: Wegen seiner blumigen Note wird Palmarosaöl gerne zum Verschneiden von Rosenöl verwendet. Ein Grund mehr, beim Kauf von Aromaölen auf geprüfte Qualität zu achten (siehe auch Qualitätsprüfung, S. 20 f.)!

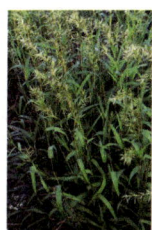

Brustmassageöl

Mandel-, Nachtkerzen-, Sesam-, Weizenkeimöl;
Jojobawachs; Angelikawurzel, Grapefruit, Myrte,
Palmarosa, Rosengeranie

Ein frisch-grasiger bis herb-krautiger Duft prägt diese
Aromamischung, die nach der Stillzeit dem Bindegewebe der Brust wieder Festigkeit zu verleihen mag.

 Tägliche intensive Brustmassagen mit dem *Brustmassageöl*
können die Brust wieder festigen. Die Massage wird zunächst
sternförmig in Richtung Brustwarze ausgeführt und dann in
kleinen Kreisen mit der flachen Hand über die ganze Brust.
Eine Anwendung über mehrere Wochen, manchmal Monate
ist ratsam.

 Das *Brustmassageöl* hat sich auch bei der Hautpflege nach
der Geburt bewährt. Schwangerschaftsstreifen an Bauch,
Brüsten und Oberschenkeln verblassen mit einer regelmäßigen Ölmassage.

Brustwarzenprobleme (Wundheit/Schrunden)

Probleme mit den Brustwarzen können auf eine Vielzahl von Ursachen zurückgehen. Dazu gehören zum einen eine etwaige Saug-
verwirrung des Kindes, z.B. durch falsches Anlegen, zum anderen
aber auch Hitze, Nässe, extreme Kälte oder ganz allgemein eine
empfindliche Haut.

Ein Hitze- oder Nässestau, wie ihn beispielsweise Stilleinlagen
mit Nässe- oder Auslaufschutz begünstigen, kann unter Umständen
eine Pilzinfektion hervorrufen, die äußerst unangenehm ist, juckt
und zu wunden, rissigen Brustwarzen führt. Wie Sie Ihre Brustwarzen vor solchen Beschwerden schützen, lesen Sie unter »Brustpflege
in der Stillzeit« (S. 200 ff.).

Wochenbett und Stillzeit

Als Mittel der ersten Wahl bei Brustwarzenproblemen kann ich aus bester Erfahrung das *Immortelle-Akut-Spray* nennen. Bei diesem Spray auf Hydrolatbasis nimmt Ihre Nase zunächst den typisch krautigen Duft der **Immortelle** wahr, der sich dann mit Lavendelduft verbindet. Auf Französisch bedeutet Immortelle »unsterblich« und tatsächlich gilt ihr Öl auf der Insel Korsika, wo die Immortelle für diese Aromamischung zum Großteil wächst, als das Allheilöl schlechthin. Die Pflanzen für die Destillation stammen überwiegend aus Wildsammlungen in den Bergen Korsikas, aber auch aus Bosnien-Herzegowina. Nach langen, zähen Versuchen ist es außerdem inzwischen gelungen, die Immortelle zu kultivieren. Die Duftnote ist nicht jedermanns Sache, aber wer ihre Wirkung einmal erlebt hat, wird ihr treu bleiben. Für mich muss das Akut-Spray zu Hause immer griffbereit stehen und es hat auch einen Stammplatz in meiner Reisetasche.

Je nach Duftvorliebe können Sie auch auf ein anderes hilfreiches ätherisches Öl, das Sie zu Hause haben, zurückgreifen. Wichtig ist vor allem, die Behandlung nicht hinauszuzögern. Alle Anwendungen finden unmittelbar nach dem Stillen statt. Nach den Brustwarzenbädern können Sie bei trockener Haut zusätzlich einen der genannten Balsame auftragen.

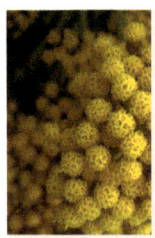

Immortelle-Akut-Spray

Lavendel-, Immortellen-, Rosenhydrolat; **Immortelle**, **Lavendel**

Das herb-lavendelig duftende Spray ist einfach in der Anwendung und hat sich als ein sehr hilfreiches Allrounder-Spray erwiesen, das auch bei allen kleinen Spontanblessuren in der Familie sehr gute Hilfe leistet.

 Nach dem Stillen einen Sprühstoß auf die Warzen sprühen und kurz antrocknen lassen.

Rose-Teebaum-Hydrolat

Immortellen-, Rosen-, Teebaumhydrolat; Lavendel, Manuka, Rose, Teebaum

Das krautige, herb-erdige Spray eignet sich ebenfalls als einfache und unkomplizierte Anwendung zur Pflege bei Brustwarzenproblemen.

 Anwendung siehe *Immortelle-Akut-Spray*.

Rose-Teebaum-Essenz

Lavendel, Manuka, Rose, Teebaum

Das krautig, herb-erdig duftende All-Heil-Mittel gehört in jede ätherische Hausapotheke, weil damit nicht nur Maßnahmen bei wunden Brustwarzen und Pilzinfektionen hilfreich unterstützt werden können, sondern noch vieles mehr.

 2–3 Mal täglich bzw. bei Bedarf 1 Tr. nach der Stillmahlzeit direkt auf die Brustwarzen träufeln. Diese Anwendung sollte aber nur von kurzer Dauer sein. Wenn sich innerhalb von ein oder zwei Tagen kein Erfolg einstellt, müssen Sie eine Hebamme oder Ärztin zu Rate ziehen.

 Brustwarzenbad: Vermischen Sie 1 TL Totes-Meer-Salz mit 1–2 Tr. *Rose-Teebaum-Essenz* in einem Schnapsglas und lösen das Ganze mit körperwarmem Wasser (37–39°C) auf. Baden Sie anschließend Ihre Brustwarzen jeweils 3–5 Minuten in dem Schnapsglas. Zum Schluss mit klarem Wasser abspülen und danach mit dem Föhn oder unter Rotlicht trocknen.

 Warmer Umschlag: Dazu eine kleine Mullkompresse oder ein Stofftaschentuch mit gut warmem Wasser tränken, gut auswringen, 1 Tr. darauf geben und auf die Brustwarzen auflegen. Bei Bedarf morgens und abends während des Zähneputzens anwenden.

Wochenbett und Stillzeit

Immortelle-Beinwellsalbe

Johanniskraut in Oliven-, Ringelblumen in Mandelöl; Bienen-, Wollwachs; Sheabutter; Beinwelltinktur; Immortelle, Lavendel, Palmarosa

Die bewährte Heilsalbe mit Immortellenöl wirkt heilungsunterstützend bei allen tieferen und schlecht heilenden Wunden.

 Täglich 1–2 Mal ganz dünn auf die Warzen auftragen.

Melissenbalsam

Aloe-Vera in Raps-, Sesamöl; Bienen-, Jojobawachs, Sheabutter; Melissen-, Rosenhydrolat; Melisse

Der angenehm krautig duftende Balsam pflegt und stärkt trockene und empfindliche Haut.

 Täglich 1–2 Mal ganz dünn auf die Warzen auftragen. 1 Tr. Lavendel zusätzlich pro Anwendung unterstützt die Heilwirkung.

Ringelblumensalbe

Ringelblumen in Mandelöl; Bienen-, Wollwachs; Propolis-, Ringelblumentinktur

Die *Ringelblumensalbe* pflegt empfindliche Haut und wird traditionell bei oberflächlichen Wunden eingesetzt.

 Anwendung siehe *Melissenbalsam*.

Rosenbalsam

Aloe-Vera in Raps-, Sesamöl; Bienen-, Jojobawachs, Sheabutter; Rosen-hydrolat; Propolistinktur; Rose

Zarter Rosenduft schützt die empfindliche und gereizte Haut der Brust-warzen.

 Anwendung siehe *Immortelle-Beinwellsalbe*.

Sitzbad

Totes-Meer-Salz; Jojobawachs; Kamille blau, Lavendel, Rose, Rosen-geranie, Schafgarbe

Das blumig-krautig duftende Sitzbad unterstützt entzündungshemmende und zellregenerierende Maßnahmen.

 Brustwarzenbad: Lösen Sie in einem Schnapsglas eine Prise Sitz-bad mit körperwarmem Wasser (37–39°C) auf. Weiteres Vorgehen siehe *Rose-Teebaum-Essenz*.

Lavendel 10 % in Jojobawachs

Jojobawachs; Lavendel

Lavendelöl beruhigt und entspannt gereizte und wunde Warzen.

 Nach jedem Stillen 1–2 Tr. auf die Brustwarzen träufeln.

Dammnaht/Wundpflege

Wenn eine Frau geschnitten wurde, was insbesondere bei operativen Entbindungen natürlich nie zu vermeiden sein wird, sollte alles unternommen werden, um einen guten und schnellen Heilungsprozess zu ermöglichen.

In den ersten Tagen ist für jede Frau mit Dammschnitt oder größerem Dammriss das Wichtigste, so viel wie möglich zu liegen und jede Belastung durch Sitzen, Stehen oder Gehen zu vermeiden. Im Liegen kann sich die Wöchnerin zusätzlich entlasten, indem sie sich so oft wie möglich auf den Bauch legt, mit einem kleinen Kissen als Unterlage. Trotz Wundschmerz sollten auch beide Seitenlagen im Wechsel eingenommen werden, damit keine Schonhaltungen und damit verbundene Verkrampfungen entstehen. Das Sitzen sollte die Wöchnerin so lange wie möglich vermeiden. Das Stehen wird erträglicher, wenn die Frau ihren Oberkörper abstützen kann. Gehen wird noch die angenehmste Abwechslung sein, ist jedoch wahrscheinlich nur mit kleinen Schritten einigermaßen schmerzfrei. Es dauert unterschiedlich lange, bis eine Frau mit einer Dammverletzung wieder beschwerdefrei ist und sich wieder normal bewegen kann, die Heildauer ist individuell verschieden.

Die erfolgreichste und eine zugleich sehr angenehme Methode zur Wundheilungsförderung im Wochenbett sind Sitzbäder. Diese werden mit der Aromamischung *Sitzbad* zu einem duftenden Erlebnis. Dazu trägt die besondere Kombination der ätherischen Öle bei: Die herb-krautige Note des blauen Öls aus der echten **deutschen Kamille** passt sich gut der ebenfalls krautig-warmen Note des grünblauen Schafgarbenöls an. Beide werden durch die frische, klare und zart blumige Note von Lavendel und Rosengeranie aufgehellt. Rosenöl darf natürlich in einer Aromamischung nicht fehlen, wenn es um Heilung geht.

Auf einer Wochenstation ist die Sitzbadtherapie von den Gegebenheiten des Hauses abhängig, während ich der Wöchnerin im häuslichen Wochenbett anrate, selbst zu entscheiden, ab wann sie sich ein Sitzbad gönnen möchte. Meine Erfahrung zeigt, dass es am besten ist, wenn Sie sobald wie möglich damit beginnen, unabhängig davon, ob Sie einen intakten, geschürften, gerissenen oder geschnittenen Damm bzw. andere Labien- oder Scheidenwandverletzungen haben.

Sämtliche wundheilungsfördernden Anwendungen sollen das Nachbluten, Anschwellen und Entzünden der Verletzung verhindern, außerdem ist es wichtig, die Zellerneuerung zu fördern.

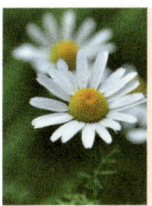

Sitzbad

Totes-Meer-Salz; Jojobawachs; **Kamille** blau, Lavendel, Rose, Rosengeranie, Schafgarbe

Das blumig und krautig-intensiv duftende Wundbadesalz ist als hilfreiche Maßnahme im Wochenbett nicht mehr wegzudenken.

Achten Sie bei Sitzbädern auf die richtige Wassertemperatur: Am 1. Tag sollte das Wasser kühl bis leicht lauwarm (ca. 28°C) sein, am 2. und 3. Tag lauwarm (ca. 32°C). Danach ist ein körperwarmes Sitzbad anzuraten. Nach dem Sitzbad Luft- oder Sonnenbäder nehmen oder die Wunde föhnen.

Solange kein Sitzbad möglich ist, können Sie die Mischung in den ersten Tagen bei jedem Toilettengang als Spülung anwenden: Dazu 1 TL Sitzbad mit 1 Liter kühlem bis mäßig lauwarmem Wasser mischen und in eine leere Wasserflasche, einen Krug oder eine Kanne geben. Sobald Sie auf der Toilette sitzen, können Sie an der Schamhaargrenze beginnend ganz langsam die Spülung über die Scham gießen, sodass sie über den Damm fließen kann. Sie können mit dem Abspülen bereits während des Wasserlassens ein Brennen vermeiden oder mildern, denn auch die Harnröhre wurde durch den Geburtsvorgang gereizt. Hilfreich ist es auch, sich mit dem Oberkörper leicht nach vorne zu beugen und die Schamlippen etwas zu spreizen, dann fließt der Urin nicht über die Vagina und Sie spüren auch hier kein Brennen.

Wochenbett und Stillzeit

Beinwellsalbe

Johanniskraut in Oliven-, Ringelblumen in Mandelöl; Bienen-, Wollwachs; Sheabutter; Beinwell-, Propolistinktur

Die bewährte Heilsalbe wirkt heilungsunterstützend bei allen tieferen und schlecht heilenden Wunden, insbesondere bei klaffenden Dammwunden. Wer allerdings auf Propolis überreagiert, weicht besser auf *Immortelle-Beinwellsalbe* (siehe unten) aus.

 2 Mal täglich die Salbe auf eine Kompresse auftragen und auf die Naht legen. Die Hebamme wird Ihnen die erforderliche Menge und die richtige Anwendungsmethode zeigen.

Dammmassageöl

Johanniskraut in Oliven-, Nachtkerzen-, Weizenkeimöl; Muskatellersalbei, Rose

Das zart blumig duftende Massageöl fördert das Geschmeidigwerden der Narbe.

 Wann immer die Frau es wünscht, kann sie die Narbe mit dem Öl massieren. Dies kann bereits 6 Tage nach der Geburt sein oder aber auch viele Monate später. Ideal ist es auch, die Narbe vor dem Geschlechtsverkehr zu massieren bzw. der Partner kann dieses sanfte Einölen der Narbe in das Vorspiel miteinbeziehen. Die entspannende und anästhesierende Wirkung der ätherischen Öle hilft, die ersten Sexualkontakte nach der Geburt zu positiven Erlebnissen werden zu lassen.

Immortelle-Beinwellsalbe

Johanniskraut in Oliven-, Ringelblumen in Mandelöl; Bienen-, Wollwachs; Sheabutter; Beinwelltinktur; Immortelle, Lavendel, Palmarosa

Die bewährte Heilsalbe mit Immortellenöl wirkt heilungsunterstützend bei allen tieferen und schlecht heilenden Wunden.

 Anwendung siehe *Beinwellsalbe*.

Ringelblumensalbe

Ringelblumen in Mandelöl; Bienen-, Wollwachs; Propolis-, Ringelblumentinktur

Die traditionelle Ringelblumensalbe ist besonders bei geröteten, zur Entzündung neigenden Wunden zu empfehlen.

 Anwendung siehe *Beinwellsalbe*.

Rose-Teebaum-Balsam

Johanniskraut in Oliven-, Ringelblumen in Mandelöl; Wollwachs; Kamille blau, Lavendel, Rose, Teebaum

Die Salbe mit dem stark krautigen, würzigen Geruch ist als aromatherapeutische Anwendung hilfreich, wenn unterschiedlichste Beschwerden wie etwa starke Reizungen und Rötungen bei einer Geburtsverletzung gelindert werden sollen.

 Bei Wundheilungsstörungen 1–2 Mal täglich sparsam und dünn auftragen, das genügt.

Rose-Teebaum-Essenz

Lavendel, Manuka, Rose, Teebaum

Das krautig, herb-erdig duftende All-Heil-Mittel gehört in jede ätherische Hausapotheke, weil damit vieles unterstützend behandelt werden kann.

 Bei akuten Wundproblemen können Sie anfangs etwa stündlich und dann 2–3 Mal täglich 1 Tr. pur auf die Wunde träufeln oder auf die Binde geben. Nach meiner Erfahrung werden die Beschwerden so für die Frau erträglich.

Wochenbett und Stillzeit

Lavendel

Der sogenannte Berg- oder Heillavendel beruhigt und entspannt.

 Anwendung siehe *Rose-Teebaum-Essenz*.

Erkältung

Eine Erkältung im Wochenbett ist selten, aber nicht immer zu vermeiden. Schützen Sie sich vor Ansteckung, indem Sie erkälteten Personen schlichtweg ein Besuchsverbot erteilen. Sollte sich ein solcher Besuch doch nicht vermeiden lassen, dann lüften Sie anschließend den Raum gut und desinfizieren Sie ihn mit einer hohen Tropfenzahl (bis zu 30 Tr.) *Raumduft Thymian-Zitrone* in der Duftlampe oder im Vernebler. Ihr Kind bringen Sie vorher in ein anderes Zimmer.

Wenn Sie sich erkältet haben, möchte ich Ihnen raten, keine campher-, eukalyptus- und pfefferminzhaltigen Einreibemittel zu benutzen, da diese beim Neugeborenen zu Atemdepressionen führen können. Außerdem stehen weitaus angenehmere Düfte aus der Schatzkiste der Natur zur Verfügung.

 Aromatherapeutische Maßnahmen: siehe Schwangerschaft, S. 94 – 99.

Erschöpfungszustände im Spätwochenbett

In den späteren Wochen nach der Geburt bis hin zum Ende der Stillzeit leiden die Mütter oft unter Erschöpfung. Nicht nur der Blutverlust bei der Geburt hat sie geschwächt, sondern auch das Stillen und die kurzen Nächte zehren an ihren Kräften. Viele Frauen fühlen sich von ihrem Kind im wahrsten Sinne des Wortes ausgesaugt.

Nehmen Sie die Beschwerden ernst und gönnen sich öfter einmal die Ruhe, die Sie zur Erholung benötigen. Schlagen Sie auch die Hilfsangebote von Freundinnen und Verwandten nicht aus, oder fordern Sie diese ein, wenn sie keine erhalten, denn aus solchen Erschöpfungszuständen ist der Weg zur Depression leider nicht mehr weit!

Um Ihre Energiereservoirs wieder aufzufüllen, sollten Sie auf geregeltes Essen und die ausreichende Zufuhr von hochwertigen Proteinen und Fetten achten. Ihre körpereigenen Selbsthilfemechanismus können Sie mit dem »Aufbaumittel Stadelmann®«, einem homöopathischen Komplexmittel, ankurbeln (mehr dazu in »Die Hebammen-Sprechstunde«).

Eine sehr gute Unterstützung bei diesem leider immer mehr zunehmenden Erscheinungsbild bieten auch duftende Körperöle wie das *Körperöl festigend*, das für solche Erschöpfungszustände wie geschaffen ist. Sagen Sie unnötige Termine ab und gönnen Sie sich regelmäßige Wellness-Vollbäder zu Hause, ziehen Sie sich ins Bad zurück, melden sich für eine Stunde von der Familie ab, lassen Haushalt Haushalt sein, Spielsachen liegen, wo sie liegen, denn am nächsten Tag wird es wieder so aussehen, und entspannen Sie sich in einem stärkenden Bad.

Meine aromatherapeutischen Erfahrungen sind in dieser Hinsicht immer wieder erfreulich. Daran ist der Duft und die stärkende Wirkung des Eisenkrautöls maßgeblich beteiligt. Dieses Öl stammt entweder aus Frankreich, dann duftet es intensiver zitronig, oder es kommt aus den peruanischen Anden, dann riecht es voller und runder. Welches Öl letztendlich verwendet wird, ob beide oder nur eines davon, entscheidet zum einen, ob Peru Öl liefern kann, zum anderen, ob die Inhaltsstoffmengen des französischen oder marokkanischen **Eisenkraut**öls die gesetzlichen Vorgaben erfüllen und so seine hautverträgliche und hautpflegende Wirkung gewährleistet ist. Dieses Spannungsfeld von Qualitätsansprüchen, Marktangebot und gesetzlichen Vorgaben zeigt einmal mehr, was es heißt, eine Rezeptur zu pflegen und dafür zu sorgen, dass eine Aromamischung jederzeit verfügbar ist. Das Arbeiten mit ätherischen Ölen ist eine spannende Sache und erfordert Ausdauer und Durchhaltevermögen – so wie eine Frau im Spätwochenbett.

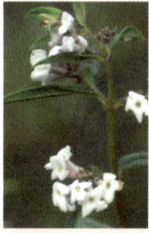

Körperöl festigend

Mandel-, Nachtkerzen-, Sesamöl; Jojobawachs; **Eisenkraut** Anden, Jasmin, Muskatellersalbei, Myrte, Rosengeranie, Schafgarbe, Vetiver, Zypresse

Der blumig-krautige Duft wirkt körperlich und seelisch stabilisierend sowie ausgleichend auf das weibliche Hormonsystem.

 1–2 Mal täglich auf die nasse Haut einmassieren oder das Öl mit Ihrem Lieblingshydrolat zu einer Schüttelemulsion mischen (im Verhältnis von ca. ⅓ Hydrolat zu ca. ⅔ Ölmischung).

 Für ein Vollbad 1–2 EL Aromamischung mit 3 EL Honig und/oder Sahne vermischen und eventuell 250–500 g Totes-Meer-Salz zugeben. Nach dem Bad gründlich abduschen.

 Als Naturparfüm mehrmals täglich pur auf die Schläfe, hinters Ohr, den Nacken, in der Herzgegend, der Kniekehle oder auf den Pulsbereich am Handgelenk auftragen.

Körperöl kräftigend

Ringelblumen in Mandel-, Aprikosenkern-, Sonnenblumenöl; Grapefruit, Muskatellersalbei, Myrte, Neroli, Zeder

Ein herber, frischer und kräftiger Duft prägt dieses Massageöl. Es trägt zu Ihrer seelischen Stabilisierung bei und stärkt Ihr Nervenkostüm.

 Anwendungen siehe *Körperöl festigend*.

Nicht bei intensiver Sonneneinstrahlung anwenden, da die Mischung Zitrusöl enthält.

Rosengarten

Jojobawachs; Lavendel, Rose, Zeder

Die konzentrierte Mischung mit dem betörenden Duftbouquet wirkt klärend, erdend, sinnlich und schützend.

 Als Naturparfüm (siehe *Körperöl festigend.*)

 Täglich 3–5 Tr. pro EL als Zusatz zu Ihrem Körperöl. Vor dem Einölen die Haut befeuchten.

 Für ein tägliches Aromabad am Abend 20–30 Tr. in 2–3 EL Honig oder Sahne oder in 250–500 g Totes-Meer-Salz einmischen und ins Badewasser geben. Nach dem Salzbad die Haut gründlich abduschen.

Rosen-Körperöl

Granatapfelsamen-, Sesam-, Wildrosenöl; Jojobawachs; Rose, Rosengeranie

Dieses kostbare Körperöl wirkt sinnlich ausgleichend, beruhigend und regulierend auf den Hormonhaushalt.

 Für ein Aromabad, das die Energiereserven auftankt: siehe *Körperöl festigend*.

 Als Naturparfüm mehrmals täglich pur auf die Schläfe, hinters Ohr, den Nacken, in der Herzgegend, der Kniekehle oder auf den Pulsbereich am Handgelenk auftragen.

Wochenbett und Stillzeit

Wochenbettbauchmassageöl

Ringelblumen in Mandel-, Sonnenblumen-, Weizenkeimöl; Grapefruit, Rosengeranie, Schafgarbe, Wacholderbeere, Zypresse

Ein krautig-herber, leicht holziger Duft prägt dieses bewährte Massageöl, das die Psyche stärkt, das Bindegewebe strafft, die Muskeln stärkt und den Entschlackungsvorgang unterstützt.

 Das Massageöl können Sie nicht nur im Wochenbett, sondern während der gesamten Stillzeit auch als Ganzkörperöl verwenden, das idealerweise auf die nasse Haut aufgetragen wird.

Fieber

Fieber im Wochenbett ist eine ernst zu nehmende Angelegenheit. Sie müssen unbedingt eine Hebamme und diese dann eine Ärztin hinzuziehen.

 Aromatherapeutische Maßnahmen: siehe Schwangerschaft, S. 100 f.

Haarausfall

Von Haarausfall im Spätwochenbett, während der Stillzeit oder erst nach dem Abstillen sind Frauen sehr unterschiedlich betroffen. Die einen werden überhaupt nichts bemerken, andere wiederum beobachten ängstlich ihre wachsenden »Geheimrätinnenecken« und haben Sorge, dass die Haare nicht mehr nachwachsen könnten. Doch der extreme Haarverlust ist nur von kurzer Dauer und vorüber, sobald sich der weibliche Zyklus stabilisiert hat. Bald werden wieder schöne, volle neue Haare sprießen.

Neben Trost und Zuversicht braucht die Mutter vielleicht auch etwas »Handfestes« wie z.B. das homöopathische Komplexmittel

»Aufbaumittel Stadelmann®«, da neben den Hormonschwankungen meist auch ein Mineralverlust zugrunde liegt – das Kind »frisst« der Mutter buchstäblich die Haare vom Kopf.

Aromatherapeutisch kann ich Ihnen kein Allheilmittel nennen, sondern nur einen duftenden Rat geben, der auch Ihrer Seele vielleicht neue Kraft gibt: Stärken Sie Haar und Kopfhaut mit den ätherischen Ölen Rosmarin und **Zeder,** wie sie im *Zeder-Haaröl* und *Dusch & Shampoo Zeder* enthalten sind. Das ätherische Öl der Zeder wird immer wieder als Haarwuchsmittel angepriesen, doch Wunder dauern bekanntlich etwas länger. Wenn Ihnen aber der kräftige, warm-holzige Duft der Zeder in der Aromamischung gefällt und sie es in dieser Form regelmäßig benutzen, tun Sie Ihrer Kopfhaut und Ihren Haaren auf jeden Fall Gutes, das Haar wird tatsächlich kräftiger und fester.

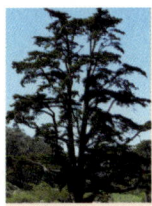

Zeder-Haaröl

Aloe-Vera in Raps-, Sesamöl; Jojobawachs; Lavendel, Palmarosa, Rosmarin, Zeder

Regelmäßige Haar- und Kopfhautpflege mit dem herb-krautig duftenden Haaröl wird das Haar wieder stärken.

Kopfhaut mit dem Öl massieren und ca. 10 Minuten einwirken lassen. Anschließend Haar mit *Zeder-Shampoo* (siehe unten) waschen.

Bei Bluthochdruck und Epilepsie nur in Absprache verwenden.

Dusch & Shampoo Zeder

neutrale Grundlage; Sesamöl; Jojobawachs; Lavendel, Palmarosa, Rosmarin, Zeder

Das Shampoo mit dem ebenso herb-krautigen Duft ergänzt die Pflege mit dem *Zeder-Haaröl* auf ideale Weise.

Nach der Einwirkzeit des *Zeder-Haaröls* das Haar mit dem Shampoo waschen.

 Bei Bluthochdruck und Epilepsie nur in Absprache verwenden.

Rosmarinhydrolat

Der krautige und erfrischende Duft von *Rosmarinhydrolat* fördert die Durchblutung der Kopfhaut und regt das Haarwachstum an.

 Morgens und vor dem Haarewaschen regelmäßig den Haarboden kräftig damit massieren.

 Bei Bluthochdruck und Epilepsie nur in Absprache verwenden.

Hämorrhoiden

Unmittelbar nach der Geburt kann es zur Entstehung von Hämorrhoiden kommen. Wenn diese sofort behandelt werden, bilden sie sich schnell wieder zurück. Dabei ist es auch wichtig, nicht zu lange zu stehen, denn der Druck der noch großen Gebärmutter auf den überdehnten Beckenboden fördert die Bildung von Hämorrhoiden, anstatt sie abheilen zu lassen. Nicht umsonst sprechen wir vom Wochen*bett*!

 Aromatherapeutische Maßnahmen: siehe Schwangerschaft, S. 102 f.

Harnwegsbeschwerden

Durch den Geburtsverlauf kann es zu einer vorübergehenden Reizung der ableitenden Harnwege kommen, die nicht überbewertet werden darf und schulmedizinisch nicht invasiv behandelt wird. Mit aromatherapeutischen Sitzbädern werden gleichzeitig auch Harnwegsbeschwerden behandelt. Duftende Spülungen wirken unterstützend und schmerzlindernd beim Wasserlassen.

 Aromatherapeutische Maßnahmen: siehe Schwangerschaft, S. 104–108.

Hauterkrankungen/Juckreiz

Durch die Hormonumstellung im Wochenbett kann es vorübergehend noch einmal zu unangenehmen Hauterscheinungen kommen.

 Aromatherapeutische Maßnahmen: siehe Schwangerschaft, S. 113–118.

Intimhygiene im Wochenbett

Im Wochenbett wird frau verstärkt das Bedürfnis nach Intimhygiene empfinden, zum einen bedingt durch den Wochenfluss und seinen Eigengeruch, zum anderen aufgrund der vorhandenen Geburtsverletzungen.

Dazu gehört auch die Verwendung geeigneter Damenbinden. Herkömmliche Binden mit Klebestreifen sind unzweckmäßig, denn diese können versehentlich an eventuell vorhandenen Wunden kleben bleiben und so unnötige Schmerzen verursachen. Zudem sind sie oftmals zu kurz oder zu schmal und es entsteht dadurch unnötiger Druck auf die Wunde. Manche Frauen reagieren im Wochen-

Wochenbett und Stillzeit

bett auf herkömmliche, oftmals parfümierte Damenbinden auch mit Juckreiz. Wer empfindlich ist, sollte deshalb besser zu den kunststoff- und zusatzfreien Wöchnerinnenbinden von Natracare® greifen. Weiteres dazu lesen Sie in der »Hebammen-Sprechstunde«.

Bei der Intimpflege im Wochenbett sind im Übrigen die sogenannten Intimlotionen wenig hilfreich, denn diese können die ohnehin noch empfindliche Schleimhaut reizen und auch zu einem Brennen führen.

Die Erfahrung zeigt, dass viele Frauen entweder den Gebrauch ihres Bidets schätzen oder es sich zur Gewohnheit werden lassen, ihren Intimbereich anfangs bei jedem Toilettengang zu spülen, in den späteren Wochen noch morgens und abends. Eine sehr hilfreiche Zugabe bei diesen Spülungen ist die wohltuende Aromamischung *Sitzbad*.

Schon beim Öffnen des Glases werden Sie nicht nur einen intensiv krautigen Duft riechen, sondern auch eine blaugrüne Färbung erkennen. Urheber ist neben dem Öl der deutschen Kamille auch das beigemischte **Schafgarbe**nöl. Es stammt aus Osteuropa, die Hauptanbauländer sind Ungarn und Bulgarien. Die Blaugrün-Färbung geht auf den Inhaltsstoff Chamazulen zurück, der in der Pflanze selbst nicht vorhanden ist, sondern erst durch die Destillation entsteht. Die Fachleute sprechen hier von einem sogenannten Artefakt, das sind chemische Verbindungen, die im Ausgangsstoff ursprünglich nicht vorhanden waren. Duft und Farbe des Schafgarbenöls variieren von Ernte zu Ernte und von Charge zu Charge, deshalb kann es gut sein, dass beim nächsten Glas Duft und Farbe wieder eine Nuance anders sind. Daran können Sie auch erkennen, dass die Rohstoffe naturbelassen verarbeitet wurden, denn die Natur kennt keine Standardisierungen.

Denken Sie auch bei kleineren Alltagsblessuren Ihrer Familie an das *Sitzbad*. Eine sofortige Spülung oder ein Teilbad reinigt Wunden und lässt sie besser heilen.

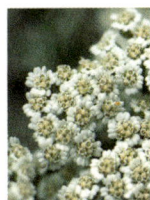

Sitzbad

Totes-Meer-Salz; Jojobawachs; Kamille blau, Lavendel, Rose, Rosengeranie, **Schafgarbe**

Das blumig, krautig-intensiv duftende Wundbadesalz ist ein wahrer Genuss während des Wochenbetts und angenehm entspannend für den wunden Beckenboden.

Bei jedem Toilettengang als Spülung anwenden. Dazu 1 TL Sitzbad mit 1 Liter kühlem bis mäßig lauwarmem Wasser mischen und in eine leere Flasche o.ä. geben. Sobald Sie auf der Toilette sitzen, können Sie an der Schamhaargrenze beginnend ganz langsam die Spülung über die Scham gießen, so dass sie über den Damm fließt. Sie können mit dem Abspülen bereits während des Wasserlassens ein Brennen vermeiden oder mildern, denn auch die Harnröhre wurde durch den Geburtsvorgang gereizt. Das Abspülen dient neben der Hygiene auch dazu, kleine Blutkoagel (klumpenförmiges, geronnenes Blut) oder über Nacht angetrockneten Wochenfluss aus den Schamhaaren zu entfernen.

Intimpflegehydrolat

Rosenhydrolat; Immortelle, Lavendel, Palmarosa

Der zart rosige, dennoch krautige Geruch des Aromasprays eignet sich zur täglichen Intimpflege auch außerhalb des Wochenbetts.

Je nach Bedarf mehrmals täglich oder nur morgens und abends den Intimbereich damit besprühen.

Wochenbett und Stillzeit

Rose-Teebaum-Hydrolat

Immortellen-, Rosen-, Teebaumhydrolat; Lavendel, Manuka, Rose, Teebaum

Das Pflanzenwasser mit den bewährten Inhaltsstoffen der *Rose-Teebaum-Essenz* hat einen leicht krautigen und erdigen Duft. Es eignet sich optimal zum Einsatz im Genitalbereich und ist die ideale Intimpflege im Spätwochenbett.

 Je nach Bedarf mehrmals täglich oder nur morgens und abends den Intimbereich damit besprühen.

Krampfadernentzündung/ Venenentzündung

So wichtig es ist, das Wochenbett einzuhalten, so wichtig ist es auch, dass Sie sich bei bestehenden Krampfadern ausreichend bewegen. Sie müssen deshalb nicht ständig aufstehen, aber Sie sollten im Bett unbedingt venenkräftigende Übungen machen, die Ihnen die Hebamme gerne zeigt. Achten Sie gut auf Ihre Krampfadern und beugen Sie vor, indem Sie beim täglichen Duschen einen kühlen Wasserstrahl an den Beinen entlang von unten nach oben führen. Wenn es doch zu einer Entzündung gekommen ist, dann beginnen Sie sofort mit entzündungshemmenden Maßnahmen. Ein Venenstrumpf oder das Wickeln des betroffenen Beines sollte im Wochenbett selbstverständlich sein.

 Aromatherapeutische Maßnahmen: siehe Schwangerschaft, S. 123–127.

Milchbildung fördern

Durch Stillen nach Bedarf wird sich das Verhältnis von Milchangebot und Nachfrage nach wenigen Wochen von selbst regulieren. Dabei gilt die einfache Regel: Häufiges Anlegen des Säuglings steigert die Milchproduktion, während selteneres Anlegen das Gegenteil bewirkt. Die Mutter sollte also nicht mit allen Mitteln einen Vier-Stunden-Rhythmus erzwingen und das Baby gar zufüttern, sondern anlegen, wenn ihr Kind nach der Brust sucht. An manchen Tagen kann dies alle zwei Stunden und sogar häufiger notwendig sein, bis sich die Produktion wieder eingependelt hat. Das häufige Anlegen erfordert viel Zeit und Geduld und die Mutter sollte dabei dringend von ihrer Hebamme unterstützt und ermutigt werden.

In einzelnen Fällen kann es vorkommen, dass eine Wöchnerin tatsächlich zu wenig Muttermilch produziert. Meist ist dies nur ein vorübergehendes Problem, das durch Stress, Unsicherheit oder falsche Ratschläge entsteht. Um Stillschwierigkeiten zu überwinden, ist es unerlässlich, dass Sie Kontakt mit Ihrer Hebamme aufnehmen, denn diese kann Ihnen bis zum Ende der Stillzeit die notwendige Hilfe geben. Mancherorts bieten auch Laktationsberaterinnen ihren fachlichen Rat an.

Ganz wichtig ist, dass Sie als die stillende Mutter zuversichtlich bleiben und vor allem innere und äußere Ruhe einkehrt. Es darf keinesfalls Fertignahrung angeboten werden, denn wird erst einmal zugefüttert, ist dies leider oft der Beginn des Abstillens! Mitunter genügt es schon, wenn Sie auf Ihren einengenden Still-Büstenhalter verzichten und auf reichlich Zufuhr von Flüssigkeit achten, die die Milchbildung stimulieren. Dazu gehören Stilltee, hopfen- und gerstenhaltige Getränke wie Malzbier und alkoholfreies Bier, kohlensäurearmes Mineralwasser (lesen Sie mehr dazu in der »Hebammen-Sprechstunde«).

Was Aromamischungen anbelangt, habe ich zahlreiche positive Erfahrungen mit dem *Stillöl* gemacht, das zuverlässige und hilfreiche Dienste leistet, wenn es darum geht, die Milchbildung anzuregen. Dazu trägt auch sicher das enthaltene **Anis**öl bei. Es wird aus Anissamen destilliert und stammt fast ausschließlich aus Spanien, mit seinem typisch würzig-süßlichen Duft prägt es die Ölmischung. Leider wird Anisöl häufig mit billigerem Sternanisöl gefälscht, das kritische Inhaltsstoffe enthält, die toxisch wirken können. Deshalb sind eigene Laboranalysen unerlässlich und haben sich in der Bahnhof-Apotheke bewährt.

Anis ist als Gewürzpflanze beliebt und in der Phytotherapie als Schleimlöser und Verdauungsregulator anerkannt. Seine milchflussfördernde Wirkung ist dagegen nur in der traditionellen Heilkunde bekannt, bisher existieren keine Studien dazu. Massieren Sie das Öl achtsam, sparsam und richtig ein – Anleitung siehe unten –, um so das Gewebe zu lockern und die Milchdrüsen zu aktivieren.

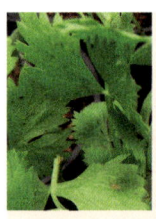

Stillöl

Ringelblumen in Mandel-, Nachtkerzen-, Sesam-, Walnussöl; Jojobawachs; **Anis**, Fenchel, Karottensamen, Koriander, Kreuzkümmel, Lavendel, Rose

Der würzige Duft dieser bewährten Aromamischung bringt die Muttermilch zum Fließen.

Die Brust vor jedem Anlegen mit stern- und kreisförmigen Bewegungen gut einmassieren, insbesondere in den ersten Tagen nach der Geburt bzw. bis die Milch ausreichend fließt. In der späteren Stillzeit nach Bedarf anwenden. Achten Sie darauf, beim Einreiben den Warzenhof auszusparen, um Ihr Kind nicht zu irritieren.

Nach dem Einölen der Brust einen feuchtwarmen Umschlag auflegen. Dazu ein Tuch in warmes Wasser eintauchen (ca. 40°C), gut auswringen. Auf die eingeölte Brust legen, ein Zwischentuch und eventuell Heilwolle darüber geben. Das Ganze mit einem vorgewärmten Handtuch abdecken. Einwirken lassen, solange es warm ist und gut tut.

Milchbildung reduzieren

Zu reichliche Muttermilchproduktion ist für die Frau zum einen unangenehm, da sie häufig nasse Stilleinlagen hat, und zum anderen ist sie ständig der Gefahr eines Milchstaus ausgesetzt. Auch hier hilft zunächst ein Beratungsgespräch mit der Hebamme oder Laktationsberaterin, um die richtigen Maßnahmen zu treffen. Denn zusätzlich zu den Aromaölen kann eine Kombination mit Kräuterheilkunde und Homöopathie hilfreich sein. Lesen Sie dazu auch meine Bücher »Die Hebammen-Sprechstunde« sowie – für Fachpersonen – »Ganzheitliche Therapien« und »Homöopathie im Hebammenalltag«.

Ein erster Schritt ist sicherlich, einen gut sitzenden, straffen Büstenhalter zu tragen. Des Weiteren sollte die Flüssigkeitsaufnahme reduziert werden. Kühlende Mittel wie etwa feuchte Aromawickel müssen mit Bedacht angewendet werden, da sie bei falscher Handhabung zu Nierenproblemen führen können. Grundsätzlich muss bei allen Maßnahmen darauf geachtet werden, dass die Muttermilch nicht zu stark reduziert wird!

Um die Milchproduktion zu verringern, empfehle ich Ihnen das *Salbei-Zypressen-Öl*. Bitte denken Sie daran – wie in der Einführung zu diesem Kapitel bereits erwähnt –, dass Sie während der Anwendung von Produkten, die Pfefferminz- oder **Salbei**öl enthalten, Ihr Kind sicherheitshalber nicht im Arm halten. Beide Öle enthalten sogenannte Monoterpenketone – Menthon im Pfefferminzöl und alpha-Thujon im Salbeiöl. Vor allem das alpha-Thujon zählt zu den kritischeren Inhaltsstoffen. Trotzdem kann ich hier Entwarnung geben, denn sein Gehalt ist extrem schwankend und wir achten bereits beim Einkauf streng darauf, nur geprüfte Qualität mit niedrigstem Gehalt zu ordern. Wird das Öl geliefert, wird es noch einmal analysiert, um sicher zu gehen, dass es verarbeitet werden kann. Eingemischt in die Aromamischung steht Ihnen am Ende ein unbedenkliches, weil niedrig dosiertes und in fettem Pflanzenöl verdünntes ätherisches Öl für die Anwendung zur Verfügung. Denn Paracelsus'

Satz aus dem 16. Jahrhundert gilt auch heute noch: »Nichts ist ohne Gift, allein die Dosis macht's, dass ein Ding kein Gift sei.«

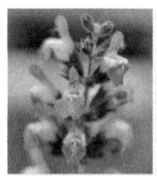

Salbei-Zypressen-Öl

Aloe-Vera in Rapsöl; Nanaminze, **Salbei**, Zitrone, Zypresse

Frisch, klar und krautig riecht dieses Öl, das eine leicht kühlende und zusammenziehende Wirkung hat.

 Ölen Sie nach dem Stillen Ihre Brüste vorsichtig mit der Aromamischung ein. Aber nicht einmassieren, da sonst die Milchproduktion wieder angeregt wird!

 Quarkauflage: Dazu nach dem Stillen für jede Brust 1 TL Öl in ca. 5 EL kühlen oder raumtemperierten Quark einarbeiten

und die Masse messerrückendick auf eine ES-Kompresse auftragen. Einschlagen und auf die Brust legen, darüber ein Baumwolltuch oder Heilwolle befestigen. Erst entfernen, wenn der Quark trocken geworden ist. Behandlung mehrmals wiederholen.

 Feuchtkühle Kompresse: Dazu eine ES-Kompresse zunächst mit *Pfefferminzhydrolat* (siehe S. 228) besprühen und dann mit ca. 1 TL Öl tränken, auf die Brust auflegen, eine feuchtkalte Auflage darüber geben und mit einem trockenen Baumwolltuch abdecken. So lange liegenlassen, bis das Öl eingezogen bzw. die Kompresse trocken ist.

 Das Neugeborene wie das Kleinkind dürfen nicht in Kontakt mit dem Duft kommen!

 Während einer homöopathischen Behandlung nur unter Rücksprache anwenden.

Allgäuer-Föhn-Öl

Sesamöl; Jojobawachs; Lavendel, Myrte, Pfefferminze

Die würzige, klare Duftmischung erhält durch die Minznote eine stark kühlende Eigenschaft, was zur Milchreduzierung beiträgt.

 Kalte Kompresse: Das Öl nach dem Stillen vorsichtig auf beide Brüste auftragen und einen mit kaltem Wasser getränkten, gut ausgewrungenen Lappen, Kompresse oder Coldpack auflegen.

 Quarkauflage (siehe *Salbei-Zypressen-Öl*).

 Das Neugeborene wie das Kleinkind dürfen nicht in Kontakt mit dem Duft kommen!

 Während einer homöopathischen Behandlung nur in Absprache verwenden.

Kräuterkorb

Pfefferminze, Rosmarin, Salbei (Hautspray: Pfefferminz-, Rosenhydrolat; Ethanol. Naturparfüm in Jojobawachs)

Der minzige Duft erfrischt und kühlt, was zur schnellen Reduzierung der Muttermilch beiträgt. Er ist bei kreislauflabilen Frauen empfehlenswert.

 Das Hautspray immer wieder zwischendurch auf die Brüste aufsprühen. Ideal für unterwegs.

 Ölen Sie nach dem Stillen Ihre Brüste vorsichtig mit 2–3 Tr. des Naturparfüms ein.

 Das Neugeborene wie das Kleinkind dürfen nicht in Kontakt mit dem Duft kommen.

 Während einer homöopathischen Behandlung nur in Absprache verwenden.

Wochenbett und Stillzeit

Pfefferminzhydrolat

Der frische Minzduft wirkt kühlend und zusammenziehend.

 Das Hydrolat immer wieder zwischendurch auf die Brüste aufsprühen. Ideal für unterwegs.

 Feuchtkühle Kompressen zwischen den Stillmahlzeiten (siehe *Salbei-Zypressen-Öl*).

 Das Neugeborene wie das Kleinkind dürfen nicht in Kontakt mit dem Pfefferminzduft kommen.

 Während einer homöopathischen Behandlung nur unter Rücksprache anwenden.

Salbeihydrolat

Der herb-krautige Duft hat ebenfalls eine zusammenziehende Wirkung, riecht aber weniger intensiv als das *Pfefferminzhydrolat.*

 Anwendungen siehe *Pfefferminzhydrolat.*

 Das Neugeborene wie das Kleinkind dürfen nicht in Kontakt mit dem Pfefferminzduft kommen.

Milcheinschuss, schmerzhafter

Das Einschießen der Muttermilch findet etwa zwischen dem dritten und fünften Wochenbetttag statt. Das bedeutet, dass ab diesem Zeitpunkt die Milchproduktion richtig in Gang kommt. Viele Mütter stellen dann fest, dass ihre Brüste anschwellen und prall und voll werden. Sie klagen über Probleme beim Anlegen und Schmerzen in der Brust, die durch harte Knoten und eine heiße, unter enormer Spannung stehende Brust verursacht werden. Diese unangenehmen Begleiterscheinungen verschwinden fast immer innerhalb von ein oder zwei Tagen und tauchen bei Wöchnerinnen, die das Wochenbett von Anfang an zu Hause verbringen, erstaunlicherweise nicht auf.

Bei noch nicht eingespielter Milchmenge ist es wichtig, die Beschwerden mit warmen Anwendungen zu lindern. Nur wenn die Brust tatsächlich Milch im Überfluss produziert, ist nach dem Anlegen ein kühlender Aromawickel förderlich, der hilft, die Milchmenge zu reduzieren.

Ein zweiter und dritter Milcheinschuss kann zehn Tage nach dem ersten und nach weiteren drei Wochen einsetzen. Diese beiden zusätzlichen Milcheinschusszeiten gehen fast immer einher mit einem Wachstumsschub des Kindes, das dann auch mehr Nahrung benötigt.

Es gibt eine ganze Reihe von sich gegenseitig ergänzenden natürlichen Maßnahmen, die bei einem schmerzhaften Milcheinschuss für Abhilfe sorgen (lesen Sie Ausführliches darüber in der »Hebammen-Sprechstunde«). Dazu gehört auch die Aromatherapie. Allerdings muss bei der Behandlung eines schmerzhaften Milcheinschusses wie gesagt immer unterschieden werden, ob die Muttermilch bereits zu reichlich fließt oder ob die Milchproduktion noch nicht ausreichend ist. Ihre Hebamme steht Ihnen auf alle Fälle bis zum Ende der Stillzeit mit Rat und Tat zur Seite.

Nicht mehr wegzudenken ist für mich bei einem schmerzhaften Milcheinschuss das *Rosengeranie-Lavendel-Massageöl*, das hilfreiche und schnelle Hilfe leistet. Neben den entzündungshemmenden und harmonisierenden Ölen von Lavendel und Rose wird die Aromamischung optimal ergänzt durch die **Rosengeranie,** auch Duftpelargonie genannt, die sich durch dieselben Eigenschaften auszeichnet. Das zart blumig-krautige Öl stammt entweder aus Madagaskar, Ägyten, Marokko oder Südafrika. Falls Sie sich für Anbauprojekte in den Ursprungsländern von ätherischen Ölen interessieren, so

Wochenbett und Stillzeit

empfehle ich Ihnen beispielsweise Ausgabe Nr. 44 der Fachzeitschrift F·O·R·U·M. Darin finden Sie einen interessanten Bericht über Rosengeranie aus Afrika.

Die Parfümerie verarbeitet große Mengen des Öls dieser herrlich duftenden Pflanze, häufig wird es auch zum Verdünnen von Rosenöl benutzt. Sie können Rosengeranien auch zu Hause auf Ihrem Balkon oder in Ihrem Garten halten und sich viele Jahre an ihrem Wuchs, den kleinen zarten Blüten und ihrem Duft erfreuen. Sie verübelt weder Rückschnitt noch Zugluft, nur im Winter möchte sie gerne ins Haus.

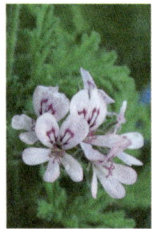

Rosengeranie-Lavendel-Massageöl

Ringelblumen in Mandel-, Sesam-, Walnussöl; Jojobawachs; Lavendel, Rose, **Rosengeranie**, Weihrauch

Ein rosig-blumiger Duft, der leicht kühlende und entstauende Anwendungen unterstützt. Seine beruhigende Wirkung ist eine wahre Wohltat für eine Frau in dieser Situation.

 Die Brüste mit dem Öl jeweils vor und nach dem Stillen sanft einölen (bitte beachten: massieren verstärkt die Milchbildung!) oder eine Ölkompresse auflegen. Sobald die gestaute Situation sich bessert, sollten Sie die Behandlung beenden. Bitte sparen Sie den Warzenhof immer aus.

 Pro Brust 1 TL mit ca. 5 EL zimmertemperiertem Quark vermischen. Die Masse messerrückendick auf eine ES-Kompresse auftragen. Als Umschlag auf die Brust legen, darüber ein Baumwolltuch befestigen. Erst entfernen, wenn der Quark trocken geworden ist. Behandlung mehrmals wiederholen, bis der Stau sich gelöst hat.

 Anstelle von Quark hat sich auch das Auflegen eines Weißkohlblattes bewährt (den harten Strunk ausschneiden). Davor die Brust einölen. Das Weißkohlblatt so lange einwirken lassen, wie es gut tut.

Salbei-Zypressen-Öl

Aloe-Vera in Rapsöl; Nanaminze, Salbei, Zitrone, Zypresse

Frisch, klar und krautig riecht dieses Öl, das kühlend und deshalb zusammenziehend wirkt und so hilft, die Milchmenge zu reduzieren. Nur bei zu reichlicher Muttermilch verwenden, denn sonst besteht die Gefahr des Abstillens!

 Kalte Kompresse: Dazu pro Brust eine ES-Kompresse mit ca. 1 TL Öl tränken, auflegen und eine kühle oder kaltfeuchte Baumwollwindel darüber geben. Anschließend die Brüste mit einem trocke-

nen Baumwolltuch oder mit Heilwolle bedecken. Die Ölkompresse so lange einwirken lassen, bis sie trocken ist. Die Behandlung nach jedem Stillen wiederholen, so lange, wie es erforderlich ist.

 Quarkumschlag oder Weißkohlblatt auflegen (siehe *Rosengeranie-Lavendel-Massageöl*).

 Das Neugeborene wie das Kleinkind dürfen nicht in Kontakt mit dem Duft kommen.

 Während einer homöopathischen Behandlung nur unter Rücksprache anwenden.

Stillöl

Ringelblumen in Mandel-, Nachtkerzen-, Sesam-, Walnussöl; Jojobawachs; Anis, Fenchel, Karottensamen, Koriander, Kreuzkümmel, Lavendel, Rose

Der würzige Duft bringt die Muttermilch ins Fließen und sollte deshalb nur eingesetzt werden, wenn die pralle, schmerzhafte und knotige Brust immer noch nicht ausreichend Milch produziert. Halten Sie unbedingt Rücksprache mit Ihrer Hebamme!

Wochenbett und Stillzeit

Die Brust vor jedem Anlegen mit stern- und kreisförmigen Bewegungen gut einmassieren. Achten Sie darauf, den Warzenhof auszusparen, um Ihr Kind nicht zu irritieren.

 Vor dem Stillen feuchtheiße Kompressen auf der mit *Stillöl* eingeriebenen Brust anwenden: Die in heißes Wasser getauchten und gut ausgewrungenen Kompressen auf die Brust auflegen, ein vorgewärmtes Handtuch oder Heilwolle darüber geben und das Kind anlegen, sobald die Spannung sich löst. Dies kann innerhalb von 3–5 Minuten der Fall sein.

 Anstatt einer Kompresse sind auch Rotlicht oder zwei heiße Kirschkern- oder Heublumensäckchen auf der eingeölten Brust sehr hilfreich.

 Wenden Sie das Öl nur in Absprache mit Ihrer Hebamme an.

Lavendel

Das ätherische Öl des Berg- oder Heillavendels beruhigt und entspannt.

 Quarkauflage: Pro Brust 3–5 Tr. in ca. 5 EL zimmerwarmen Quark einmischen. Weiteres Vorgehen siehe *Rosengeranie-Lavendel-Massageöl*.

Milchstau

Aus einem Milchstau kann sich schnell eine Brustentzündung entwickeln, er sollte deshalb immer ernst genommen werden. Häufig ist ein fieberhafter Milchstau auch ein Anzeichen für körperliche Überforderung und ein Hinweis des Körpers, dass er Ruhe benötigt. Nehmen Sie also jede erdenkliche Hilfe an, legen Sie sich ins Bett und vergessen Sie nicht, die Hebamme schon bei den ersten Anzeichen eines Milchstaus anzurufen. Je früher naturheilkundliche Maßnahmen mit der Hilfe einer Fachfrau angewendet werden, um so erfolgreicher sind diese.

Aromatherapeutische Maßnahmen: siehe »Brustentzündung«, S. 197 ff.

Nachwehen, kräftige

Die Nachwehen sind wichtige und notwendige starke Muskelkontraktionen, mit deren Hilfe sich die Gebärmutter nach jeder Geburt wieder auf ihre ursprüngliche Größe zusammenzieht. Dadurch verkleinert sich auch die Wunde der Nachgeburt erheblich und die Blutung wird geringer. Von der Erstgebärenden werden die Nachwehen als leichtes krampfartiges Ziehen im Bauch empfunden. Mehrgebärende dagegen werden manchmal schon kurz nach der Plazentageburt und in den Tagen danach von diesen krampfartigen Schmerzen geplagt. Sie werden insbesondere beim Stillen ausgelöst und verstärken sich währenddessen noch.

Eine der wichtigsten Maßnahmen, damit die Nachwehen auch für Mehrgebärende erträglich bleiben, ist, für eine konstante Körperwärme zu sorgen. Halten Sie sich im Bett mit einer Wärmequelle auf dem Bauch warm. Beim Aufstehen sollten Sie ebenfalls darauf achten, dass Sie warm eingepackt sind. Am besten tragen Sie Leggings oder verwenden einen Angora-Nierenwärmer oder Sie ziehen sich einen Wollhüftwärmer an oder wickeln sich einen Wollschal um die Hüften, wenn Sie auf die Toilette gehen. Die Nachwehen werden von Tag zu Tag geringer, ab dem vierten Tag sind sie auch für Mehrgebärende endlich vorbei.

Wir Hebammen empfehlen Wöchnerinnen mit starken Nachwehen gerne das *Toko-Öl*. Allerdings sollten Anwendungen mit dieser Aromamischung nur unter Absprache stattfinden.

Zu diesem Öl haben mich zahlreiche begeisterte Rückmeldungen von Leserinnen erreicht, die es bei vorzeitigen Wehen eingesetzt haben. Aber nicht nur da, sondern auch bei kräftigen Nachwehen oder später bei den monatlichen Regelblutungen leistet es hilfreiche Dienste. Die Öle des **Linaloebaum**s in dieser Mischung enthalten reichlich weich-süßlich-warme Sesquiterpenester, wie die Chemie diese Stoffgruppe nennt. Diesen wird eine krampflösende, entspannenden und beruhigende Wirkung zugeschrieben. Die Kombination mit Nachtkerzen- und Weizenkeimöl tut ein Übriges und in der Anwendung mit einer feuchtwarmen Kompresse finden Sie bald Entspannung.

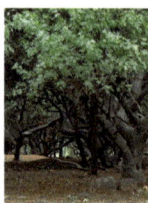

Toko-Öl

Mandel-, Nachtkerzen-, Weizenkeimöl; Ho-Holz, Lavendel, **Linaloeholz**, Majoran

Das Körperöl mit seinem leicht frischen, krautigen Charakter weckt die Zuversicht, beruhigt die Sinne und entspannt die Muskulatur.

 Den Unterbauch nach Bedarf, am besten vor jedem Stillen, damit einmassieren.

 Feuchtwarmer Bauchwickel nach Bedarf: Das Öl zunächst auf dem Bauch einmassieren und dann einen Wickel auflegen. Dazu ein Leinentuch in heißes Wasser eintauchen, anschließend gut auswringen. Auf den Bauch legen, darüber kommt eventuell Heilwolle und ein Zwischentuch, das Ganze mit einem Handtuch abdecken. Oder Sie legen sich einen *Wollfühl®-Wickel* an oder ziehen einen Wollhüftwärmer darüber. So lange einwirken lassen, wie es gut tut.

 Wenden Sie das Öl bitte nur in Absprache mit Ihrer Hebamme an.

Narbenpflege

Egal, ob Ihre Narbe nun von einem Dammschnitt, einem Damm- oder Labienriss oder einem Kaiserschnitt herrührt – im besten Fall verheilt sie unproblematisch und beschwerdefrei oder aber sie wird wulstig und bereitet lange Zeit, manchmal sogar über Jahre hinweg Probleme. Je früher Sie dafür sorgen, dass die Narbe weich, geschmeidig und gut durchblutet wird, umso weniger werden Spätfolgen auftreten. Sollte es anfangs zu einer Wundheilungsstörung kommen, so lesen Sie unter »Dammnaht« (siehe S. 208–212) nach, welche Möglichkeiten die Aromamischungen bieten. Sobald Sie das Bedürfnis empfinden – ob nun nach drei Wochen oder nach drei Monaten –, Ihre Narbe buchstäblich selbst in die Hände nehmen zu wollen, können Sie mit einer Narbenmassage beginnen: Nehmen Sie dazu die Narbe zwischen zwei Finger. Während der eine Finger dagegenhält, massiert der andere Finger mit kleinen kreisenden Bewegungen bis unter die Narbe. Ihre Hebamme wird es Ihnen gerne zeigen.

Meine Empfehlungen sind hier das *Narbenpflegeöl* und die *Narbenpflegecreme*. Damit habe ich sehr gute aromatherapeutische Unterstützung bei der Pflege von Narben erfahren. Im Vordergrund des *Narbenöls* steht der krautige Duft des **Johanniskraut**-Mazerats. Dieses fette Pflanzenöl hat nicht nur die Phytotherapie, sondern längst auch die Aromatherapie erobert. Im Alpenraum, wo das in der Zeit von Juni bis Ende August herrlich gelb blühende Johanniskraut beheimatet ist, steht das »Rotöl« in allen Hausapotheken. Seine Farbe erhält es von den reifenden Blüten, die zwischen den Fingern zerrieben bereits die rote Farbe erkennen lassen. Sollten Sie selbst ein Öl für den Hausgebrauch ansetzen wollen, dann sammeln Sie die Blütendolden am besten dann, wenn die Pflanzen bereits ein Drittel Früchte gebildet haben. Aber achten Sie darauf, dass Sie wirklich *Hypericum perforatum* sammeln, so der botanische Name des Johanniskrauts, in dessen Blätter kleine Löcher sichtbar werden, wenn Sie sie in die Sonne halten.

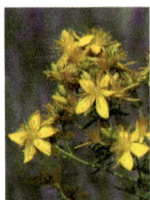

Narbenpflegeöl

Johanniskraut in Oliven-, Nachtkerzen-, Weizenkeim-öl; Muskatellersalbei, Neroli, Rose

Ein krautig-kräftiger Duft auf zartem Hintergrund charakterisiert diese Aromamischung zur Pflege unelastischer Haut.

Nach dem Fädenziehen 1–2 Mal täglich auf die frische Narbe auftragen und nach 2–3 Wochen bzw. ab dem Tag, ab dem Sie das Bedürfnis dazu verspüren, wenn möglich bis unter das Narbengewebe hindurch massieren.

In den ersten Tagen nach der Geburt, insbesondere wenn die Fäden der Naht zu straff sind und ein einschneidendes Gefühl verursachen, kann auch mehrmals täglich eine Ölkompresse als Auflage angenehm sein, solange das junge Gewebe noch empfindlich ist. Dazu eine entsprechende Kompresse mit Öl tränken und auf die Naht auflegen, bis das Öl eingezogen ist.

Narbenpflegecreme

Aloe-Vera in Raps-, Sesamöl; Bienen-, Jojobawachs, Sheabutter; Melissen-, Rosenhydrolat; Propolistinktur; Lavendel, Melisse, Muskatellersalbei, Neroli, Rose, Rosengeranie

Der feine, blumige, krautige Duft macht unelastische Haut geschmeidig und unterstützt die Heilung.

Einige Tage nach dem Fädenziehen je nach Bedarf bis zu 2 Mal täglich auf die Narbe auftragen. Nach 2–3 Wochen mit dem regelmäßigen Massieren der Narbe beginnen.

Rückbildung fördern

Der Uterus bildet sich in den ersten zehn Tagen täglich spürbar weiter zurück, bis er nach etwa sechs Wochen seine ursprüngliche

Größe wieder erreicht hat. Diese Rückbildung geht mit mehr oder weniger intensiven Nachwehen (siehe dort, S. 233 f.) und dem Wochenfluss einher. Die Gebärmutterrückbildung verläuft recht individuell, d.h. bei der einen Frau schneller, bei der anderen langsamer, und wird von der Hebamme zusammen mit dem Wochenfluss beim täglichen Besuch während des Frühwochenbetts kontrolliert.

Ist die Rückbildung und Wundheilung der Gebärmutter gestört, kann ein zu schwacher oder zu starker Wochenfluss die Folge sein. Insbesondere bei einer nichtstillenden Wöchnerin und nach einem Kaiserschnitt kommt es häufiger zu einer verzögerten Gebärmutterrückbildung, die im schlimmsten Fall zu einem Wochenflussstau oder gar einer Infektion führen kann. Die Hebamme wird bei Problemen mit der Rückbildung und dem Wochenfluss nach der Ursache suchen und oft schon mit einfachen Maßnahmen wie richtiger Körperhaltung, kurzzeitiger Bauchlage und einfachen Rückbildungsübungen Abhilfe schaffen können. Sie wird auch die Brüste und Verdauung der Wöchnerin kontrollieren, denn oftmals sind der Milcheinschuss oder das Stuhlverhalten der Grund für die Probleme. Wenn die Milchproduktion einsetzt, ist es normal, dass die Uterusrückbildung stagniert und der Wochenfluss geringer wird, während ein aktiver Darm den Uterus und die Blutung wieder in Gang kommen lassen.

Die beste Methode, um den Wochenfluss wieder zum Fließen zu bringen, ist, das Baby häufig anzulegen. Auch ein heißes Sitzbad oder eine heiße Wärmeauflage können helfen. Ebenfalls hilfreich sind Aromaanwendungen.

In seltenen Fällen kann es aber auch zu einem zu starken Wochenfluss kommen, der mit einem erhöhten Blutverlust einhergeht. Dann müssen Sie sofort Ihre Hebamme rufen! Falls Sie zu starken Blutungen neigen, sollten Sie Wärmebehandlungen im Wochenbett vermeiden, also keine heißen Sitzbäder oder Wärmflaschen anwenden. Vielmehr sind dann kühlende Kompressen gefragt. Rufen Sie bei Problemen mit dem Wochenfluss auf alle Fälle Ihre Hebamme –

Wochenbett und Stillzeit

sie wird in jedem Fall wissen, was zu tun ist und entscheiden, ob das *Ut-Öl* bei verzögertem Wochenfluss das Richtige ist oder bei einer verstärkten Blutung der Einsatz von *Kräuterkorb* oder *Salbei-Zypressen-Öl* Abhilfe schaffen kann.

Die Rückbildung kann mit Aromaölen sehr gut unterstützt werden. Aufgrund bester Erfahrungen empfehle ich in diesem Fall ausschließlich das *Wochenbettbauchmassageöl*. Sie werden den herrlich frischen Duft der **Grapefruit** darin nicht direkt wahrnehmen, denn die Öle der blumigen Rosengeranie, der krautigen Schafgarbe und der herben Wacholderbeere und Zypresse überdecken die leichtflüchtige Frische der Südfrucht, deren ätherisches Öl aus der Pressung der Schalen gewonnen wird. Es stammt meist aus Kalifornien, Argentinien, Brasilien, aber auch aus Israel. Trotzdem werden Sie die aufmunternde Duftbotschaft erkennen. Ansonsten geben Sie einfach noch etwas Grapefruitöl in die Duftlampe, wenn Sie an tristen Wochenbetttagen eine Aufmunterung brauchen, um nicht in einem Stimmungstief zu landen. Achten Sie aber darauf, dass Ihr Kind in einem anderen Raum schläft.

Anfangs wird die Hebamme die wohltuende Bauchmassage durchführen. Später werden Sie die einzelnen Massagegriffe selbst übernehmen und sie während der täglichen Körperpflege anwenden – es sei denn, Ihr Partner möchte Sie mit diesen intensiven Streicheleinheiten verwöhnen.

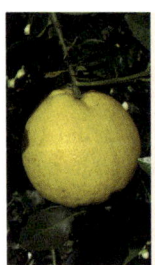

Wochenbettbauchmassageöl

Ringelblumen in Mandel-, Sonnenblumen-, Weizenkeimöl; Grapefruit, Rosengeranie, Schafgarbe, Wacholderbeere, Zypresse

Ein krautig-herber, leicht holziger Duft prägt dieses bewährte Massageöl, das die Psyche stärkt, das Bindegewebe strafft, die Muskeln wieder stärkt wie auch den Entschlackungsvorgang unterstützt.

Ab etwa dem 3. Tag nach der Geburt täglich den Bauch im Uhrzeigersinn und sternförmig von außen nach innen mit dem Öl massieren. Anfangs wird die Hebamme die Bauchmassage durchführen und Ihnen zeigen, worauf Sie achten sollten. Auf meiner Homepage www.hebamme-stadelmann.de finden Sie ein kleines Video mit den einzelnen Massageschritten.

Stimmungstief/Wochenbettblues

Zwischen dem zweiten und vierten Wochenbetttag kommt es bei vielen Wöchnerinnen zum berühmten »Heultag«. Die Trauer, nicht mehr schwanger zu sein, einen leeren Bauch zu haben, wieder allein zu sein, ist gepaart mit der Sorge, der großen Aufgabe als Mutter und Partnerin nicht gerecht zu werden. Und dann sind da noch das Geburtserlebnis, das vielleicht ein ganz anderes war als erhofft, und die schmerzenden Geburtswunden, von denen vorher niemand erzählt hat. Dieser Trauerprozess über die erste Trennung von Mutter und Kind ist wichtig und muss zugelassen werden, denn er verhindert spätere Depressionen bei der Frau.

Auch in der Abstillzeit und den Wochen danach sind Frauen immer wieder gefährdet, psychisch in ein Loch zu fallen, bis sich ihre Hormonsituation wieder stabilisiert hat. Mitunter kann es zu einer Wochenbett-Psychose kommen, die eine Behandlung durch Fachpersonen (Ärztin, Psychologin, Psychotherapeutin) und oftmals die Einweisung in eine psychiatrische Abteilung notwendig machen.

Neben einem einfühlsamen Partner und verständnisvollen Freunden ist auch die Hebamme als Fachfrau, Seelentrösterin und Freundin gefragt. Während des Spätwochenbetts ist sie oft die erste und einzige Person, die die Situation der Frau erkennt und vom Partner und der Familie angehört wird – und die von der jungen Mutter akzeptiert wird. Immer wieder kann durch eine frühzeitige Behandlung mit Aromatherapie, Homöopathie wie auch Manualtherapien (z.B. Massagen) die Hypophyse aktiviert werden, um so schlimmere Psychosen zu vermeiden.

Zu wünschen ist, dass auch Sie mit der intensiven Duftmischung *Körperöl festigend* wieder aus einem heftigen Stimmungstief zurückfinden. Ich durfte die erfreuliche Erfahrung machen, dass es schon so mancher Wöchnerin geholfen hat. Gönnen Sie sich also eine wohltuende Aromaanwendung mit den Mutmachern unter den ätherischen Ölen. Eingemischt sind sie hier in Mandelöl, dem dann noch Sesamöl und das wervolle Jojobawachs beigefügt wurden. Diese Pflanzenöle ergeben ein gut gleitendes Massageöl. Das **Nachtkerze**nöl ist reich an ungesättigten Fettsäuren, zu denen auch die Gamma-Linolensäure zählt, die Ihrem Körper hilft, aus der hormonellen Achterbahn wieder in eine geordnete Gerade zu kommen. Sie können das Nachtkerzenöl zusätzlich auch innerlich anwenden. Gönnen Sie sich davon täglich ein bis zwei Teelöffel im Müsli oder auf Gemüse.

Wenn Ihnen der Duft nicht zusagt, stehen Ihnen noch weitere hilfreiche Öle zur Verfügung.

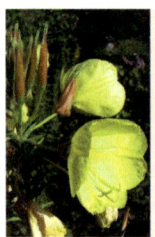

Körperöl festigend

Mandel-, **Nachtkerzen-**, Sesamöl; Jojobawachs; Eisenkraut Anden, Jasmin, Muskatellersalbei, Myrte, Rosengeranie, Schafgarbe, Vetiver, Zypresse

Der blumig-krautige Duft wirkt körperlich und seelisch stabilisierend sowie ausgleichend.

Den Unterleib 2 Mal täglich damit einreiben. Die Haut zuvor mit Wasser oder *Rosenhydrolat* befeuchten, damit die Ölmischung besser aufgenommen wird. Sie können das Öl auch direkt mit *Rosenhydrolat* gebrauchsfertig in einer Flasche oder jeweils zur Anwendung in einer Massageölschale vermischen (im Verhältnis von ca. ⅓ Hydrolat zu ca. ⅔ Ölmischung). Die Mischung wird so ergiebiger und der Feuchtigkeitshaushalt der Haut verbessert.

1–2 Mal täglich den gesamten Körper einölen. Die Haut zuvor befeuchten (siehe oben; wenn Sie vor dem Einreiben geduscht haben, verzichten Sie einfach aufs Abtrocknen).

Rosengarten

Jojobawachs; Lavendel, Rose, Zeder

Die konzentrierte Mischung mit dem betörenden Duftbouquet wirkt klärend, erdend, sinnlich und schützend.

 Das Naturparfüm mehrmals täglich pur auf die Schläfe, hinters Ohr, den Nacken, in der Herzgegend, der Kniekehle oder auf den Pulsbereich am Handgelenk auftragen.

 Täglich 3–5 Tr. pro EL als Zusatz zu Ihrem Körperöl. Bitte denken Sie daran, vor dem Einölen Ihre Haut zu befeuchten (siehe *Körperöl festigend*).

 Für ein Aromabad 1 TL mit 3–4 EL Honig oder Sahne vermischen und ins Badewasser geben. Der Zusatz von 250–500 g Totes-Meer-Salz bringt Ihnen einen zusätzlichen Energieschub.

Rosen-Körperöl

Granatapfelsamen-, Sesam-, Wildrosenöl; Jojobawachs; Rose, Rosengeranie

Der unverwechselbare Duft des echten Rosenöls wirkt sinnlich-ausgleichend und hormonell unterstützend. Er hüllt Sie schützend ein und stabilisiert Ihre Psyche.

 1–2 Mal täglich, nach Bedarf auch häufiger den gesamten Körper damit einölen. Die Haut zuvor befeuchten (siehe *Körperöl festigend*).

Sprachlos

Jojobawachs; Iris, Melisse, Rose

Die wertvollen Öle vereinen sich zu einem einhüllenden, schützenden und beruhigenden Duft.

 Als Naturparfüm (siehe *Rosengarten)*.

 Als Zusatz in ein Massageöl: 30 Tr. in 50 ml fettes Öl auf Pflanzen-ölbasis geben, z. B. in Jojobawachs bzw. Mandel- oder Aprikosen-öl, dem Sie bis zu 10 % Nachtkerzenöl oder Granatapfelsamenöl (siehe S. 243) zusetzen.

 Für ein ausgleichendes und schutzgebendes Aromabad 1 TL mit 1 EL Honig vermischen und ins Badewasser geben.

Zyklus-Laune

Sesamöl; Jojobawachs; Bergamotte, Mandarine, Muskatellersalbei, Orange

Die hoch konzentrierte Aromamischung mit dem blumigen Duft hilft bei Stimmungsproblemen, macht fröhlich und gleicht aus. Sie scheint den weiblichen Hormonhaushalt anzukurbeln.

 Als Naturparfüm eine hilfreiche Sofortmaßnahme (siehe *Rosen-garten*).

 Den Unterleib 2–3 Mal täglich mit 5–7 Tr. einreiben.

 Täglich 5–7 Tr. als Zusatz zu Ihrem Körperöl. Denken Sie daran, vor dem Einölen Ihre Haut zu befeuchten (siehe *Körperöl festigend*).

 Für ein tägliches Aromabad 1 TL mit 3–4 EL Honig oder Sahne ver-mischen und ins Badewasser geben.

Granatapfelsamen- und Nachtkerzenöl

Diese beiden hochwertigen, aber leider auch teuren, kaltgepressten Pflanzenöle mit einem hohen Anteil an ungesättigten Fettsäuren eignen sich wunderbar als Ergänzung zu allen Körperölen (in Anteilen zwischen 10 % und 50 % zugeben). Sie regen den weiblichen Hormonhaushalt an und enthalten sogenannte Pythoöstrogene, die der Frau in solch depressiven Lebensphasen meist fehlen. Selbstverständlich können diese Öle auch als Nahrungsmittel eingenommen werden, indem Sie z.B. täglich 1–2 TL auf den Salat geben oder mit Honig vermischen.

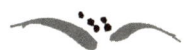

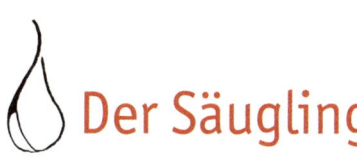# Der Säugling

Das Dasein als Säugling beginnt schon im Mutterleib: Wenn die Eltern ihr Kind auf einem Ultraschallbild erstmals zu sehen bekommen, lutscht es oft zufrieden am Daumen. Auf dieser Welt angekommen, ist es dann vorbei mit dem wohligen, gleichmäßig temperierten Paradies. Das Kind erlebt erstmals Luft, Schwerkraft und Temperaturunterschiede, aber auch unbekannte Gerüche und fremde Haut. Zum ersten Mal hört es seine eigene Stimme. Es hat seine empfindsamen Sinne zwar schon fleißig geübt, jedoch alles hinter dem schützenden Polster der Bauchdecke. Nun muss es sich an die neue Welt gewöhnen und lernen, auf seine Bedürfnisse aufmerksam zu machen. Wenn es dann an der Mutterbrust saugt, findet das Neugeborene nicht nur Sättigung, sondern auch Beruhigung, Nähe und Wärme.

Wie seine Sinne, so ist auch seine Haut noch recht empfindlich und fünfmal dünner als unsere Erwachsenenhaut. Denken Sie bei der liebevollen Pflege der zarten Babyhaut deshalb daran, dass das Kind sich über eine warme Umgebung und ein bewusstes Anfassen freut. Denn das Paradies Gebärmutter war ebenfalls behaglich warm – aber auch klar begrenzt und von unterschiedlicher Beschaffenheit. In den letzten Wochen wurde die Muskulatur öfter hart und in den Stunden der Geburtswehen spürte das Kind den ständigen Wechsel von An- und Entspannung. Versuchen Sie sich beim Massieren Ihres Babys daran zu erinnern und fassen Sie es mit fester und sicherer Hand an. Wie Sie dies richtig machen, wird Ihnen Ihre Hebamme bei den Hausbesuchen zeigen, und später können Sie in einem Babymassage-Kurs noch weitere Handgriffe dazulernen.

Leider wird auch Ihr Kind trotz des Stillens vielleicht bald schon von dem einen oder anderen Wehwehchen geplagt. Mit der Aromatherapie steht Ihnen für solche Fälle eine wirksame Hilfe aus der Naturheilkunde zur Verfügung. Ob es nun Blähungen sind, Milchschorf oder der erste Schnupfen – denken Sie daran, dass Ihnen Ihre Hebamme mit Rat und Tat zur Seite steht, solange Sie stillen. Auch Ihr Kinderarzt hat vielleicht ein offenes Ohr für die Naturheilkunde.

Original-Stadelmann®-Aromamischungen und ätherische Einzelöle für den Säugling

In der Umgebung eines Säuglings sollten Düfte nur gezielt verwendet werden, um seine Nase nicht zu irritieren und um die Eltern-Kind-Bindung nicht zu stören. Ätherische Öle werden in der Umgebung von Kleinkindern deshalb am besten nur zur Therapie eingesetzt bzw. in entsprechend geringer Dosierung in den Pflegeprodukten mit geeigneten Baby-Duftnoten wie Rose, Honig und Vanille. Bei den Mengenangaben zu den nachfolgenden Aromaanwendungen ist der empfindliche Geruchssinn von Neugeborenen und Säuglingen von mir entsprechend berücksichtigt worden (Ausführliches zu der Dosierung von ätherischen Ölen auf S. 22 f.). Auf Anwendungen in der Duftlampe oder im Vernebler, die nicht speziell für das Kind gedacht sind, sollten Sie wegen der unnötigen Duftbelastung des Neugeborenen besser verzichten.

Die Babypflegeprodukte der *Stadelmann®-Aromamischungen* enthalten wegen der besonderen Sensibilität der neuen Erdenbürger nur einen geringen Anteil ätherischer Öle. Auf die Haltbarkeit der Produkte muss hierbei besonders geachtet werden. Die Pflegeserie ist optimal auf die Kleinen abgestimmt. Die hochwertige, naturbelassene Qualität der Babyöle ist auch am typisch nussigen Geruch der darin enthaltenen nativen Pflanzenöle wie z.B. Walnuss-, Mandel- und Sesamöl zu erkennen. Diese stammen möglichst immer aus biologischem Anbau. Meine langjährige Erfahrung hat mir gezeigt, dass die empfindliche Babyhaut gesund bleibt, wenn auf raffinierte Pflanzenöle oder gar Paraffinölprodukte gänzlich verzichtet wird (lesen Sie mehr dazu unter »Hautpflege«, S. 262 ff.).

Beachten Sie bitte ebenso die Einführungen zu den anderen Kapiteln. Wie immer sollten Sie auch bei Ihrem Kind darauf achten, es nach einem Bad mit einer Aromamischung, die Totes-Meer-Salz enthält, gründlich abzuwaschen, da auf der Haut zurückbleibende Salzkristalle einen unangenehmen Juckreiz auslösen können.

Gegenanzeigen und Wechselwirkungen

Wie bereits im Kapitel »Wochenbett und Stillzeit« ausgeführt, dürfen folgende ätherische Öle vor allem als Einzelöl in der Umgebung von Säuglingen und Kleinkindern sicherheitshalber nicht verwendet werden: Eukalyptus, Pfefferminze, Rosmarin und Salbei. Sie könnten je nach Anteil der stark riechenden Wirkstoffe und einer Überdosierung bei Babys und Kleinkindern ein Atemnotsyndrom auslösen. Ebenso wenig sollten in der Umgebung von Kleinkindern alle extrem frisch und anregend riechenden Öle wie Minze und Zitrone verwendet werden, da sie sonst nicht zur Ruhe kommen und die meisten Kinder ohnehin einem Zuviel an anregenden Dingen wie Farben, Musik oder Lärm ausgesetzt sind.

Die *Original-Stadelmann®-Aromamischungen* haben nachweislich einen sehr geringen Gehalt an belastenden Wirkstoffen. Sie sind frei von Konservierungsmitteln und chemischen Zusatzstoffen und garantieren Ihnen somit höchste, naturbelassene Qualität (siehe auch S. 18–21).

Der Säugling

Blähungen/Dreimonatskoliken

Diese Probleme begleiten viele Familien in den ersten 14 Lebenswochen des Neugeborenen. Typische Symptome für Blähungen sind ein luftgefüllter, harter Bauch und das wellenartige Auftreten der Beschwerden. Sobald das Kind Luft absetzen kann, bessern sich die Beschwerden meist.

Ob die Blähungen nun täglich, zu bestimmten Stunden oder nur hin und wieder auftreten – die Eltern sind verunsichert, oft sogar genervt, das Kind fühlt sich unwohl und schreit. Die Hebamme erkennt bei ihrem Hausbesuch am schnellsten, ob es nun Blähungen sind oder doch nur die abendliche »Erzählstunde« des Neugeborenen. Wichtig ist, dass die Eltern Verständnis und Hilfe erfahren. Oft müssen sie einfach selbst einmal Dampf ablassen können in diesen anstrengenden, scheinbar so glücklichen ersten Elternwochen, indem ihnen jemand zuhört oder sie einfach eine Runde laufen oder radeln gehen.

Dem Baby helfen vor allem Nacktstrampeln, Baden und Massieren. Nicht zu unterschätzen ist die temperaturausgleichende Wirkung von Wolle-Seide-Bodys. Kalte Füßchen gilt es zu vermeiden, achten Sie auch hier auf Naturtextilien. Kunstfasern hemmen den Temperaturausgleich und können gar zu Hitzestaus führen. Vorsicht ist geboten bei Ernährungshinweisen für die stillende Mutter, denn auch Flaschenkinder haben Blähungen. Außerdem muss ein Nabel- oder Leistenbruch unbedingt ärztlich ausgeschlossen worden sein!

Meine erste Wahl bei aromatherapeutischen Behandlungstipps zu Blähungsbeschwerden lautet seit Jahren *Fenchel-Kümmel-Öl für Kinder*. Wie an anderer Stelle bereits beschrieben, sind die Gewürzöle Fenchel, Kümmel, Koriander und **Anis** bei Verdauungsbeschwerden von Jung und Alt angezeigt. Das Anisöl ist in der Duft- und Lebensmittelindustrie ein besonders beliebtes Öl. Das macht es aber auch zu einem Öl, das unbedingt vor der Weiterverarbeitung im Labor kontrolliert werden muss, denn Anisöl zählt zu jenen

Ölen, die gerne mit synthetischen Duftstoffen verschnitten werden, oder es wird mindere Qualität geliefert. So kann z. B. Anisöl aus Japan kritische Inhaltstoffe aufweisen, die beim spanischen Öl nicht vorkommen. Wie immer im Ölhandel ist Kontrolle besser als Vertrauen.

Wenn mit der Fenchel-Kümmel-Mischung keine Erleichterung eintritt, empfehle ich auch das *Kamille-Fenchel-Öl* oder *Sandmännchen*. Sämtliche Einreibungen müssen immer im Uhrzeigersinn (!) durchgeführt werden. Lassen Sie sich von Ihrer Hebamme eine korrekte Bauchmassage zeigen oder besuchen Sie einen Babymassagekurs. Anregung zur Babymassage finden Sie auch in dem Buch »Harmonische Babymassage« von Heidi Velten und Bruno Walter.

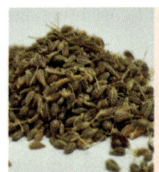

Fenchel-Kümmel-Öl für Kinder

Mandel-, Nachtkerzenöl; **Anis**, Fenchel, Koriander, Kreuzkümmel

Die Würze von Anis, Fenchel, Kreuzkümmel und Koriander regt auch bei Babys die Verdauungsenzyme an.

 Mit dem Öl eine Bauchmassage im Uhrzeigersinn durchführen und am besten schon beim Wickeln vor der üblicherweise einsetzenden Blähungszeit anwenden. Während der Blähungsphase diese Massage eventuell noch 1 Mal wiederholen.

 Feuchtwarme Bauchkompresse: Das Öl auf den Bauch einmassieren und dann ein feuchtes, gut warmes Tuch oder eine ES-Kompresse auflegen und mit einem trockenen Tuch oder mit Heilwolle abdecken oder einen entprechenden Bauchwickel anlegen.

 Für ein Aromabad vor der üblichen Blähungszeit 1 TL Öl in Honig, Totes-Meer-Salz, Sahne oder Muttermilch emulgieren und als beruhigenden, krampflösenden Badezusatz verwenden. Die entspannende Wirkung des Wassers unterstützt die ätherischen Öle.

Der Säugling

Bei der Verwendung von Wegwerfwindeln müssen Sie darauf achten, dass das Öl gut einmassiert wird. Da das *Fenchel-Kümmel-Öl* einen stark erwärmenden Effekt besitzt, kann die Anwendung aufgrund der nicht atmungsaktiven Materialien der Windeln bei mangelnder Belüftung zu einer Hautreizung führen. Gleiches gilt auch bei der Anwendung eines Bauchwickels.

Kamille-Fenchel-Öl

Mandel-, Sesam-, Sonnenblumenöl; Jojobawachs; Bergamotte, Fenchel, Ho-Holz, Kamille römisch, Linaloe

Krautig-süße Duftmischung für eine entspannende, entkrampfende, beruhigende Massage, wenn der Bauch drückt und Unruhe den Schreiattacken vorausgeht.

 Weitere Anwendungen siehe *Fenchel-Kümmel-Öl für Kinder*.

 Nicht bei intensiver Sonneneinstrahlung anwenden, da die Mischung Zitrusöl enthält.

Sandmännchen

Fenchel, Lavendel, Orange, Zirbelkiefer (Naturparfüm in Jojobawachs)

Eine fruchtig-frische, krautig duftende Aromamischung, die entspannt und beruhigt und hilft, den Tag zu verdauen.

 5–7 Tr. des Naturparfüms mit 1 TL fettem Pflanzenöl vermischen und einmassieren. Weiteres Vorgehen siehe *Fenchel-Kümmel-Öl für Kinder*.

 Mit 2–3 Tr. die Fußsohlen des Kindes massieren.

 Die reine ätherische Ölmischung nicht unverdünnt auf die Haut auftragen!

Stillöl

Ringelblumen in Mandel-, Nachtkerzen-, Sesam-, Walnussöl; Jojobawachs;
Anis, Fenchel, Karottensamen, Koriander, Kreuzkümmel, Lavendel, Rose

Diese Mischung enthält ebenfalls die Verdauung anregende ätherische Öle
und tut deshalb auch gute Dienste bei Blähungen.

 7–10 Tr. mit wenig fettem Pflanzenöl vermischen und damit den
Bauch des Babys im Uhrzeigersinn einmassieren.

 Babys haben weniger Beschwerden, wenn die Mutter ihre Brust
vor dem Anlegen mit wenig Öl einmassiert. Achten Sie darauf,
beim Einreiben den Warzenhof auszusparen, um Ihr Kind nicht
zu irritieren. (Zur korrekten Anwendung des *Stillöls* lesen Sie
S. 224 f.)

Brustschwellung

In den ersten Lebenstagen kommt es bei manchen Babys zu einer
hormonell bedingten Schwellung der Brüste. Dieses Phänomen
kann Buben wie Mädchen treffen. Es ist völlig harmlos und verschwindet bald wieder. Beim Tragen und Ablegen des Kindes müssen Sie dennoch darauf achten, dass Ihre Hand die Schwellung nicht
berührt, da dies beim Kind Schmerzen verursachen würde. Da aber
die Hebamme in den ersten zehn Lebenstagen ohnehin täglich
Hausbesuche macht, um nach Ihnen und Ihrem Kind zu schauen,
wird sie auch die Brustschwellung kontrollieren.

Am besten ist es, die kleine gespannte Brust mit Watte, besser
noch mit Heilwolle, zu polstern und eventuell auch aromatherapeutisch zu behandeln. Gute Erfahrungen konnte ich mit dem bewährten *Lavendel 10 % in Jojobawachs* sammeln, aber auch das *Rosengeranie-Lavendel-Massageöl* hilft. Falls notwendig, wird Ihre Hebamme
zusätzlich leichte Quarkauflagen zur Linderung empfehlen.

Was wäre die Aromatherapie ohne **Lavendel**? Dieses traditionelle

Öl, das früher ausschließlich aus Südfrankreich stammte, ist wohl das bekannteste ätherische Öl. Mittlerweile kultivieren auch andere Länder wie Bosnien-Herzegowina oder die Ukraine diese Duftpflanze, zumal die Ausbeute in Frankreich in den letzten Jahren drastisch zurückging. Ein Bakterium hatte sich über die Lavendelkulturen in den tieferen Lagen hergemacht. Betroffen hiervon ist fast ausschließlich die Zuchtform *Lavandula × hybrida,* aus der Lavandinöl gewonnen wird, das wir in den Aromamischungen aber nicht verarbeiten, weil es Campherbestandteile enthält. Diese sogenannten Ketone sind für Schwangere und Säuglinge nicht geeignet. Bislang blieb die Wildsammlung des *Lavandula angustifolia,* also des ursprünglichen Lavendels, in den Höhenlagen der Berge davon verschont, wohl weil Wildvorkommem stabiler und nicht so anfällig sind. Andererseits bedeutet die Gewinnung durch Wildsammlung weitaus mehr Aufwand und Anstrengung.

Sollten Sie Lavendel im Garten oder auf dem Balkon haben, so ernten Sie die Blüten im Herbst und verpassen den Pflanzen im Frühjahr noch einmal einen Formschnitt, damit Sie – und die Bienen – sich viele Sommer lang an der duftenden Blütenpracht erfreuen können.

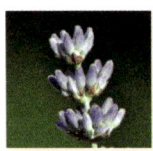

Lavendel 10 % in Jojobawachs

Jojobawachs; Lavendel

Der vielseitige und gut verträgliche Berglavendel wirkt vor allem schmerzlindernd und beruhigend.

Polsterung der Brust mit Watte oder Heilwolle, auf die 1 Tr. gegeben wird.

Rosengeranie-Lavendel-Massageöl

Ringelblumen in Mandel-, Sesam-, Walnussöl; Jojobawachs; Lavendel, Rose, Rosengeranie, Weihrauch

Der rosig-blumige Duft hilft bei beruhigenden und entspannenden Maßnahmen.

 Polsterung der Brust mit Watte oder Heilwolle, auf die 2–3 Tr. gegeben werden.

 2–3 Tr. auf die kleine Brust auftragen und sanft einölen.

Einschlafstörungen/Unruhe

Jedes Kind bringt seine individuellen Schlaf- und Wachphasen mit, die oftmals eine große Herausforderung für die Eltern darstellen. Ob es sich bei Einschlafstörungen wirklich um Schlafprobleme oder nur um eine abendliche Unruhestunde handelt, ist oft schwer abzuschätzen. Insbesondere bei angeblichen Durchschlafschwierigkeiten werden häufig die Maßstäbe anderer Kinder zugrunde gelegt, anstatt die Bedürfnisse dieses einen Kindes zu berücksichtigen.

Oft genügt es, wenn Sie sich als Eltern bewusst werden, dass es einfacher ist, wenn Sie sich an den Rhythmus des Kindes gewöhnen als umgekehrt. Zudem braucht es viel innere Ruhe, Durchhaltevermögen, Liebe zum Kind und das Vertrauen darauf, dass es sich nur um eine kurze Lebensphase handelt, die sich ganz sicher bessern wird. Meiden Sie zu viele und zu kräftige Farben und z. B. zu laute Spieluhren. Ruhige, fast schon monotone Rituale helfen abends ebenso wie z. B. ein luftdurchlässiges Baumwolltuch über die Augen des Kindes zu legen, seine Händchen zu halten und ein paar Beschwerdeminuten des Kindes einfach zuzulassen.

Übrigens schlafen voll gestillte Kinder oftmals besser. Sollte es trotzdem Probleme geben, ist es sicher kein Fehler, wenn Sie eine Stillberaterin oder Ihre Hebamme noch einmal konsultieren.

Der Säugling

Schreit Ihr Kind viel und ausdauernd, und das über viele Wochen hinweg oder handelt es sich um einen sogenannten Therapieversager, sollten Sie unbedingt eine Schreiambulanz aufsuchen. Bei Frühgeburtskindern und vor allem nach traumatischen Geburten konnten in jüngster Zeit sehr gute Erfahrungen mit Osteopathie und Cranio-Sacral-Therapie gemacht werden.

Die ätherische Ölmischung *Luftikus* ist entstanden, um Eltern in ihrem lebhaften Alltag mit Kindern zu unterstützen. Ich empfehle den Duft insbesondere, wenn die Kleinen unruhig und überreizt sind und nicht in den Schlaf finden. Das Wurzelöl der **Narde,** einer Baldrianart aus Nepal, werden Sie zunächst nicht erkennen. Sein erdiger, warmer Duft, der nicht wenigen Nasen als Einzelöl viel zu schwer erscheint, ist sehr hintergründig, es wird immer nur in geringen Mengen verwendet. Im *Luftikus* ergänzt Narde wunderbar die samtig-weichen Öle von Honigwabe, Kamille und Sandelholz. Die fruchtige Mandarine gibt der Aromamischung eine leichte Note.

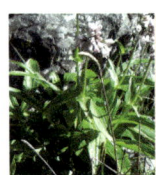

Luftikus

Honigwabe, Kamille römisch, Mandarine, **Narde,** Sandelholz (Naturparfüm in Jojobawachs)

Der süße, samtig-weiche Duft beruhigt und entspannt leicht ablenkbare Kinder.

 5–7 Tr. der reinen ätherischen Ölmischung in der Duftlampe oder im Vernebler. 1 Stunde vor dem Schlafengehen im Zimmer aufstellen.

 1 Tr. der reinen ätherischen Ölmischung oder 3–4 Tr. des Naturparfüms auf ein Tüchlein träufeln, das ins Kuschelkissen gesteckt oder im Stubenwagen aufgehängt wird.

 Mit 1–2 Tr. des Naturparfüms die Füßchen massieren.

 Für ein beruhigendes Babybad vor dem Schlafengehen ½ TL des Naturparfüms mit 1 EL Honig oder Sahne vermischen und ins Badewasser geben.

> Die reine ätherische Ölmischung nicht unverdünnt auf die Haut auftragen.

Babyöl angegriffene Haut

Nachtkerzen-, Ringelblumen in Mandel-, Sonnenblumenöl; Kamille römisch, Rose

Das Öl mit der leicht herben und krautigen Note fördert die Entspannung. Es beruhigt in nervösen und gestressten Lebenssituationen, die auch Babys schon erleben.

Wasser-Öl-Massage (siehe »Hautpflege «, S. 262).

Fußcreme ausgleichend

Aloe-Vera in Rapsöl; Bienen-, Wollwachs; Sheabutter; Melissen-, Rosenhydrolat; Melisse, Neroli, Thymian, Zitrone

Die Fußcreme auf Sheabutterbasis duftet zart krautig und wirkt angenehm balsamisch.

Die kleinen Füßchen liebevoll vor dem Zubettgehen damit massieren.

Körperöl entspannend

Mandel-, Sesam-, Weizenkeimöl; Jojobawachs; Kamille römisch, Neroli, Rose, Zeder

Das blumig-weiche Körperöl entfaltet eine beruhigende und schützende Wirkung.

Bauchmassage: Dazu das Öl zur Hälfte mit einem fetten Pflanzenöl verdünnen und dann mit einer Wasser-Öl-Massage (siehe »Hautpflege «, S. 262) auf dem Bauch einmassieren.

Der Säugling

Körperemulsion Benzoe-Vanille

Aloe-Vera in Raps-, Sonnenblumenöl; Wollwachs; Sheabutter; Neroli-, Rosenhydrolat; Benzoe Siam, Mandarine, Narde, Vanille

Bei der zartweichen, nach echter Vanille duftenden Hautpflegeemulsion muss sich Ihre Nase vielleicht erst daran gewöhnen, dass es sich dabei um echte Vanille handelt und nicht, wie oftmals gewohnt, um künstlichen Vanillingeruch. Die Emulsion pflegt, entspannt, beruhigt und verwöhnt empfindliche Babyhaut.

 Abends die Haut eincremen. Die Emulsion immer auf zuvor mit Hydrolat befeuchtete Haut geben!

Sandmännchen

Fenchel, Lavendel, Orange, Zirbelkiefer (Naturparfüm in Jojobawachs)

Eine fruchtig frische, kunterbunt krautig duftende ätherische Ölmischung, die entspannt und beruhigt und hilft, den Tag zu verdauen.

 Anwendungen siehe *Luftikus*.

 Die reine ätherische Ölmischung nicht unverdünnt auf die Haut auftragen.

Schlafmütze

Sesam-, Sonnenblumenöl; Jojobawachs; Honig, Immortelle, Narde, Palma-rosa, Weihrauch

Die balsamische Honignote dieses Naturparfüms ist nur für Kinder geeignet, die älter als drei Monate sind. Die ätherischen Öle helfen auch Größeren, abzuschalten und zur Ruhe zu finden.

 2–3 Tr. des Naturparfüms auf ein Tüchlein träufeln, das ins Kuschelkissen gesteckt oder im Stubenwagen aufgehängt wird.

Mit 1–2 Tr. des Naturparfüms die Füßchen massieren.

 Für ein beruhigendes Babybad vor dem Schlafengehen ½ TL des Naturparfüms mit 1 EL Honig oder Sahne vermischen und ins Badewasser geben.

Erkältung

Für unsichere Eltern besorgniserregend und für das Kind zumindest sehr unangenehm kann ein Schnupfen oder Husten in den ersten Lebenswochen sein, sodass es sinnvoll ist, die Erkältung mit Ihrem Kinderarzt abzuklären. Das Neugeborene hat Atemnot beim Trinken und im Liegen, es kann quengelig und appetitschwach sein. Bei Schnupfen ist es wichtig, regelmäßig für eine freie Nase zu sorgen. Wie dies gemacht wird, zeigt Ihnen Ihre Hebamme beim Hausbesuch ebenso wie die korrekte Lagerung des Kindes. Das Näschen sollte vor jeder Mahlzeit und bei Bedarf auch dazwischen gesäubert werden. Die Raumluft muss eine ausreichende Feuchtigkeit aufweisen, wenn nicht, sollten Sie nasse Tücher aufhängen oder einen Raumluftbefeuchter aufstellen. Die einfachste Heilmethode bei Schnupfen ist das Einträufeln von Muttermilch in die Nase.

Aus aromatherapeutischer Sicht rate ich seit fast zwei Jahrzehnten aufgrund bester Erfahrungen zum *Engelwurzbalsam*. Er ist bei Erkältungskrankheiten nahezu universell einsetzbar. Das liegt nicht zuletzt am **Thymian,** *der* Heilpflanze bei Erkältung. Über das Thymianöl gäbe es viel zu erzählen. Auffälligstes Merkmal ist, dass der Thymian je nach Höhenlage und Bodenbeschaffenheit unterschiedliche Inhaltsstoffe produziert. Entsprechend wird Thymianöl in unterschiedliche sogenannte Chemotypen eingeteilt. Die bekanntesten sind Linalool, Geraniol und Serpyllum, daneben gibt es noch die Chemotypen Thymol, Thujanol und Zygis. Für die Aromamischungen werden ausschließlich die ersten drei verarbeitet, für die Kindermischungen sogar ausschließlich der sanfte Geraniol.

Mehr zum Thymianöl finden Sie in zahlreichen Beiträgen der Fachzeitschrift F·O·R·U·M, die vom Verein Forum Essenzia herausgeben wird.

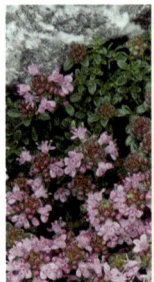

Engelwurzbalsam

Johanniskraut in Olivenöl; Bienen-, Wollwachs; Angelikawurzel, Majoran, **Thymian**

Die intensiv krautig und erdig riechende Salbe leistet hervorragende Dienste bei **Stock- und Fließschnupfen**, aber auch bei Hals- und Ohrenschmerzen kann sie unterstützend angewendet werden. Sie lässt den Schnupfen ins Fließen kommen und beruhigt gereizte Nasenschleimhäute.

Bei Neugeborenen mit **Schnupfen** oder **Husten** reicht es, ein Tüchlein damit zu bestreichen (0,5 cm aus der Tube) und in der Wiege in Kopfhöhe zu befestigen bzw. aufzuhängen.

Bei älteren Säuglingen mit **Schnupfen** dünn außen auf die Nasenflügel oder die Brust auftragen. Damit das Kind sich den Balsam nicht in die Augen reiben kann, tragen Sie ihn am besten erst auf, wenn der kleine Liebling eingeschlafen ist.

Bei den ersten Anzeichen eines **Hustens** Brust und Rücken des Säuglings damit einreiben. Bitte sparsam verwenden, also nur dünn auftragen.

Allgäuer Atemöl für Kinder

Jojobawachs; Alant, Cajeput, Ravintsara, Zirbelkiefer

Diese krautig-frisch riechende Aromamischung eignet sich auch für Kinder mit empfindlicher Haut. Eine Rückeneinreibung regt das tiefe Durchatmen an.

Je nach Alter genügen 3–7 Tr. für eine Rückeneinreibung vor dem Zubettgehen, die bei Bedarf in einer unruhigen Nacht wiederholt werden kann.

 1 TL in 1 EL Honig oder Sahne vermischt als Aromabad.

 2–3 Tr. für eine Fußmassage am Abend vor dem Zubettgehen.

 Für Kinder ab 2 Jahren.

Erkältungsöl wärmend

Benzoe Siam, Ho-Holz, Lavendel, Lavendelsalbei, Linaloe, Melisse, Ravintsara, Salbei, Thymian (Raumspray: Myrten-, Rosenhydrolat; Ethanol)

Die balsamisch duftende, wärmende und schleimlösende Ölmischung ist ideal für Säuglinge, da sie frei von Minze, Menthol und Campher ist. Sie wirkt angenehm befreiend auf die Atemwege, wohltuend und keimvermindernd.

 3–5 Tr. in der Duftlampe oder im Vernebler.

 1 Tr. auf ein Tüchlein geben und für das Kind unerreichbar in die Wiege hängen.

 Für ein Erkältungsbad 5–7 Tr. mit Honig oder Sahne vermischen und ins Badewasser geben.

 2–3 Tr. mit 2–3 cm der *Ringelblumensalbe* und 1 TL Honig vermischen und die Brust damit einreiben.

 2–3 Tr. in fettes Pflanzenöl oder *Ringelblumensalbe* mischen für eine Fußmassage vor dem Zubettgehen.

Der Säugling

Johanniskraut-Lavendel-Öl

Johanniskraut in Olivenöl; Lavendel

Die Aromamischung mit dem typisch weichen Duft des Johanniskrautöls und der zarten Lavendelnote wirkt beruhigend und ist wohltuend bei **Ohrenentzündungen**. Die erwärmende Wirkung des Johanniskrautöls hilft, die Schmerzen zu lindern.

 3–4 Tr. stündlich hinter dem Ohr einreiben (äußerlich).

 1–2 Tr. auf ein Stück Heilwolle geben und an den Ohreingang legen.

 Die Aromaanwendungen werden durch einen zusätzlichen Zwiebelwickel noch verstärkt. Legen Sie dazu ein zimmerwarmes Päckchen aus kleingehackten Zwiebeln, die Sie in eine ES-Kompresse gewickelt haben, auf das Ohr Ihres Babys und decken Sie alles gut mit Heilwolle ab. Befestigen Sie das Ganze mit einem Wollmützchen. Eine Rotlichtbestrahlung fördert den Heilungsvorgang ebenfalls.

 Nicht bei intensiver Sonneneinstrahlung anwenden, da die Mischung Johanniskrautöl enthält.

Thymian-Angelika-Öl

Mandel-, Ringelblumen in Mandel-, Sesamöl; Jojobawachs; Angelikawurzel, Cajeput, Muskatellersalbei, Thymian, Zirbelkiefer

Die Aromamischung mit dem würzigen, intensiven Duft hat sich längst als Hals- und Brustöl bewährt. Sie stärkt das Immunsystem, beruhigt die Bronchien und lässt die Atmung besser fließen. Zur Anwendung bei hautempfindlichen Säuglingen geben Sie bitte ⅓ fettes Pflanzenöl hinzu.

 1–2 Mal täglich Brust und Rücken damit einreiben.

Die Massageanwendung hat sich insbesondere in Kombination mit einem Bienenwachswickel bewährt. In diesem Fall sollten Sie das Öl noch sparsamer anwenden und den erwärmten Wickel erst einige Minuten nach dem Einreiben auf die Brust auflegen. Aber auch Heilwolle wärmt und entspannt die Bronchien wunderbar.

 Für ein Aromabad vor dem Schlafengehen 1 TL mit 1 EL Honig vermischen und dem Badewasser zugeben.

Thymian-Myrte-Balsam für Kinder und Säuglinge

Baobab-, Johanniskraut in Oliven-, Mandelöl; Bienen-, Jojoba-, Wollwachs; Sheabutter; Myrte, Niaouli, Salbei, Thymian, Ysop, Zirbelkiefer

Die balsamische, krautige Aromamischung ist hilfreich bei schleimlösenden und hustenreizstillenden Maßnahmen. Sie ist zwar behutsam dosiert, aber bei Neugeborenen und Säuglingen bis zum dritten Lebensmonat sollte der Balsam verdünnt werden. Dazu eignen sich ungesalzenes Schweineschmalz, Olivenöl oder die *Ringelblumensalbe.* Außerdem ist es ratsam, bei der empfindlichen Babyhaut zunächst nur den Rücken oder die Füße einzureiben.

 1 Mal, maximal 2 Mal täglich den Rücken sparsam damit einreiben.

 Anwendung zusammen mit einem Bienenwachswickel (siehe *Thymian-Angelika-Öl*).

 Für ein hilfreiches Baby-Erkältungsbad eine nussgroße Portion in 1 EL Honig einrühren (sollte die Lösung zu zäh sein, 1 EL heißes Wasser zugeben) und ins Badewasser mischen.

 Am Abend vor dem Zubettgehen die Füße einreiben – sehr empfehlenswert bei hautempfindlichen Kindern. Mit einer entspannenden Fußmassage erreichen Sie über die Reflexzonen den gesamten Körper.

Der Säugling

Hautpflege

Ein Neugeborenes kommt mit einer gesunden, allerdings empfindlichen Haut auf die Welt. Es war viele Wochen nur von Wasser umgeben und erlebt jetzt zum ersten Mal Luft, Textilien und Pflegemittel. Kinder, die mit grünem Fruchtwasser geboren werden, weisen in den ersten Lebenswochen oftmals eine noch empfindlichere Haut auf.

Regelmäßiges Einölen des Kindes ist fast wichtiger als häufiges Waschen oder Baden, denn schmutzig wird es noch nicht. Allerdings wirkt das Eintauchen in warmes Wasser äußerst entspannend und wohltuend auf das Kind. Ein Babybad ohne Zusätze und eine anschließende Massage mit einem fetten Pflanzenöl fördern nicht nur Hautfunktion und Durchblutung. Es werden auch Erinnerungen an den Mutterleib geweckt – das Kind entspannt sich. Das Baden sowie die Hautpflege müssen in den ersten zwölf Lebenswochen immer in einem warmen Raum (25°C) durchgeführt werden, um ein rasches Auskühlen des Kindes zu vermeiden, das Waschen sogar besser immer unter der Wärmelampe.

Ihre Hebamme gibt Ihnen bei ihren Hausbesuchen in den ersten Tagen bzw. in den ersten acht Lebenswochen Anleitungen und Tipps zur Hautpflege Ihres Kindes. Sie zeigt Ihnen auch gerne, wie Sie Ihr Baby mit einer Wasser-Öl-Massage verwöhnen können: Massieren Sie entweder den vom Baden noch nassen Körper des Babys oder tauchen Sie Ihre Hände zuerst in heißes Wasser, geben dann das Öl in Ihre Hände und massieren das Kind mit dem so verwässerten Öl. Die Babymassage muss zügig und einfühlsam geschehen, denn die Hautoberfläche ist durch Luft- und Kleidungskontakt sowie durch Wasserverlust gespannt und empfindlich. Schauen Sie sicherheitshalber Ihrer Hebamme anfangs einige Male zu. Außerdem könnte, sobald das Wasser zu kalt ist, die Körpertemperatur des Kindes durch die relativ große Menge Flüssigkeit schnell absinken. Deshalb müssen Sie die Massage immer unter der Wärmelampe ausführen!

Diese Wasser-Öl-Massage empfiehlt sich insbesondere bei übertragenen Kindern, denn deren Haut wird aufgrund des erlittenen Flüssigkeitsverlustes schnell trocken und rissig.

Die Kombination von hochwertigen naturreinen Pflanzenprodukten zur Pflege der zarten Babyhaut hat sich sowohl bei meiner Arbeit wie auch bei meiner Familie seit Jahrzehnten bewährt. Mit einer bewusst gewählten und regelmäßigen Hautpflege, wie z.B. mit meinen Aromamischungen für die Babypflege, verwöhnen Sie Ihr Kind und fördern überdies so ganz nebenbei auch noch seine Durchblutung und sein Abwehrsystem. Der hohe Anteil ungesättigter Fettsäuren in den fetten Pflanzenölen unterstützt außerdem den Stoffwechsel. Der geringe Anteil ätherischer Öle kann aufgrund der pflanzlichen Trägerstoffe gänzlich verstoffwechselt werden, was bei herkömmlichen Industrieprodukten, die zum großen Teil auf Vaselinebasis und mit synthetischen oder isolierten Duftstoffen hergestellt werden, nicht der Fall ist. Zusammen mit einer gezielten Babymassage unterstützen die ausgewählten ätherischen Öle das Wohlbefinden und die Entspannung des Kindes.

Lassen Sie sich bei der Wahl der folgenden Babyöle von der Duftbeschreibung leiten und wechseln Sie einfach immer wieder einmal das Produkt. Achten Sie darauf, diese naturbelassenen, hochwertigen Produkte sparsam anzuwenden und die Öle immer ganz einzumassieren. Das *Babybad* und das *Dusch & Ölbad Baby & Kind* enthalten hochwertiges Sesamöl und Jojobawachs, die zur Rückfettung der Haut dienen. Die *Baby-Pflegecreme* wie den *Windelbalsam* sollten Sie ebenfalls nur dünn auftragen und gut einmassieren. Meine Erfahrung hat mir immer wieder gezeigt, dass Kinder, die mit aromatherapeutischen Produkten gepflegt werden, seltener wund sind und ihre gesunde Babyhaut erhalten bleibt.

Eine ganze Reihe der unten genannten Pflegeprodukte enthalten **Vanille** – ein Duft, den wir wie keinen anderen mit glücklichen Kindheitszeiten verbinden, erinnert er doch an Pudding und andere Süßspeisen. Was wir damals jedoch meist zu riechen bekamen, war nicht echte Vanille, sondern künstlich hergestelltes Vanillin, weil der synthetische Aromastoff sehr viel billiger ist als der Naturstoff. Das hat leider dazu geführt, das viele Menschen die echte Vanille, die mittels Alkoholextraktion gewonnen wird, mit ihrem weichen, lieblichen und balsamischen Duft gar nicht auf Anhieb erkennen können. Trainieren Sie also Ihre Nase mit den Aromamischungen und lernen Sie den echten Vanilleduft kennen.

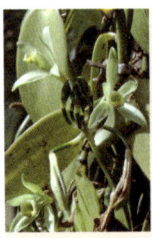

Babyöl pflegend

Nachtkerzen-, Ringelblumen in Mandel-, Sesamöl; Jojobawachs; Honig, Vanille

Das Hautpflegeöl mit seinem schmeichelnden, süßen, vanilligen Duft wirkt pflegend, entspannend und ist insbesondere für die von Phototherapie oder Inkubator strapazierte Haut des Neugeborenen eine Wohltat.

 Babyhaut liebt regelmäßige Wasser-Öl-Massagen (siehe S. 262).

Babyöl empfindliche Haut

Aprikosenkern-, Mandel-, Nachtkerzen-, Sesamöl; Jojobawachs; Rose

Den zarten Rosenduft des Pflege- und Massageöls lieben nicht nur Babys.

 Anwendung siehe *Babyöl pflegend*.

Babyöl angegriffene Haut

Nachtkerzen-, Ringelblumen in Mandel-, Sonnenblumenöl; Kamille römisch, Rose

Pflegeöl mit einem leicht herb-blumigen Duft für Kinder, die bereits in den ersten Lebenswochen mit gereizter Haut oder Unruhe reagieren.

 Anwendung siehe *Babyöl pflegend*.

Baby-Pflegecreme

Aloe-Vera in Raps-, Sesamöl; Bienen-, Jojoba-, Wollwachs, Sheabutter;
Rosenhydrolat; Rose

Ein Hauch Rosenduft prägt die Creme auf wertvoller Sheabutterbasis, die
zur Gesichts- und Windelpflege der empfindlichen Babyhaut geeignet ist.

 Die Creme kann von Kopf bis Fuß zur Körperpflege verwendet werden. Wie immer sparsam anwenden, 1 Mal täglich ist meist ausreichend.

 Bei leicht angerauter Haut an den Oberarmen und Oberschenkeln
regelmäßig auftragen, dann wird die Haut wieder geschmeidig.

Babybad

Totes-Meer-Salz; Jojobawachs; Mandarine, Rose, Sandelholz, Vanille

Die Bademischung mit dem zarten rosig-vanilligen Duft pflegt, entspannt
und beruhigt.

 1 Mal pro Woche baden genügt. Wenn das Baby das Bad genießt,
kann es auch öfter sein. Anschließend die Haut kurz abduschen,
dies kann auch mit einem Becher Wasser geschehen. Ab der
8. Lebenswoche darf das Wasser zur Stärkung des Immunsystems
auch kühl sein. Nach dem Bad die noch feuchte Haut mit einem
Babyöl einölen (Wasser-Öl-Massage, siehe S. 262).

Dusch & Ölbad Baby & Kind

neutrale Grundlage; Sesamöl; Mandarine, Rose, Sandelholz, Vanille

Das zart rosig-balsamisch duftende Duschbad pflegt, entspannt und beruhigt. Den größeren Kindern dient es als mild duftendes, hautpflegendes
Schaumbad.

 Einige Tr. ins Waschwasser oder 1 TL in die Badewanne geben.
Nach dem Waschen oder Baden die noch feuchte Haut mit einem
Babyöl einölen.

Körperemulsion Benzoe-Vanille

Aloe-Vera in Raps-, Sonnenblumenöl; Wollwachs; Sheabutter; Neroli-, Rosenhydrolat; Benzoe Siam, Mandarine, Narde, Vanille

Bei der zartweichen, nach echter Vanille duftenden Hautpflegeemulsion muss sich Ihre Nase vielleicht erst daran gewöhnen, dass es sich dabei um echte Vanille handelt und nicht, wie oftmals gewohnt, um künstlichen Vanillingeruch. Die Emulsion pflegt, entspannt, beruhigt und verwöhnt empfindliche Babyhaut und eignet sich ins besondere auch für Kinder, die abends unruhig sind, sowie die ganze Familie.

 Morgens und abends die Haut damit eincremen. Die Emulsion immer auf die zuvor mit Hydrolat befeuchtete Haut geben!

Windelbalsam

Aloe-Vera in Raps-, Sesamöl; Bienen-, Jojoba-, Wollwachs; Mango-, Sheabutter; Rosenhydrolat; Manuka, Palmarosa, Rose, Rosengeranie, Thymian

Der kräftige Duft des Thymians lässt sich trotz zarter Dosierung nicht ganz verleugnen, er pflegt und schützt die Babyhaut insbesondere vor einem Candidapilz.

 Der Balsam ist vor allem bei empfindlicher Popohaut optimal zur Windelpflege. Bei jedem Windelwechsel sparsam anwenden. Zur Vorbeugung genügt 1 Mal täglich.

Milchschorf

Milchschorf ist eine für die Eltern zwar manchmal unansehnliche, aber für das Kind unproblematische Erscheinung. Er verschwindet, so wie er kommt, nämlich von ganz allein. Seien Sie geduldig und nicht enttäuscht, wenn dann auch noch die Haare Ihres Babys ausgehen. Das gehört in den Säuglingsmonaten einfach dazu und hält bei manchen Kindern bis zum dritten Lebensjahr an.

Mein Rat für die Eltern ist: Ölen Sie die Kopfhaut des Kindes regelmäßig mit einem der Babyöle wie z.B. dem *Babyöl angegriffene Haut* ein, so leidet das Kind auch nicht unter Juckreiz. Bei stark zunehmendem und trockenem Schorf empfehle ich zusätzlich im Wechsel die *Baby-Pflegecreme* zu verwenden.

Im Babyöl sind die ätherischen Öle der Kamille römisch und der Rose eingebettet in pflegendes Sonnenblumenöl, wertvolles Nachtkerzenöl und insbesondere in **Ringelblumen**-Mazerat. Die Ringelblume ist ideal zur Pflege von gereizter und zur Entzündung neigender Haut und zählt zu den bekanntesten und wissenschaftlich am besten erforschten Heilpflanzen, die in keinem Kräutergarten fehlen darf.

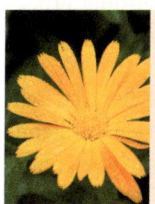

Babyöl angegriffene Haut

Nachtkerzen-, **Ringelblumen** in Mandel-, Sonnenblumenöl; Kamille römisch, Rose

Pflegeöl mit leicht herb-blumigem Duft für Kinder, die bereits in den ersten Lebenswochen mit gereizter Haut reagieren.

Den Kopf des Kindes abends gut einölen, das Öl unter einem Mützchen einziehen lassen und den abgelösten Schorf am nächsten Morgen vorsichtig auskämmen.

Baby-Pflegecreme

Aloe-Vera in Raps-, Sesamöl; Bienen-, Jojoba-, Wollwachs, Sheabutter; Rosenhydrolat; Rose

Ein Hauch Rosenduft prägt die Creme auf wertvoller Sheabutterbasis, die zur Gesichts- und Windelpflege der empfindlichen Babyhaut geeignet ist.

Die Kopfhaut intensiv eincremen, auch abends vor dem Zubettgehen.

Der Säugling

Mundsoor

Ein lästiges und leider häufig auftretendes Problem ist eine Candidainfektion im Kleinkindalter. Das Immunsystem des Kindes ist während des ersten Lebensjahrs machtlos gegen die Hefepilze, die sich vornehmlich im Mund ansiedeln und von dort auf den Darm übergreifen können (siehe »Windelsoor«, S. 281 f.). Erkennbar ist der Soor anhand von weißen oder hellgrauen Stippchen auf der Lippen- oder Mundschleimhaut oder am Gaumen. Der Mundsoor stellt sich oftmals schon sehr früh ein, nämlich in den ersten Lebenswochen, und zwar häufig infolge von Antibiotikagaben. Hinzu kommt als Ursache der unhygienische Umgang mit Schnullern oder Flaschensaugern, wenn diese zunächst von der Mutter oder größeren Geschwistern in den Mund genommen und dann dem Baby angeboten werden.

Bei einem Candidabefall des Kindes müssen Schnuller und Sauger regelmäßig desinfiziert und ausgetauscht werden. Stillende Mütter sollten außerdem darauf achten, dass es nicht zu einer Ping-Pong-Infektion zwischen Brust und Kind kommt. Regelmäßige Luft, Licht und Kaltwasseranwendungen sind bei der Mutter meist ausreichend. Auch wenn an den Brustwarzen noch keinerlei Hauterscheinungen sichtbar sind, Sie aber beim Stillen einen hinter der Warze liegenden Schmerz spüren, muss an einen möglichen Candidabefall der Warzen gedacht werden.

Die beste Vorbeugung gegen Mundsoor ist, neben den oben genannten Maßnahmen, das Kind warm eingepackt so oft wie möglich an der frischen Luft oder im kalten Zimmer schlafen zu lassen, denn eine kühle Umgebung entzieht den Pilzsporen die Grundlage für ihr Wachstum. Ist es dennoch zu einer Infektion gekommen, sollten Sie bei Mund- wie bei Windelsoor auf jeden Fall Kontakt mit Ihrer Hebamme aufnehmen, da sie neben dem Kinderarzt die richtige Ansprechpartnerin beim Thema Candida ist. Wichtigste Tugend bei der Behandlung ist Geduld. Es können bis zu drei Wochen vergehen, bis der Soor gänzlich verschwindet.

Bei Mundsoor lautet meine aromatherapeutische Empfehlung *Mundpflegespray*. Daneben ist auch das bewährte *Rose-Teebaum-Hydrolat* hilfreich. Zur Endbehandlung genügt *Rosenhydrolat*.

Das *Mundpflegespray* enthält u.a. das ätherische Öl der **Niaouli,** einer exotischen Pflanze, die in Nordaustralien und Südguinea ihre Heimat hat. Hier wird das frische, zart süßliche und sich dann blumig entfaltende Öl destilliert. Niaouli gleicht in dieser Sprühmischung den warmen, holzig-strengen Geruch von Manuka und den frischen scharfen Duft von Ravintsara wunderbar aus. Sollten Sie sich den Exoten in Ihr Haus holen wollen, so achten Sie darauf, dass diese unkomplizierte Strauchpflanze immer einen feuchten Boden hat und im Winter drinnen steht.

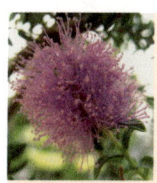

Mundpflegespray

Aloe-Vera in Rapsöl; Rosenhydrolat; Manuka, Niaouli, Ravintsara

Der zart krautige Duft ermöglicht es, dass auch Babys diese Anwendung tolerieren.

 1–2 Sprühstöße auf einen Watteträger oder auf eine ES-Kompresse geben. Die vom Pilz befallenen Stellen betupfen oder den gesamten Mundraum mit der getränkten ES-Kompresse auswischen. Wattestäbchen oder Kompresse müssen selbstverständlich jedes Mal erneuert werden!

Rose-Teebaum-Hydrolat

Immortellen-, Rosen-, Teebaumhydrolat; Lavendel, Manuka, Rose, Teebaum

Das dezent krautig-erdig duftende Pflanzenwasser eignet sich gut zur unterstützenden Behandlung der Mundschleimhaut bei Pilzbefall.

 Die vom Pilz befallenen Stellen mit einem hydrolatgetränkten Wattestäbchen betupfen oder den gesamten Mundraum mit einer getränkten ES-Kompresse auswischen. Wattestäbchen oder Kompresse müssen natürlich jedes Mal erneuert werden! Zusätzlich vor und nach jedem Stillen die Brustwarzen der Mutter mit dem Hydrolat besprühen, um einen Ping-Pong-Effekt zu vermeiden.

Rosenhydrolat

Mit dem zart duftenden *Rosenhydrolat* lässt sich ein sofort zu Beginn erkannter Mundsoor oftmals noch in den Griff bekommen. Vor allem sollte am Ende der Candidabehandlung, wenn also alle sichtbaren Stellen des Pilzbefalls verschwunden sind und auch unabhängig davon, ob schulmedizinische Maßnahmen erforderlich waren, die Mundschleimhaut noch einige Tage mit *Rosenhydrolat* weitergepflegt werden.

 Anwendung siehe *Rose-Teebaum-Hydrolat.*

Nabelpflege/Nabelinfektion

Im Normalfall fällt der etwa ein- bis zwei Zentimeter lange Nabelschnurrest innerhalb der ersten zehn Lebenstage ab. Die Hebamme entscheidet in der Klinik bzw. bei ihrem Hausbesuch, wie der Nabelrest gepflegt werden soll. Die konservative, offene Pflege ist ebenso üblich wie die traditionelle geschlossene Behandlung mit Nabelbinde oder Nabelnetz und Nabelpuder. Dabei ist es sinnvoll, die Eltern bei der Pflege mitentscheiden zu lassen, denn viele Mütter empfinden die geschlossene Form oftmals als angenehmer – zumindest das Einpacken des Nabelrestes in eine sterile ES-Kompresse hat sich bewährt. Auf diese Weise trocknet der Nabelgrund schneller und die Entstehung eines Nabelgranuloms wird minimiert. Vor allem sollte darauf geachtet werden, dass die Höschenwindel nicht am Nabelrand reibt, um eine Rötung oder gar Entzündung des Nabelrings zu vermeiden.

Das regelmäßige Säubern des Nabelgrunds wird meist ausschließlich von der Hebamme beim täglichen Hausbesuch durchgeführt.

Neben Zeit, Geduld, Luft und fachgerechter Pflege mit aromathera-peutischen Produkten ist das Aufträufeln von Muttermilch auf den Nabel nach wie vor eine der bewährtesten Methoden, um eine problemlose Abheilung des Nabelrestes zu unterstützen. Sollte es nach den ersten zehn Lebenstagen noch zu Nabelnässen kommen oder ein Nabelgranulom entstehen, wird die Hebamme gerne zu weiteren Hausbesuchen bereit sein, um den Nabel zu behandeln.

Viele Hebammen haben meine Empfehlung, das *Rose-Teebaum-Hydrolat* zum täglichen Säubern des Nabelgrunds und Nabelschnur-rests anzuwenden, übernommen. Zu den pflegenden Eigenschaften des wunderbaren *Rosenhydrolats* kommt in dieser Mischung die desinfizierende Wirkung der ätherischen Einzelöle Lavendel, Rose, **Teebaum** und Manuka, ohne dass dem Hydrolat hautreizender Alkohol zugesetzt werden muss.

Teebaumöl stand in den vergangenen Jahren immer wieder im Mittelpunkt von Diskussionen. Während die einen oft aus Unwissenheit vor seinem Gebrauch warnten, wurde es von anderen zu sehr verharmlost. Wie immer liegt die Wahrheit in der Mitte. Auf jeden Fall sollten Sie reines Teebaumöl ab Öffnung innerhalb kurzer Zeit, spätestens jedoch nach sechs Monaten aufbrauchen. Außerdem sollten Sie es nur in Ausnahmefällen pur und dann auch nur punktuell auftragen. Wichtig ist auch, das Ätherisch-Öl-Fläschchen immer gut zu verschließen und nicht in die Sonne oder unter Deckenfluter zu stellen, denn dann oxidiert es tatsächlich sehr schnell. Oxidierte Öle sind kaputte Öle, die unter dem Einfluss von Luftsauerstoff und Wärme kritische Inhaltsstoffe entwickeln, allerdings sind diese Veränderungen weder zu riechen noch mit dem Auge zu erkennen. In der Mischung mit anderen ätherischen Ölen, wie Sie sie in der *Rose-Teebaum-Essenz* finden, konnte jedoch bewiesen werden, dass Teebaumöl nicht empfindlicher ist als andere. Wenn Sie sich an die aufgedruckten Haltbarkeitsdaten halten und einen hygienischen Umgang beachten, dann haben Sie ein sicheres Produkt.

Der Säugling

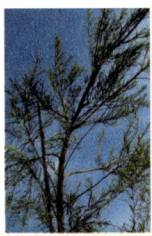

Rose-Teebaum-Hydrolat

Immortellen-, Rosen-, Teebaumhydrolat; Lavendel, Manuka, Rose, **Teebaum**

Das unter sterilen Bedingungen abgefüllte Pflanzen-wasser besitzt einen nur leicht krautigen und erdigen Duft. Es eignet sich sehr gut zur regelmäßigen Desin-fektion bzw. Säuberung des Nabels.

 Ein Wattestäbchen mit dem Hydrolat besprühen und damit den Nabelgrund reinigen.

Immortelle-Akut-Spray

Lavendel-, Immortellen-, Rosenhydrolat; Immortelle, Lavendel

Das herb-lavendelig duftende Spray ist einfach in der Anwendung und hat sich neben vielen anderen Bereichen auch zur Nabelpflege, vor allem bei übel riechenden Nabelschnurresten, erwiesen.

 Anwendung siehe *Rose-Teebaum-Hydrolat*.

Lavendel 10% in Jojobawachs

Jojobawachs; Lavendel

Der sogenannte Berg- oder Heillavendel wirkt entzündungshemmend und austrocknend.

 Bei einem feuchten, sich ablösenden Nabelrest 1 Tr. direkt in den Nabelgrund träufeln oder auf eine ES-Kompresse geben und diese um den Nabelschnurrest legen.

Rosenhydrolat

Das zart duftende Hydrolat der Rosenblüten eignet sich hervorragend zur Befeuchtung, Reinigung und Pflege des völlig unkomplizierten Nabels.

 Anwendung siehe *Rose-Teebaum-Hydrolat*.

Neugeborenenakne

Die Neugeborenenakne ist ein relativ häufiges Erscheinungsbild, das bereits in den ersten Lebenstagen auftreten kann. Die Haut ist dann mit einigen wenigen oder vielen gelben Pickelchen übersät, mal nur am Bauch, mal mehr im Gesicht oder über den ganzen Rücken verteilt. Ein massiver Ausschlag kann sogar mit Bläschenbildung einhergehen. Ursache der meist harmlosen Neugeborenenakne ist eine hormonelle Umstellung. Als Behandlungsgrundsatz gilt: Weniger ist mehr.

Allerdings kann diese erste Neugeborenenakne (auch Neugeborenenexanthem genannt) manchmal erst nach einigen Wochen auftreten und unter Umständen das erste Anzeichen für eine Neurodermitis sein: Das Kind beginnt, sehr unruhig zu werden, es kratzt sich im Gesicht und die Pickelchen werden zum Ekzem. Dennoch sollte keine übereilte Diagnose gestellt werden, denn sie begleitet das Kind oft ein Leben lang und belastet die Familie. Dabei verschwindet die Krankheit oft schon in den ersten Kinderjahren wieder gänzlich, oder sie tritt nur besonders abgeschwächt alle sieben Jahre wieder auf.

Neben der üblichen Hautpflege (siehe dort, S. 262–266) empfehle ich bei auffälligen Hauterscheinungen die Cistrosenpflegeserie, die das wertvolle afrikanische **Baobab**öl enthält. Letzteres wird in seiner Heimat Afrika zur Haut- und Körperpflege für die ganze Familie verwendet. Das Öl mit seinem leicht nussigen Geruch wird aus den Samen der Baobabfrucht gewonnen, bei uns auch als Affenbrotbaum bekannt. Es ist in Europa ein noch eher unbekanntes, junges Öl, das erst am Anfang seiner Kosmetikkarriere steht. Es ist reich an Vitamin A, D und E und als Massageöl ebenso geeignet wie zur Pflege trockener oder problematischer Haut. Auch das Haar kann damit eingeölt werden.

Eine weitere Aromamischung, die sich gut eignet, ist die *Körperemulsion Benzoe-Vanille,* zu der ich stets zufriedene Rückmeldungen von Eltern erhalte.

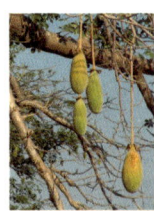

Cistrosen-Körperöl für Kinder

Baobab-, Nachtkerzenöl; Cistrose, Immortelle, Lavendel, Manuka

Die krautig herb riechende Ölmischung entspannt und lindert den Juckreiz bei ekzematischer und neurodermitischer Haut.

Das Öl 1–2 Mal täglich auf die vorher mit *Rosen*- oder *Melissenhydrolat* befeuchtete Haut auftragen. Oder eine Schüttelemulsion mit ⅓ Hydrolat zubereiten. Hierzu bitte einen Fettöl-Sprühaufsatz benutzen, um eine Verkeimung der empfindlichen Wässer zu vermeiden.

1 TL mit Honig vermischen und ins Badewasser geben. Die Zugabe von 150–300 g Totes-Meer-Salz ist empfehlenswert.

Cistrosenbad

Cistrose, Immortelle, Lavendel, Neroli (Badesalz: Jojobawachs; Totes-Meer-Salz. Dusch & Ölbad: neutrale Grundlage; Sesamöl)

Das intensiv krautig-herb duftende Bad beruhigt den Hautjuckreiz und wirkt wohltuend bei ekzematischer und neurodermitischer Haut.

Das Kind eine Woche lang täglich 1 Mal darin baden. Dazu 2 TL bis 1 EL des Badesalzes mit weiteren 150–300 g Totes-Meer-Salz ergänzen und ins Badewasser geben. Das verschafft der juckenden Haut Linderung. Anschließend die Haut gut abduschen, dies kann auch mit einem Becher kühlem Wasser geschehen, was eine stärkende Wirkung auf die Haut hat.

Cistrosencreme für Kinder und Erwachsene

Baobab-, Nachtkerzenöl; Wollwachs; Totes-Meer-Salz; Rosenhydrolat; Cistrose, Immortelle, Lavendel, Manuka

Die herb-krautig riechende Creme wirkt entspannend, klärend und heilungsunterstützend. Sie ist eine gute Alternative zum Cistrosenöl.

Die Creme 1–2 Mal täglich auf die vorher mit *Rosen-* oder *Melissen-hydrolat* befeuchtete Haut dünn auftragen und sanft einstreichen.

Körperemulsion Benzoe-Vanille

Aloe-Vera in Raps-, Sonnenblumenöl; Wollwachs; Sheabutter; Neroli-, Rosenhydrolat; Benzoe Siam, Mandarine, Narde, Vanille

Bei der zartweichen, nach echter Vanille duftenden Hautpflegeemulsion muss sich Ihre Nase vielleicht erst daran gewöhnen, dass es sich dabei um echte Vanille handelt und nicht, wie oftmals gewohnt, um künstlichen Vanillingeruch. Die Emulsion pflegt, entspannt, beruhigt und verwöhnt empfindliche Babyhaut und eignet sich ins besondere auch für Kinder, die abends unruhig sind, sowie die ganze Familie.

 Morgens und abends die Haut damit eincremen. Die Emulsion immer auf die zuvor mit Hydrolat befeuchtete Haut geben!

Rose-Teebaum-Hydrolat

Immortellen-, Rosen-, Teebaumhydrolat; Lavendel, Manuka, Rose, Teebaum

Das Pflanzenwasser mit den bewährten Inhaltsstoffen der *Rose-Teebaum-Essenz* besitzt einen nur leicht krautigen und erdigen Duft. Es eignet sich gut zur Behandlung von einzelnen geröteten Hautarealen.

 Die Hautbläschen damit bei der täglichen Hautpflege sparsam und vorsichtig betupfen.

Neugeborenengelbsucht

Tritt eine Gelbsucht innerhalb der ersten zwei Lebenstage auf, muss das Neugeborene fast immer in klinische bzw. ärztliche Behandlung. Ab dem zweiten und dritten Lebenstag spricht man von einer physiologischen Neugeborenengelbsucht. Übersteigen die Biliru-

Der Säugling

binwerte die Norm, so müssen die Neugeborenen auch jetzt noch unter die Phototherapielampe – was leider oft eine Trennung von Mutter und Kind bedeutet. Diese ersten Sorgen um das Neugeborene so kurz nach der Geburt können für die Mutter unter Umständen psychisch derart belastend sein, dass sie weniger oder schlimmstenfalls gar keine Milch mehr produziert.

Sämtliche notwendigen Maßnahmen müssen immer von der betreuenden Hebamme oder dem Klinikpersonal durchgeführt werden. Diese werden neben der Ernährung auch die Ausscheidung kontrollieren ebenso wie sie eine regelmäßige Bilirubinkontrolle durchführen. Jedes unnötige Untersuchen oder Auspacken des Kindes sollte jedoch unterlassen werden, um den Wärmehaushalt nicht zu belasten. Für entsprechende Lichtzufuhr bzw. Lichtquellen muss bei Bedarf unter Aufsicht der Hebamme oder des Klinikpersonals gesorgt werden. Diese achten auch auf ausscheidungsfördernde Maßnahmen. Wichtig ist dabei zu wissen, dass Bilirubin nicht wasser-, sondern fettlöslich ist, das Kind also ausreichend oft gestillt werden sollte. Ausführliche Informationen, auch zu homöopathischen Maßnahmen und leberanregende Kräutertees, finden Sie in meiner »Hebammen-Sprechstunde«. Neben den im Folgenden genannten Aromaanwendungen gilt es in diesem Fall, alle Register der Naturheilkunde zu ziehen. Das *Karotten-Limetten-Öl* sehe ich als hilfreiche Unterstützung des Stoffwechsels von Neugeborenen (und Schwangeren). Das Öl sollte von der Hebamme wirklich nur in der angegebenen Dosierung und nur an den wenigen kritischen Tagen verwendet werden. Namensgeber ist neben der Limette das **Karottensamen**öl. Dieses erdig-wurzelig riechende Öl, das gleichzeitig eine fruchtige Note erkennen lässt, zählt zu den eher unbekannten ätherischen Ölen. Da sein Duft sehr intensiv ist, wird es vermutlich wenig Aromaliebhaberinnen geben, die es für die Duftlampen wählen würden. In der Kombination mit der ebenfalls herben Angelikawurzel und der Wacholderbeere sowie dem frischen Litsea und der fruchtigen Limette, die von der Frische des Rosmarins ergänzt werden, steht Ihnen das Karottensamenöl jedoch nicht nur in einer, wie ich meine, gelungenen, sondern auch hilfreichen Duftmischung zur Verfügung.

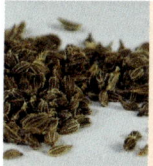

Karotten-Limetten-Öl

Jojobawachs; Alant, Angelikawurzel, **Karottensamen**, Limette, Litsea, Rosmarin, Wacholderbeere

Die intensiv krautig und erdig duftende Aromamischung regt den Stoffwechsel an.

 Bei jedem Windelwechsel die rechte Oberbauchseite des Neugeborenen mit 2–3 Tr. einölen und eventuell zusätzlich eine Fußreflexbehandlung mit dem Öl durchführen.

 Bei jedem Windelwechsel auf die rechte Oberbauchseite des Neugeborenen eine mit 2–3 Tr. des Öls beträufelte Kompresse legen und Heilwolle drüberlegen. Diese hilft, die Körpertemperatur des Kindes konstant zu halten. Wärme ist als leberanregende Maßnahme immer wichtig.

 Dem Kind eine Windelhose aus Wolle anzuziehen, auch über Einmalwindeln, ist ebenfalls eine wunderbare Möglichkeit, für Wärme zu sorgen.

Hallo-Wach-Bad

Totes-Meer-Salz; Jojobawachs; Angelikawurzel, Limette, Rosmarin, Wacholderbeere

Die intensiv krautig riechende Mischung fördert die Durchblutung und unterstützt die Nierenausscheidung.

 Bei jedem Windelwechsel unter der Wärmelampe einen warmen Leberwickel machen: Dazu ½ TL in einem Glas heißem Wasser auflösen. Eine ES-Kompresse in die Aroma-Wasser-Mischung eintauchen, anschließend gut auswringen. Auf den Oberbauch legen und mit einem trockenen Waschlappen, besser mit Heilwolle, abdecken. Das Kind sollte während der Einwirkungszeit (ca. 5–10 Minuten) am besten unter Aufsicht unter der Wärmelampe liegen.

Der Säugling

Schmierauge

Eine häufige Erscheinung, die bereits in den ersten Lebenstagen auftreten kann, ist ein sogenanntes Schmierauge. Das Auge ist weißgelblich verklebt und manchmal tränt es. Bleibt es unbehandelt, kann sich eine Augenentzündung daraus entwickeln. Es kann auch eine Folge von Zugluft oder der Phototherapie sein. Zugluft sollte deshalb im Augen- und Kopfbereich des Neugeborenen immer vermieden werden.

Bei einem Schmierauge hilft regelmäßiges Einträufeln von Muttermilch oft schnell und ist unkompliziert. Dazu beugt sich die Mutter bei jedem Windelwechsel über das Kind und träufelt ihm einen Tropfen Milch ins Auge. Eine Glaspipette kann das Einträufeln von ausgedrückter Muttermilch erleichtern. Hilfreich sind auch mit Muttermilch getränkte Kompressen. Die Hebamme oder der Kinderarzt werden entscheiden, wann zusätzlich Augentropfen erforderlich sind.

Häufig ist die Behandlung eines Schmierauges mit großer Geduld verbunden, da es sich über viele Wochen hinziehen kann. Allerdings muss eine pathologische Entzündung durch eine ärztliche Untersuchung ausgeschlossen worden sein. Sollte eine Tränenkanalstenose vorliegen, ist eine regelmäßige sanfte Massage von der Augenaußenseite zum Augeninneren hin hilfreich. Auch hier ist Geduld der hilfreichste Faktor. Mit Beginn der Fähigkeit zur Tränenbildung verschwinden die Beschwerdebilder ohnehin in den meisten Fällen.

Ich rate, zur Reinigung und Pflege des Schmierauges *Rosenhydrolat* zu verwenden, aber auch die anderen genannten *Aromamischungen* sind hilfreich. Es dürfte selbstverständlich sein, dass dabei für jedes Auge und bei jedem Reinigen ein frischer Wattepad bzw. eine frische Kompresse notwendig ist!

Wie schon mehrfach erwähnt, ist Aromatherapie für mein Dafürhalten ohne Hydrolate nicht denkbar und in vielen Fällen – so auch hier – die einzig nötige Unterstützung. Wie bei den Pflanzenölen, so ist bei den empfindlichen Wässern sauberste und einwandfreie Qualität erst recht Voraussetzung für das Gelingen der Pflege. Verwenden Sie niemals ein Hydrolat unbekannter Qualität im Schleimhautbereich! Und seien Sie vorsichtig mit dem neuen Trend, Hydrolate selbst herstellen zu wollen. Sie können im Hausgebrauch mit Pflanzen aus dem Garten niemals dasselbe Ergebnis erzielen wie ein erfahrener Destillateur, der erst in mühsamer, jahrelanger Arbeit mit der Unterstützung von Chemikern lernen musste, wie saubere, keimfreie Hydrolate produziert werden können. Auch mit Alkohol stabilisierte Pflanzenwässer dürfen niemals ins Auge oder auf kranke Schleimhaut geraten! Dagegen werden Sie mit dem auf Qualität geprüften und keimfrei abgefüllten Rosenhydrolat aus der *Rosa alba* Ihre Freude haben. Gönnen Sie Ihren strapazierten oder übermüdeten Augen öfter mal eine Augenkompresse damit!

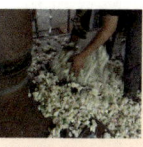

Rosenhydrolat

Das zart duftende Hydrolat der **Rosenblüten** unterstützt die Heilung und reicht bei einem beginnenden Schmierauge als Behandlungsmaßnahme oft aus.

Bei jedem Windelwechsel und/oder während des Stillens einen Wattepad oder eine ES-Kompresse damit tränken und das Auge von außen nach innen reinigen. Anschließend einen frischen mit *Rosenhydrolat* getränkten Pad (oder Kompresse) auf das Auge auflegen.

Lavendel 10% in Jojobawachs

Jojobawachs; Lavendel

Der Berglavendel beruhigt das Auge und fördert die Abheilung.

3 Tr. mit 30 ml isotonischer Kochsalzlösung in der Apotheke mischen lassen. Weiteres Vorgehen siehe *Rosenhydrolat*.

Der Säugling

Sitzbad

Totes-Meer-Salz; Jojobawachs; Kamille blau, Lavendel, Rose, Rosengeranie, Schafgarbe

Das blumig, krautig-intensiv duftende Wundbadesalz ist hilfreich bei entzündungshemmenden Maßnahmen.

 Setzen Sie täglich eine frische ca. 0,2 %ige Lösung des *Sitzbads* an, indem Sie eine Prise davon in einem Glas mit abgekochtem Wasser auflösen. Weiteres Vorgehen siehe *Rosenhydrolat*.

Verstopfung

Bei Kindern, die gestillt werden, ist das Problem der Verstopfung unbekannt, bzw. eine Stuhlenthaltsamkeit bis zu zehn Tagen ist unproblematisch. Bei Flaschenkindern muss tatsächlich auch an einen Wechsel der Milchnahrung gedacht werden, allerdings nicht ständig und nicht ohne Rat von Kinderarzt und Hebamme.

Bei der Flaschennahrung muss unbedingt auf die korrekte Zubereitung geachtet werden. Oft hilft es schon, wenn stilles Quellwasser anstatt Leitungswasser verwendet wird. Auch eine Bauchmassage und kräftige Strampelübungen bei jedem Wickeln sowie eine Fußreflexzonentherapie können hilfreich sein. Bevor Abführmittel und Einläufe zum Einsatz kommen, hilft meist der alte Trick mit dem Fieberthermometer, mit dem ein Reiz auf den Enddarm ausgeübt wird.

Bei Verstopfung empfehle ich eine Bauchmassage mit dem *Fenchel-Kümmel-Öl für Kinder*, das den Kleinen eine wohltuende Linderung verschafft. Wenn damit keine Erleichterung eintritt, können Sie auch das *Kamille-Fenchel-Öl* oder *Sandmännchen* ausprobieren.

 Aromatherapeutische Maßnahmen: siehe »Blähungen «, S. 248 ff.

Windelsoor

Windelsoor ist sehr oft eine direkte Folge von Mundsoor (siehe dort, S. 268 f.) und kann während des gesamten Windelalters immer wieder auftreten. Meist verschwindet der Pilzbefall erst zum Ende der Wickelzeit ganz. Zunächst sind kleine rote Stippchen zu sehen und in kürzester Zeit ist der Po rot und wund.

Zur Vorbeugung und bei der Behandlung von Windelsoor sind Luft, Licht und Kaltwasseranwendungen mit einem Seidenwaschhandschuh äußerst hilfreich, allerdings muss darauf geachtet werden, dass das Kind nicht auskühlt, insbesondere wenn es noch im Neugeborenenalter ist. Denken Sie daran, dass Pilze und auch andere Keime in einem feuchten, dunklen und warmen Milieu die idealen Wachstumsbedingungen vorfinden. Um die Luft in Höschenwindeln besser zirkulieren zu lassen, können Sie die Beinöffnungen am Gummirand einschneiden. Vor allem aber sollten die Windeln besser eine Nummer zu groß sein und das Baby lieber einmal zu oft gewickelt werden. Stoffwindeln müssen unbedingt ausgekocht und heiß gebügelt werden, um die Pilzsporen zu vernichten. Ideal sind zudem Einlagen aus Wildseide, da diese feuchtigkeitsableitende und heilende Eigenschaften haben.

Auf die Benutzung von zinkhaltigen Pasten sollten Sie möglichst verzichten, da diese die saugfähige Schicht der Windel verkleben und erst recht zu einem luftdichten, feuchtwarmen und somit pilzfreundlichen Milieu beitragen. Allerdings ist ein Nystatinpräparat zur Behandlung des Windelsoors manchmal nicht zu vermeiden. Achten Sie darauf, dass Sie dabei eine zinkfreie Salbenzubereitung wählen, um den Heilungsprozess zusätzlich zu unterstützen.

Bei Candidabehandlungen ist es wichtig, dass die Therapie lange genug, am best en noch einige Tage über die vollständige Abheilung hinaus, durchgeführt wird. Weiterhin ist es wichtig, alle vorbeugenden Maßnahmen beizubehalten. Wie beim Mundsoor, so sollten Sie auch beim Windelsoor unbedingt den Rat Ihrer Hebamme einholen.

Der Säugling

Das *Rose-Teebaum-Hydrolat* mit den ätherischen Ölen der vielseitigen *Rose-Teebaum-Essenz*, eingemischt in *Rosenhydrolat,* wirkt nach meinen langjährigen Erfahrungen auf der wunden und empfindlichen Babyhaut sanft kühlend und heilungsfördernd. Das ist dem Duftquartett aus Lavendel, Manuka, Rose und **Teebaum** zu verdanken, das im Hydrolat zusätzlich von der Immortelle unterstützt wird. Teebaumöl riecht vielen Nasen als Einzelöl zu medizinisch, so aber tritt es angenehm in den Hintergrund und lässt im Zusammenspiel mit den anderen Ölen ganz neue Synergien entstehen.

Das Hydrolat darf mehrmals täglich angewendet werden. Überhaupt sollten sämtliche genannten Maßnahmen konsequent durchgeführt werden, damit sich keine ernsthafte und für das Kind schmerzhafte Windeldermatitis entwickeln kann.

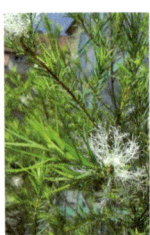

Rose-Teebaum-Hydrolat

Immortellen-, Rosen-, Teebaumhydrolat; Lavendel, Manuka, Rose, Teebaum

Das Pflanzenwasser mit den bewährten Inhaltsstoffen der *Rose-Teebaum-Essenz* besitzt einen leicht krautigen und erdigen Duft. Es eignet sich gut zur unterstützenden Behandlung bei Pilzbefall.

 Bei jedem Windelwechsel auf die Haut aufsprühen. Anschließend kann auch eine der im Folgenden erwähnten Heilsalben dünn aufgetragen werden.

Immortelle-Akut-Spray

Lavendel-, Immortellen-, Rosenhydrolat; Immortelle, Lavendel

Das herb-lavendelig duftende Spray ist einfach in der Anwendung und hat sich neben vielen anderen Bereichen auch zur Pflege eines Windelsoors bewährt. Um ein aus dem Soor resultierendes wiederkehrendes Wundsein zu vermeiden, gilt es, eine konsequente Pflege der Haut durchzuführen.

 Anwendung siehe *Rose-Teebaum-Hydrolat.*

Beinwellsalbe

Johanniskraut in Oliven-, Ringelblumen in Mandelöl; Bienen-, Wollwachs; Sheabutter; Beinwell-, Propolistinktur

Die bewährte Heilsalbe wirkt heilungsunterstützend, wenn der Windelsoor sich bereits im fortgeschrittenen Stadium befindet, die Haut also nicht nur oberflächlich gerötet ist, sondern stellenweise bereits blutet oder sogar tief nässt.

 Mindestens 2 Mal täglich oder bei jedem Windelwechsel dünn auftragen. Mit 1–2 Tr. Lavendel oder *Rose-Teebaum-Essenz* ergänzen, um die Heilung zusätzlich zu unterstützen.

Ringelblumensalbe

Ringelblumen in Mandelöl; Bienen-, Wollwachs; Propolis-, Ringelblumentinktur

Die traditionelle Heilsalbe mit Ringelblumenextrakt pflegt empfindliche Haut bei beginnendem oder abklingendem Windelsoor.

 Anwendung siehe *Beinwellsalbe*.

Rose-Teebaum-Balsam

Johanniskraut in Oliven-, Ringelblumen in Mandelöl; Wollwachs; Kamille blau, Lavendel, Rose, Teebaum

Die Salbe mit dem stark krautigen, würzigen Geruch ist als aromatherapeutische Anwendung hilfreich, um den Pilzsporen eine Weiterverbreitung zu erschweren und die unterschiedlichsten Begleitprobleme lindern zu können. Ideal ist die Kombination mit *Rose-Teebaum-Hydrolat*.

 Sparsam und dünn auftragen, es genügt meist 2 Mal täglich.

Sitzbad

Totes-Meer-Salz; Jojobawachs; Kamille blau, Lavendel, Rose, Rosengeranie, Schafgarbe

Das blumig, krautig-intensiv duftende Wundbadesalz unterstützt durch die Wasseranwendung sämtliche entzündungshemmenden und heilenden Maßnahmen.

 Das Baby täglich ein- oder mehrmals in eine Schüssel mit dem Sitzbad halten bzw. setzen. Dazu ½ TL der ätherischen Salzmischung in 1 Liter körperwarmem Wasser auflösen. Anschließend die Haut kurz abduschen, dies kann auch mit einem Becher Wasser geschehen. Dann den Po trocken föhnen und mit einer der bereits erwähnten Salben eincremen.

 Bei jedem Windelwechsel den Babypo mit einem Waschlappen waschen, der zuvor in einer Lösung mit dem Wundheilungsbad getränkt wurde. Dosierung und weiteres Vorgehen wie oben.

Windelbalsam

Aloe-Vera in Raps-, Sesamöl; Bienen-, Jojoba-, Wollwachs; Mango-, Sheabutter; Rosenhydrolat; Manuka, Palmarosa, Rose, Rosengeranie, Thymian

Sollte bereits ein Mundsoor vorhanden sein, kann der Balsam als vorbeugende Maßnahme dienen, damit sich der Soor nicht im Windelbereich ansiedeln kann. Nach Pilzbehandlungen ist eine Anwendung des Balsams für längere Zeit besonders empfehlenswert, denn der Pilzbefall am Po kann in der gesamten Windelzeit wieder aufblühen.

 Zunächst sparsam und dünn bei jedem Windelwechsel auftragen. Später genügt meist 2 Mal täglich.

Rosenhydrolat

Das zart duftende Hydrolat aus Rosenblüten hat sich als Vorbeugung bei beginnender Hautrötung – wenn also der Soor im Mund bereits erkennbar, aber am Po noch nichts sichtbar ist – schon tausendfach bewährt.

Bei jedem Windelwechsel die Haut damit reinigen und/oder besprühen, lufttrocknen lassen und dünn mit *Baby-Pflegecreme* behandeln.

Wundsein

Wundsein ist während des gesamten Windelalters immer wieder ein Thema. Mal sind die neuen Zähnchen schuld, mal das Obst oder eine scharfe Salami, die die stillende Mutter gegessen hat, oder der erste vom Kind selbst genaschte saure Apfel. Oder eben auch der Candidapilz.

Um Wundsein vorzubeugen, gilt neben ausgiebigem Strampeln an der frischen Luft dasselbe wie beim Windelsoor (siehe dort, S. 281 f.). Beim geringsten Verdacht auf empfindliche oder zum Wundsein neigende Hautstellen sollten Sie eine Heilsalbe auf Pflanzenstoffbasis verwenden, die frei von Konservierungsstoffen und Zink ist. Benutzen Sie keine Pflegetüchlein und keine paraffinhaltigen Salben, Öle und dergleichen, denn diese vermindern die Hautatmung um 80 %.

Sollte Ihr Kind trotz aller Vorbeugemaßnahmen wund geworden sein, helfen meist Luft, Licht und Kaltwasseranwendungen. Stoffwindeln sind übrigens häufig hautverträglicher. Sie müssen jedoch unbedingt ausgekocht und heiß gebügelt werden, um eventuelle Candidasporen abzutöten und einem Soorbefall vorzubeugen, denn dieser nistet sich besonders bei Wundsein gerne ein. Ideal sind auch Wildseideneinlagen, da diese feuchtigkeitsableitend und heilend wirken. Beachten Sie ebenso die anderen unter »Windelsoor« genannten Hinweise.

 Aromatherapeutische Maßnahmen: siehe »Windelsoor«, S. 281 ff.

Der Säugling

Zahnungsprobleme

Wer kennt ihn nicht, den Satz: »Mein Kind zahnt.« Vieles wird damit entschuldigt: Wenn das Kind quengelig ist, unruhig schläft, schlecht isst und vieles mehr.

Bis zum Ende der ersten drei Lebensmonate erscheint fast nie ein Zähnchen. Dennoch spricht der Volksmund vom sogenannten Einschießen der Zähne, was ebenso mit starkem Speichelfluss einhergeht wie der Durchbruch der Zähne. Bei den meisten Kindern kommen die ersten Zähne zwischen dem sechsten und zehnten Lebensmonat. Der Durchbruch der Backenzähne im zweiten Lebensjahr kann von ebenso heftigen Beschwerden begleitet sein wie bei den ersten Schneidezähnen.

Als erste Wahl bei diesen Beschwerden empfehle ich das *Zahn-Öl*. Der kräftige, warm-würzige Duft des **Nelken**knospenöls darin lässt sich nicht verbergen, auch wenn es vom krautigen Geruch des Johanniskrautöls etwas gedämpft wird. Nelkenöl zählt zu den stark erwärmenden und auch hautreizenden Ölen, deshalb sollten Sie nicht in Eigenregie mit dem Einzelöl hantieren. Zudem gilt es zwischen Nelkenknospenöl und dem stark reizenden Nelkenblätteröl zu unterscheiden. Mit dem *Zahn-Öl* gehen Sie dagegen auf Nummer sicher: Hier steht Ihnen das besser verträgliche, wenn auch teurere Öl aus den Nelkenknospen in einer wohltuenden Aromamischung zur Verfügung

Aber auch das *Johanniskraut-Lavendel-Öl* kann bei Zahnungsproblemen für Abhilfe sorgen. Damit das Baby das Öl nicht mit seinen Händchen abwischt, muss es gut einmassiert werden, oder Sie ölen erst das schlafende Kind ein.

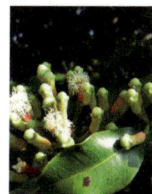

Zahn-Öl

Johanniskraut in Oliven-, Nachtkerzenöl; Kamille römisch, Lavendel, Nelke

Eine intensiv krautig-würzig riechende Ölmischung, die vor allem erwärmt und so hilft, Schmerzen zu lindern.

 Äußerlich auf die Wangen einmassieren.

 Nicht bei intensiver Sonneneinstrahlung anwenden, da die Mischung Johanniskrautöl enthält.

Johanniskraut-Lavendel-Öl

Johanniskraut in Olivenöl; Lavendel

Der typische weiche Johanniskrautölgeruch mit der zarten feinen Lavendelnote wirkt beruhigend auf das empfindliche Zahnfleisch.

 Äußerlich auf die Wangen einmassieren. Bei größeren Kindern 2 Tr. innen auf die Zahnleiste reiben.

 Nicht bei intensiver Sonneneinstrahlung anwenden, da die Mischung Johanniskrautöl enthält.

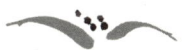

Der Säugling

Danksagung

An dieser Stelle gilt ein ganz besonderer Dank meinen Kindern und Schwiegerkindern: Ihr nutzt die »Familienmischungen« mit Neugier und Freude und pflegt und erzieht auch eure Kinder damit. Ich weiß eure Anerkennung zu schätzen und freue mich sehr, dass das von mir Geschaffene in eurer Begeisterung für die Natur und deren Schätze weiterleben wird. Möge alles so weiterwachsen und gedeihen, wie ihr es in eurem eigenen Sinne mittragen könnt.

Nicht vergessen möchte ich dich, Dietmar, und dein stets wachsendes Apothekenteam. Unser Wissensaustausch ist für uns alle fruchtbar und bereitet den Kindern von morgen den Weg. Dieses Miteinander trägt wesentlich dazu bei, dass unsere Aromamischungen trotz der wachsenden bürokratischen und gesetzlichen Herausforderungen nach wie vor in bewährter Weise zur Verfügung stehen und immer noch liebevoll in der Manufaktur hergestellt werden können. Seit 1988 gilt unser gemeinsamer Leitsatz mehr denn je: bewusst pflegen und leben.

Zum Abschluss möchte ich meinem Sohn Thomas und meiner Lektorin Marina herzlich danken, die zur praktischen Umsetzung und Geburt dieser Handbuch-Reihe ganz wesentlich beigetragen haben. Du, Marina, hast es bestens verstanden, all meine Aufzeichnungen zu sortieren und in eine kompakte Form zu bringen. In allen Neuauflagen hast du schnell und mit Deinem bewährten Verständnis für die Sache zum Gelingen beigetragen, sodass der „Nachschub" nicht ausgeht.

Natalie, danke, dass du in den Fußstapfen der *Stadelmann®-Aromamischungen* Deinen Weg suchst. Verena, du hast dankenswerterweise auf schnelle und unkomplizierte Art bei der Überarbeitung der aktuellen Ausgabe geholfen. Von Herzen danke, liebe Sonja, für deinen engagierten Einsatz und die kompetente Beratung beim Verkauf unserer Aromamischungen. Dies alles kann nur funktionieren, weil du, Ralph, und du, Konrad, mit eurer umsichtigen, ruhigen und zuverlässigen Art den täglichen Arbeitsaufwand bewältigt.

Thomas, du hast wie ein Pate dieses erste Handbuch während seiner Entstehung mit deinem jungen Fachwissen und lobenswerter Verantwortung begleitet und mich nun wieder kurz und bündig motiviert, es auf den aktuellen Stand zu bringen. Ich freue mich, dass du den Verlag weiterführen willst und bin mir bewusst, dass dies in einer Zeit der wachsenden digitalen Medien keine leichte Aufgabe ist. Mögen dich die Aromamischungen erfolgreich begleiten.

Danke von ganzem Herzen euch allen für unsere funktionierenden Familienunternehmen Stadelmann Verlag und Stadelmann Natur. Es ist nicht selbstverständlich, dass es so ist, wie es ist.

Ingeborg Stadelmann
Wiggensbach, November 2017

Literatur

Braunschweig, Ruth von: Pflanzenöle. Qualität, Anwendung und Wirkung. 4. Auflage, Stadelmann Verlag, Wiggensbach 2012.

Pohl, Sabine: Das Ölbuch. Pflanzenöle kompakt erklärt. 2. Auflage, Organic Trade and Services GmbH, Kempten 2001.

Stadelmann, Ingeborg: Die Hebammen-Sprechstunde. Komplett neu überarbeitete Ausgabe, Stadelmann Verlag, Wiggensbach 2005.

Stadelmann, Ingeborg: Bewährte Aromamischungen. 6., ergänzte Auflage, Stadelmann Verlag, Wiggensbach 2009.

Stadelmann, Ingeborg: Homöopathische Haus- und Reiseapotheke. 6. Auflage, Stadelmann Verlag, Wiggensbach 2013.

Stadelmann, Ingeborg: Homöopathie im Hebammenalltag. 2. Auflage, Stadelmann Verlag, Wiggensbach 2013.

Uhlemayr, Ursula: Wickel & Co – Bärenstarke Hausmittel für Kinder. 16. Auflage, Urs-Verlag, Oy-Mittelberg 2013.

Velten, Heidi/Walter, Bruno: Harmonische Babymassage. 2. Auflage, Urania Verlag, Stuttgart 2003.

Wissenschaftliche Literatur

Başer, Hüsnü K. Can/Buchbauer, Gerhard: Handbook of Essential Oils. Science, Technology and Applications. CRC Press/Taylor & Francis, Boca Raton, Fla. u.a. 2010.

Deutsches Arzneibuch 2012. Deutscher Apotheker Verlag, Stuttgart, und Govi-Verlag – Pharmazeutischer Verlag, Eschborn 2013.

Eberwein, Eva/Vogel, Günther: Arzneipflanzen in der Phytotherapie. Kompendium gemäß Monographien der Kommission E, Kooperation Phytopharmaka, Bonn 1990.

Europäisches Arzneibuch, 7. Ausgabe. Grundwerk 2011 (Ph. Eur. 7.0) und 1.–8. Nachtrag (Ph. Eur. 7.1–7.8). Amtliche deutsche Ausgabe. 11 Bände. Deutscher Apotheker Verlag, Stuttgart, und Govi-Verlag – Pharmazeutischer Verlag, Eschborn 2013.

Engelhardt, Gerlinde: Fenchelvarietäten für Phyto- und Aromatherapie. F·O·R·U·M Aromatherapie – Aromapflege – Aromakultur Nr. 35/2010, 11–18.

Engelhardt, Gerlinde: Leserbrief zum Titelthema »Hydrolate«.
F·O·R·U·M Aromatherapie – Aromapflege – Aromakultur Nr.
34/2009, 55–59.

Engelhardt, Gerlinde/Wolz, Dietmar: Untersuchungen zur oxida-
tiven Empfindlichkeit von Teebaumöl. F·O·R·U·M Aromatherapie – Aromapflege – Aromakultur Nr. 30/2007, 34–39.

Feige, Axel/Gerhard, Ingrid: Geburtshilfe integrativ. Urban & Fischer, München 2005.

Franchomme, Pierre/Pénoël, Daniel: L'aromathérapie exactement.
Ed. Roger Jollois, Limoges 1990.

Hagers Handbuch der Pharmazeutischen Praxis. 6 Bände. Springer,
Berlin und Heidelberg 1993.

Hager ROM 2004: Hagers Handbuch der Drogen und Arzneistoffe.
Springer-Verlag, Berlin, Heidelberg, New York 2005.

Hänsel, Rudolf/Sticher, Otto: Pharmakognosie – Phytotherapie.
7. Auflage, Springer-Verlag, Berlin u.a. 2004.

Hatt, Hanns: Die Welt der Düfte. F·O·R·U·M für Aromapflege und
Aromakultur Nr. 16/1999, 5–14.

Hatt, Hanns: Immer der Nase nach. F·O·R·U·M für Aromapflege und
Aromakultur Nr. 10/1996, 6–17.

Hummel, Christine: Metabolismus von lipophilen Substanzen.
F·O·R·U·M Aromatherapie – Aromapflege – Aromakultur Nr.
37/2011, 41–45.

Jänicke, Christof/Grünwald, Jörg/Brendler, Thomas: Handbuch Phytotherapie. Wissenschaftliche Verlagsgesellschaft, Stuttgart 2003.

Krist, Sabine: Lexikon der pflanzlichen Fette und Öle. Springer Verlag, Wien 2013.

Lis-Balchin, Maria: Aromatherapy Science: A guide for healthcare
professionals. Pharmaceutical Press, London 2006.

Schilcher, Heinz/Kammerer, Susanne/Wegener, Tankred: Leitfaden
Phytotherapie. 4. Auflage, Elsevier, München 2010.

Schulz, Volker/Hänsel, Rudolf: Rationale Phytotherapie. 4. Auflage, Springer-Verlag, Berlin u.a. 1999.

Stadelmann, Ingeborg: Die Anwendung ätherischer Öle bei Kindern. F·O·R·U·M Aromatherapie – Aromapflege – Aromakultur Nr. 42/2013, 7–x16.

Stadelmann, Ingeborg/Wolz Dietmar: Ganzheitliche Therapien in Schwangerschaft, Wochenbett und Stillzeit. Deutscher Apotheker Verlag, Stuttgart 2011.

Steflitsch, Wolfgang/Wolz, Dietmar/Buchbauer, Gerhard: Aromatherapie in Wissenschaft und Praxis. Stadelmann Verlag, Wiggensbach 2013.

Teuscher, Eberhad: Wirkungsmechanismen ätherischer Öle. F·O·R·U·M Aromatherapie – Aromapflege – Aromakultur Nr. 36/2010, 34–38.

Teuscher, Eberhard: Untersuchungen zum Wirkungsmechanismus ätherischer Öle. F·O·R·U·M für Aromapflege und Aromakultur Nr. 16/1999, 49–56.

Teuscher, Eberhard/Melzig, Matthias/Lindequist, Ulrike: Biogene Arzneimittel. 6. Auflage, Wissenschaftliche Verlagsgesellschaft, Stuttgart 2004.

Tisserand, Robert B./Balacs, Tony: Essential Oil Safety. Churchill Livingstone, London 1995.

Wabner Dietrich/Beier, Christiane (Hrsg.): Aromatherapie. 2. Auflage, Urban & Fischer, München 2012.

Wichtl, Max: Teedrogen und Phytopharmaka. 5. Auflage, Wissenschaftliche Verlagsgesellschaft, Stuttgart 2008.

Wolz, Dietmar: Mikrobiologische Untersuchungen von fetten Pflanzenölen – Qualitätsprüfung in der Apotheke. F·O·R·U·M Aromatherapie – Aromapflege – Aromakultur Nr. 30/2007, 15–16.

Zimmermann, Eliane: Aromatherapie für Pflege- und Heilberufe. 5. Auflage, Haug, Stuttgart 2011.

Nützliche Adressen

Deutscher
Hebammenverband e.V.
Gartenstraße 26
76133 Karlsruhe
Tel. 07 21/9 81 89-0
Fax 07 21/9 81 89-20
www.bdh.de

Bund freiberuflicher
Hebammen Deutschlands e.V.
Kasseler Str. 1a
60486 Frankfurt
Tel.: 0 69/79 53 49 71
Fax: 0 69/79 53 49 72
www.bfhd.de

Schweizerischer
Hebammenverband
Rosenweg 25 C
3000 Bern 23
Tel. 0 31/3 32 63 40
Fax 0 31/3 32 76 19
www.hebamme.ch

Österreichisches
Hebammen-Gremium
Landstraßer Hauptstraße 71/2
1030 Wien
Tel. 01/71 72 81 63
Fax 01/71 72 81 10
www.hebammen.at

Initiative REGENBOGEN
»Glücklose Schwangerschaft«
e.V.
Hauptgeschäftsstelle
Hillebachstr. 20
37632 Eimen
Tel. 0 50 51/5 09 32 68
www.initiative-regenbogen.de

Arbeitsgemeinschaft
Gestose-Frauen e.V.
Gelderner Str. 39
47661 Issum
Tel. 0 28 35/26 28
www.gestose-frauen.de

ZAEN – Zentralverband der
Ärzte für Naturheilverfahren
e.V.
Am Promenadenplatz 1
72250 Freudenstadt
Tel. 0 74 41/9 18 58-0
Fax 0 74 41/9 18 58-22
www.zaen.org

FORUM ESSENZIA e.V.
Gemeinnütziger Verein für
Förderung, Schutz und
Verbreitung der Aroma-
therapie, Aromapflege,
Aromakultur
Nesso 8
87487 Wiggensbach
Tel. 0 83 70/17 77
Fax 0 83 70/88 96
www.forum-essenzia.org

ÖGWA – Österreichische
Gesellschaft für wissenschaftliche Aromatherapie
Heigerleinstraße 4/2/2
1160 Wien
Tel. 06 64/2 20 57 33
www.oegwa.at

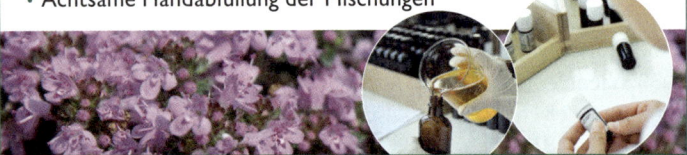

Bezugsquellen

Original-Stadelmann®-Aromamischungen

Die im Buch beschriebenen Produkte aus der Aromatherapie werden unter Mitarbeit der Autorin hergestellt in der Bahnhof-Apotheke Kempten, Apotheker Dietmar Wolz e.K., Bahnhofstraße 12, 87435 Kempten, Tel. 00 49 (0) 831/5 22 66 11, www.bahnhof-apotheke.de.

Die *Original-Stadelmann®-Aromamischungen* und ätherische Öle anderer Firmen (Primavera, farfalla) sind dort auch per Versand erhältlich. Sie können sie ebenso über alle deutschen Apotheken beziehen.

In der Schweiz erhalten Sie die *Original-Stadelmann®-Aromamischungen* über farfalla Essential AG, Florastr. 18, 8610 Uster, Tel. 044–9059900, www.farfalla.ch

Aufbaumittel Stadelmann®

Das homöopathische Komplexmittel »Aufbaumittel Stadelmann®« wird ebenfalls von der Bahnhof-Apotheke Kempten hergestellt und vertrieben.

Wickel & Co.®

Für die im Buch empfohlenen Wickel und Auflagen können Sie in der Bahnhof-Apotheke gebrauchsfertige Wickelsets in verschiedenen Größen für Kinder und Erwachsene kaufen bzw. bestellen. Die Wickelsets werden in der Allgäuer Werkstätte von Ursula Uhlemayr aus hochwertigen, naturbelassenen Textilien gefertigt.

Stadelmann Natur

Die im Buch erwähnten Naturtextilien aus Baumwolle, Wolle, Seide/Wolle, Stilleinlagen, Hygieneartikel (NatraCare®) sowie Schwangerschafts-, Baby- und Stillkleidung u.v.m. finden Sie unter www.stadelmann-natur.de.

Bildnachweis

Die Bildmotive werden im Text, der jeweils rechts von jeder Abbildung steht, durch eine **halbfette Hervorhebung** gekennzeichnet.

Alle weiteren Abbildungen stammen aus den Archiven des Stadelmann Verlags.

Register

(*Original-Stadelmann®-Aromamischungen* sind kursiv geschrieben, **fett gedruckte** Seitenzahlen verweisen auf Textstellen mit Abbildungen.)

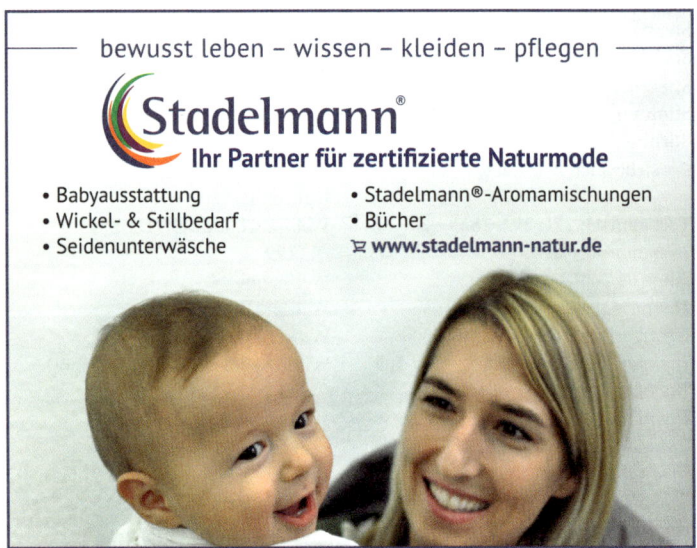